·总主编　孟昭泉　孟靓靓·

骨与关节疾病药食宜忌

主　编　孟靓靓　陈夫银

副主编　李　霞　马庆霞　郭洪敏　魏艳秋
　　　　张庆哲　钟妍妍

编　委　（以姓氏笔画为序）
　　　　马庆霞　毕　颖　米亚南　李　霞
　　　　张成书　张庆哲　陈夫银　孟会会
　　　　孟现伟　孟昭泉　孟靓靓　钟妍妍
　　　　郭洪敏　路　芳　魏艳秋

中国中医药出版社
·北　京·

图书在版编目（CIP）数据

骨与关节疾病药食宜忌/孟靓靓，陈夫银主编．—北京：中国中医药出版社，2016.8
（常见病药食宜忌丛书）
ISBN 978 – 7 – 5132 – 3268 – 5

Ⅰ．①骨…　Ⅱ．①孟…　②陈…　Ⅲ．①关节疾病 – 药物 – 禁忌　②关节疾病 – 忌口
Ⅳ．①R684　②R155

中国版本图书馆 CIP 数据核字（2016）第 072030 号

中 国 中 医 药 出 版 社 出 版
北京市朝阳区北三环东路 28 号易亨大厦 16 层
邮政编码　100013
传真　010 64405750
北京市泰锐印刷有限责任公司印刷
各地新华书店经销
﹡
开本 787×1092　1/16　印张 13.5　字数 285 千字
2016 年 8 月第 1 版　2016 年 8 月第 1 次印刷
书　号　ISBN 978 – 7 – 5132 – 3268 – 5
﹡
定价　35.00 元
网址　www.cptcm.com

如有印装质量问题请与本社出版部调换
版权专有　侵权必究
社长热线　010 64405720
购书热线　010 64065415　010 64065413
微信服务号　zgzyycbs
书店网址　csln.net/qksd/
官方微博　http://e.weibo.com/cptcm
淘宝天猫网址　http://zgzyycbs.tmall.com

《常见病药食宜忌丛书》

编 委 会

总主编 孟昭泉 孟靓靓

编 委 （以姓氏笔画为序）

卜令标　于　静　山　峰　马　冉　马　丽

马庆霞　马金娈　王　琨　王冬梅　王宇飞

尤文君　方延宁　卢启秀　田　力　冯冉冉

冯明臣　毕　颖　朱　君　乔　森　刘云海

刘国慧　刘厚林　刘奕平　闫西鹏　米亚南

孙　田　孙忠亮　孙谊新　李　丽　李　波

李　峰　李　霞　李文强　杨文红　杨际平

杨宝发　杨慎启　宋丽娟　宋晓伟　张　申

张　会　张　昊　张　波　张文秀　张世卿

张成书　张庆哲　张珊珊　张晓芬　陈夫银

陈永芳　陈晓莉　苑修太　郑　晨　孟会会

孟庆平　孟现伟　胡丽霞　相瑞艳　钟妍妍

班莹莹　贾常金　顾克斌　徐晓萌　徐凌波

高　鹏　高淑红　郭洪敏　常文莉　董　伟

路　芳　谭　敏　魏艳秋

前　言

随着社会经济的发展和人民生活水平的提高，人们对自身保健的意识愈来愈强。一日三餐提倡膳食平衡，不仅要吃得饱，而且要吃得好，吃得科学，同时更注重饮食搭配方法。当患病以后，更要了解中西药物及食物之间的宜忌等知识。

食物或药物宜忌是指食物与食物之间、各种药物之间、药物与食物之间存在着相互拮抗、相互制约的关系。如果搭配不当，可引起不良反应，甚至中毒反应。这种反应大多呈慢性过程，在人体的消化吸收和代谢过程中，降低药物或营养物质的生物利用率，导致营养缺乏，代谢失常而患病。食物或药物宜忌的研究属于正常人体营养学及药理学范畴。其目的在于深入探讨食物或药物之间的各种制约关系，以便于人们在安排膳食中趋利避害。提倡合理配餐，科学膳食，避免食物或药物相克，防止食物或药物中毒，提高食物营养素或药物在人体的生物利用率，对确保身体健康有着极其重要的意义。

当患了某种疾病之后，饮食和用药需要注意什么；哪些食物或药物吃了不利于疾病的治疗，甚至加重病情；哪些食物吃了不利于患者所服药物疗效的发挥，甚至降低药效或发生不良反应；哪些药物不能同时服用，需间隔用药……这些都是患者及家属十分关心的问题。

因此，我们组织长期从事临床工作的专家，查阅海量文献，针对临床上患者及家属经常问到的问题，编写了《常见病药食宜忌丛书》，旨在帮助患者及家属解惑，指导药物与食物合理应用，以促进疾病康复。

患者自身情况各异，疾病往往兼夹出现且有其个体性，各种药食宜忌并非绝对，还需结合临床医生的建议，制定更为个性化方案，以利于疾病向愈。另外，中外专家对药食宜忌的相关研究从未停止，还会有更新的报道出现，我们将及时收录。基于上述原因，本丛书虽经反复推敲，但仍感未臻完善，其中的争议亦在所难免。愿各位读者、同道批评指正，以期共同提高。

本丛书在编写过程中，得到了有关专业技术人员的积极配合与大力支持，在此一并表示感谢。

《常见病药食宜忌丛书》编委会

2016 年 7 月

编写说明

骨与关节疾病是常见病、多发病，人体一旦发生骨与关节疾病，轻者造成痛苦，重者可造成残疾，甚或丧失生命。

随着社会的发展与交通的发达，骨折、关节脱位、扭伤的发生率也日趋增加。由于人们生活水平的大幅度提高，与生活方式、生活环境及饮食结构改变有关的中老年人骨质疏松症、脊柱疾病（颈椎病）及骨关节疾病等亦有不同程度的增加。

提高骨与关节疾病的诊治水平，普及疾病防治知识，关心患者的身心健康，对提高我国人口素质和生活质量极为重要。如果广大群众能够掌握一些常见病的中西医诊疗方法，便可及时有效地预防和治疗这些疾病，这不但节省了宝贵的时间，而且可以做到有病早治、无病早防。在长期的临床工作中，笔者经常采用中西医结合的方法治疗疾病，获得了花钱少、见效快的效果；同时，我们也向患者及其家属普及骨与关节疾病的临床表现及一些简易的康复方法，以配合医生治疗，亦能收到良好的疗效。

在日常生活中，正确合理的膳食不仅是维持人体生命活动的物质基础，也对疾病的康复起着重要作用。我国古医书上有"药食同源"的论述，提出了疾病的药物治疗与饮食调养同等重要。为满足广大患者对合理用药、科学膳食等知识的迫切需求，我们组织有关专家，参考国内外相关资料，编写了《骨与关节疾病药食宜忌》一书。

本书共六章，第一章简要介绍了骨与关节的影响因素及营养素和药物对骨骼与关节衰老的预防；第二章至第六章详细介绍了骨与关节常见疾病的药食宜忌，每一疾病按概述（包括病因、临床表现、辅助检查）、饮食宜忌（包括饮食原则、药膳食疗方及饮食禁忌等）、药物宜忌（中西药治疗与禁忌）。本书内容全面，通俗易懂，方法简便，实用性强，是骨与关节疾病患者保健及疾病防治的必备用书，亦可供基层医务人员学习参考。

由于水平所限，书中不足之处敬请专家、同仁和广大读者提出宝贵意见，以便再版时修订提高。

编者
2016 年 6 月

目　录

第一章 骨与关节的影响因素及对其衰老的预防

第一节 营养素及药物对骨质与关节的影响

一、营养素对骨质与关节的影响

营养素是影响人体衰老的因素之一，它除了作为细胞更新和个体发育的物质基础外，还是调节人体生命过程中一切生化反应的因素。要保证身体健康，就要注意膳食中食物的数量、质量及其合理搭配。中老年人由于机体的活动量逐渐减少，代谢率降低，各器官系统的生理功能逐渐衰退。由于胃肠道等消化器官功能衰退，物质的代谢和各系统器官的功能状态更易受到膳食的影响，所以中老年人除了加强锻炼、保持乐观的情绪外，合理膳食是保证健康、减少疾病的重要环节。

人体是靠营养素得以生存的，营养素与身体健康、机体衰老速度密切相关，其对预防中老年人的骨骼与关节老化也很重要。

科学家用同位素追踪人体衰老的过程时发现，中老年人随年龄的增长而体重递增，且增加的体重几乎都是脂肪，所以发胖是人体老化的一种表现。也可以这样说，在一定程度上的瘦（即不发胖）是推迟衰老的表现。老年人去除脂肪后的身体净重却是随年龄增长而减少，越到晚年减少就越显著。如骨骼肌的重量在70岁前后较老年前可减少40%，其他脏器也可减少10%～20%。在从现实生活中可观察到，过胖的人与过瘦的人寿命都不太长，但瘦者较胖者寿命略长。标准体重的人，其寿命也不是最长的，而最长寿的人却往往是比标准体重增加10%～20%的人。那么，营养素和骨质、关节究竟有什么关系呢？

（一）钙对骨质的影响

1. 钙的重要性

人体含钙1200g，约占体重的2%。钙主要集中在骨骼和牙齿中。在人体约2300g无机盐中，钙约占50%，居人体中所有元素的第五位，可见钙是人体无机盐中最多的一种。钙不仅是骨架的构成成分，在支撑整个身体的重量中起重要作用，还在人体的各项生理功能中发挥重要的作用，如血液凝固、神经肌肉兴奋、神经冲动传递、细胞生物膜功能维持、酶的激活和激素分泌等。骨骼是一个大的钙储存库，并与体液中的钙之间形成动态平衡，使体液中的钙保持相对恒定（昼夜间的差异仅为±3%）。

　　钙和磷先是沉积在骨骼中的一种软纤维状有机质中，与可以钙化的胶原纤维和黏多糖凝聚而形成骨质。骨骼中有两个钙池，一为含有水合磷酸三钙及泛磷酸钙的不定型钙或非晶体钙；另一为粗糙的晶体钙。新骨中含有的不定型钙较多，并在骨生成时最先沉积为磷灰石的前体，其后在成熟的骨中含量也较多，但其相对浓度随着骨骼生物学年龄的增长而有所降低。

　　骨骼与牙釉质不同。牙釉质是相对惰性的，而骨骼则是在不断转换和再形成的动态过程中存在的。骨钙除释放入血液中外，每天还有 250～1000mg 蓄积在钙池中。骨钙的转换和更新速度随年龄而异，1 岁以前的婴儿每年转换率为 100%，以后逐渐降低，至儿童时期可降至 10%。正常人的骨骼、关节和骨长度生长停止后，骨钙转换率为 2%～4%，成年人骨骼的形成与吸收基本平衡，每年仍维持约 180g 钙沉积于骨骼。到 40～45 岁时，上述稳定的平衡状态转到以再吸收为优势的过程，骨质开始随年龄增长而下降，其速度每年约为 0.7%，且不受饮食习惯或其中钙的质和量的影响。但下列情况一直存在着：①男青年的骨骼总量大于女青年。②女性骨损失比男性早。③不论男女，身高者骨质损失多。④女性骨质损失开始于绝经期前，在绝经期后损失明显增加。

2. 钙的生理功能

　　人体内的钙 99% 存在于骨骼和牙齿中，剩下的 1% 存在于体液中，其中 50% 以上是在软组织外液和血液中以游离状态存在。离子状态的钙与骨骼中的钙通过破骨细胞和成骨细胞的作用维持着钙的动态平衡，每天更新量约为 700mg。一般幼儿骨骼每 1～2 年全部更新一次，成人则需 10～12 年。40 岁以后，骨骼中的无机盐逐渐减少，故较易出现骨质疏松。

　　人体中钙、镁、钾和钠等离子之间保持一定的比例，机体组织才表现出适应性。体内一定量的钙离子对心脏的正常搏动、肌肉和神经兴奋性的传导，以及适宜感应性的维持等具有重要作用。血钙下降，神经和肌肉兴奋性增高，可引起抽搐；反之，则抑制。钙缺乏主要影响骨骼的发育和结构，老年人则表现为骨骼软化症和骨质疏松症。

3. 血液中的钙

　　钙在血浆和血清中很稳定，均值为 2.5mmol/L，亦即 100mg/L。男性成年人血清钙随年龄的增长而降低，并与血清总蛋白和血红蛋白的降低成平行关系；年龄再增长，血钙又趋稳定。

　　人体中的钙有三种形式：①蛋白结合钙：占 46%。白蛋白和球蛋白是主要与钙结合的血浆蛋白质，白蛋白约占 81%，其亲和力最高，其余则为球蛋白。蛋白质少的体液，如细胞外液与脑脊液的钙浓度为 1.25mmol/L，即 50mg/L，其中仅有一小部分为非游离的扩散型钙结合物。②离子钙：占 47.5%。离子钙有生理活性，其浓度改变可以调节神经肌肉的兴奋性。血浆离子钙为 0.94～1.3mmol/L，均值为 1.14mmol/L，其下降，即可增加神经肌肉的易激性。有时血清钙的增加与离子钙的上升有关，但血浆离子钙与总钙之间无明显关系，故总钙不反映血清离子钙。③扩散型复合钙：占 6.5%。此类钙离子以与磷酸、柠檬酸、碳酸等结合的方式存在。

4. 钙的吸收、排泄与贮存

血液及细胞外液中钙的稳定性有一个敏感的生物控制系统，其钙水平取决于骨骼及肠道的吸收和肾小管再吸收的能力。

影响钙吸收的因素有：①膳食钙水平：钙摄入增加，吸收率相对下降，以游离动物肠段进行实验观察，发现低钙膳食的钙吸收量比钙充裕的膳食高得多。②维生素 D：如以一定剂量的钙给游离动物肠段，另给或不给维生素 D 进行观察比较，前者在十二指肠主动运载可增加 54%。③乳糖：动物饲料中有足够的乳糖时，可促进体中贮备较多的膳食钙，反之则较低。当用葡萄糖时则无此现象。④氨基酸：动物饲料中加入赖氨酸、色氨酸、精氨酸，能明显增加维生素 D 和钙的吸收，亮氨酸、异亮氨酸、蛋氨酸和组氨酸也有类似的情况，可见必需氨基酸有增强钙吸收的作用，其中尤以赖氨酸最为明显。⑤其他：有的抗生素，如青霉素、新霉素等能增加钙的吸收。

干扰钙吸收的因素有：①粮食中的植酸可与钙形成不溶性植酸盐。②蔬菜等植物性食物中的草酸作用类似于植酸，可形成不溶性的草酸盐。③大量摄入磷酸盐时，可与钙形成难溶的正磷酸盐，但也有人认为高磷膳食对人体没有这种作用。④一些碱性药物可使食物通过胃肠道的时间减慢，致钙的吸收降低。⑤膳食纤维中的醛糖酸残基与钙形成不溶物，对钙吸收不利。⑥应激状态、甲状腺素、糖皮质激素及其衍生物有碍于钙的吸收。此外，钙的吸收还随年龄的增长而减弱。

成人每天膳食钙为 600~1000mg 时，尿钙含量为 80~350mg。但钙的排出不完全取决于钙的摄入量，而决定于其吸收量。肠道吸收钙效率高，可使尿钙相应增加，但老年人钙的吸收率低于青年人。钙的排出量取决于摄入量的大小，主要在于机体的内稳态。钙排出率一般白天大于夜晚，其最低点在黄昏时。成人 24 小时蛋白结合钙在肾小球的过滤量约为 10g，其中 99% 为肾小管再吸收，故每天钙排出量约为 100mg。血钙低于 75mg/L 时，肾对钙的重吸收增加，可使尿钙含量降低。钙的排出不受注射生理盐水和服用利尿剂的影响，但受糖类的摄入和磷的限制的影响。当患有代谢性酸中毒，以及使用可的松、各种合成糖皮质类固醇、甲状腺素和生长激素，或者高蛋白膳食、过高镁摄入等，都可以引起钙的排出增加。高钙血症见于破坏性骨质疾病、甲状腺素、代谢性碱中毒及噻嗪类利尿剂均可使肾小管对钙重吸收的能力增加。

影响钙在体内贮备的因素很多，如膳食的供给水平、机体对钙的需要程度、内分泌代谢及维生素 D 的供给水平等均对其有较大影响。

众所周知，钙是构成骨骼的重要物质，因此钙的摄取影响骨质的新陈代谢。传统的研究认为，成人每日的钙需求量为 800mg。然而，由于老年人消化、吸收等方面的功能都有所退化，为保证骨质代谢的正常需要，每日钙的摄取量应较成年人增加 50% 左右，即每日不少于 1200mg 为宜。

钙的代谢在人体中十分复杂，钙、磷之间相互制约，二者的乘积维持一定的常数，当食物中磷含量增高时，也可引起骨钙丢失现象。美国人的饮食习惯是磷钙的比值很高，因此他们的骨质疏松症发病率较高。

（二）磷对骨质的影响

体内的磷80%以上储存在骨骼中，它能促进骨基质合成和骨矿沉积，血磷稳定是骨生长、骨矿化的必要条件之一。低磷可刺激破骨细胞促进骨的吸收，使成骨细胞合成胶原速率下降，限制骨矿化的速度，易引起佝偻病、软骨症等；高磷可使细胞内钙浓度降低，钙/磷比下降，尤其是钙离子浓度下降，骨吸收增加，可造成骨营养不良，诱发骨质疏松症。总之，高磷、低磷对骨基质合成和矿化均不利。

1. 磷缺乏对骨质的影响

低磷膳食可导致实验动物磷缺乏，进而导致骨丢失。对人类而言，磷吸收不良引起的磷缺乏可导致骨量减少。如维生素 D 缺乏时，肠道吸收磷的功能减退，磷吸收量不足，最终引起磷缺乏。维生素 D 缺乏引起的佝偻病患者常见血磷降低而血钙正常，防治措施是补充维生素 D 或增加日照；少数抗维生素 D 个体也出现类似变化，但防治措施有所不同，需同时给予磷和骨化三醇。

在天然食物中，磷的分布广且含量高，因此人类的膳食不存在磷供给不足的问题，人类也不存在低磷摄入导致的磷缺乏。但是，某些因素可通过减少肠磷吸收而导致机体磷缺乏。

2. 高磷摄入对骨质的影响

高磷摄入是骨质疏松者的膳食危险因素。高磷摄入通常是相对于钙摄入而言，下面两种膳食均可导致高磷摄入：一是钙供给不足，磷供给过量；二是钙供给适宜，磷供给过量。前者被称为低钙高磷膳食，其影响比后者严重，这是因为低钙摄入已是一个重要的膳食危险因素，高磷摄入可加重低钙摄入的不良影响。

随着食品科技的发展与人们生活水平的提高，加工食品的种类与消费量在不断增加。某些加工食品中（如碳酸饮料等）添加了含磷的食品添加剂，有时加工食品消费量的增加就意味着磷摄入量的增加。

（三）蛋白质对骨质的影响

蛋白质对人体有很广泛的生理功能，是所有生命细胞、体液、肌肉、内脏、骨骼和内分泌系统等的主要成分，是机体生长发育和组织修复更新的物质基础。调节机体的生理过程是蛋白质的生理功能之一，如核蛋白可构成细胞核并影响其功能；酶蛋白可促进食物的消化、吸收和利用；免疫蛋白能维持机体的免疫能力；血红蛋白可输送氧气；白蛋白可调节渗透压等。它们的各种氨基酸也各具特殊作用，如蛋氨酸可提供甲基而形成胆碱、乙酰胆碱；甘氨酸形成卟啉，也是嘌呤的重要成分。每 1g 蛋白质最终可生成 17 千焦的热能。故人们常说"没有蛋白质，就没有生命"，可见其重要性了。

蛋白质对骨质的影响问题，目前存在两种不同的看法。一种见解认为，增加蛋白质的摄取有助于人体从食物中吸收钙，因而对钙的代谢起良好作用，同样的理由也有助于骨质的形成，同时减少了骨的吸收。但另一种见解认为，过多摄取蛋白质会促进钙从体内排出，因此将加速骨质疏松等病理变化出现。据统计观察，西方国家的白种人钙摄入量较高，但由于蛋白质的摄入量也较高，所以由骨质疏松造成的股骨颈骨折的发病率还较东方国家低钙、低蛋白饮食者的发病率为高，差距达到 10 倍之多，这不能认为是偶然的巧合。有人研究表明，若每日摄入 42g 蛋白质，则钙的摄入量只要400mg 即可保持正钙平衡。在同样的钙摄入量条件下，如果将蛋白质摄入量增加至100g 时，却会出现负钙平衡。长期负钙平衡可以导致骨质疏松。由此可见，预防骨骼、关节的老化，不能单一考虑某种营养因素，而要采取综合措施，才能有利于延迟衰老，延年益寿。

（四）无机盐对骨质的影响

人体中的无机盐主要是指众多的无机元素，常将其分为常量元素和微量元素。人体中的常量元素主要为碳、磷、硫、钾、钠、氯、镁 7 种，总含量约为 2310g，按体重为 60kg 计算约占 3.85%，其中任意一种元素的含量均大于体重的 0.01%。这些元素为原子序数较小的元素，其中只有钠、钾、镁为金属元素。至于人体中的必需微量元素，1973 年 WHO 公布的为铁、锌、铜、锰、铬、钼、钴、硒、镍、钒、锡、氟、碘和硅14 种，每种微量元素的含量均小于体重的 0.01%。它们在人体中的总重量仅为 6g 多，虽与体重之比很微小，但其生理作用却很显著，几乎人体的每一物质的代谢过程都离不开它们。人体通过动物性、植物性食物和饮水，每天摄取和排出的无机盐为 20 ~30g，代谢水平大体持平。鉴于人体这些无机盐的种类和数量与外界环境中存在的种类和数量大体一致，当环境中任意一种元素缺少时，都可对人体相关的生理、生化或组织造成影响，甚至发展成为缺乏病。如能及时地通过饮食提供相关元素，即可预防或治疗这种缺乏病。目前，地壳已经发现的元素中，人体含有 60 多种，其中认定有 25 种是人体必需的。

锰可以促进骨骼的钙化过程及维生素 D 在体内的蓄积。锰缺乏时，骨骼中结缔组织的弹性和硬度变差，骨质合成出现障碍。据测定，骨质疏松症患者的血锰含量只有正常人的 25%。由此可见，锰的缺乏对骨质疏松的发生是起着重要作用的。锰的食物来源包括核桃仁、榛子、动物肝脏及肾脏、茶叶、莴苣等。

氟能促进钙、磷沉积于骨骼，并增加骨的硬度。据调查，日常饮用含氟水与不饮含氟水的人群比较，前者脊柱的骨密度比后者高 11%，骨折发生率低 50%。日常生活中除了饮用含氟水以外，还可以通过饮用乌龙茶、绿茶来达到摄取氟的目的。

硼对骨骼的作用主要是保持其致密性，阻止钙质的流失。据报道，中老年人如果每天能够从食物中摄入 3mg 硼，就可以使体内钙流失减少 50 ~ 60mg。核桃、板栗、梨、葡萄、桃、花生等食物含硼丰富。

当人体铜缺乏时，关节炎症产生的大量毒、废物质无法清除，将加重病情。多食用猪肝、羊肝、小豆、荞麦、蘑菇等食物可以弥补铜的缺乏。

成年人体内的锶 99% 在骨骼中，锶能够对类风湿关节炎的康复起作用。地下水源、龟、鳖、乳猪、乳羊均含锶丰富。

除此以外，其他任何一种必需微量元素都有其相应的独特功能。微量元素贵在微量，膳食中供应少了不能满足其生理需要，多了又会引起毒性反应。一般而言，除了微量元素缺乏的地区外，只要膳食平衡，注意烹调和食用方法，克服挑食及偏食的习惯，是基本可以达到或接近需要量的。

（五）维生素对骨质的影响

维生素是维持人体生命活动所必需的一类有机物，在人体中含量很少，但对人体的代谢、生长发育等有重要作用。它们的化学结构和性质虽然不同，却有着不少的共同点：①均以原体或前体（即维生素原）的形式存在于食物中。②不参与机体组成，不产生热能，但各有特殊的代谢功能。③在人体中不能合成或合成量太少，必须通过摄食获得。④人体每天仅需要微量，但不可缺少，当摄食的量少至一定程度，将引起相应的维生素不足或缺乏症。

维生素是维护健康的活性物质。人体老化的一些表现也常与某些维生素缺乏相似，如上皮组织干燥、增生、过度角化、机体代谢的氧化过程减弱等。老年人对食物咀嚼不细、消化力下降，导致蔬菜、水果的进食量受限；或烹煮过烂，致菜肴中的一些维生素损失严重，易出现相应的缺乏症状。一般膳食易引起维生素 A、维生素 B_1、维生素 B_2 及维生素 C 的缺乏，其他维生素在某些情况下也会出现缺乏。

维生素 A 为脂溶性维生素，与视力、上皮组织、骨骼发育、生殖及生长、机体抵抗力等许多功能有关。β-胡萝卜素在代谢中可以转化为维生素 A，亦具有这种功能。

维生素 D 是具有胆钙化醇生物活性的类固醇总称，结构与固醇有关。它的作用有：①促进骨与软骨的骨化，可防止儿童的佝偻病和成人的软骨症。②在小肠可促进钙结合蛋白和磷结合蛋白的合成，提高其吸收率。③促进肾脏的钙、磷重吸收，减少丢失。④动员骨骼中的钙、磷游离，并进入细胞外液。维生素 D 亦为脂溶性，当摄入人体或皮肤上的 7-脱氢胆固醇在紫外线的作用下，先后转化为 $25-(OH)_2D_3$ 和 $1,25-(OH)_2D_3$ 后才能在人体中发挥活性作用。老年人肝、肾功能减退，胃肠吸收功能欠佳，进食量减少，故也容易因摄入维生素 D 不足或肝肾功能不好而出现负钙平衡，可导致骨质松症。

上面虽然介绍了一些与骨质衰老相关的营养物质，但从预防和治疗的角度上来看是远远不够的。因为衰老的因素极为复杂，目前的科学水平还不能把它全面阐明。已知与骨质有关的还有甲状旁腺激素、降钙素、其他体液因素、维生素 D 灭活性（消化道内的钙质必须有足够的维生素 D 存在才能充分吸收）、遗传因素及个体差异等。有些问题还有待于今后科学上进一步研究证实。

牙齿与骨质之间的关系，也未完全弄清楚。有人认为，牙齿的脱落主要是因牙周病，而牙周病本身可能是全身骨质疏松的一种表现。然而，中老年人骨质疏松时，可用高钙饮食和药物补钙来治疗，相当一部分患者的骨密度在治疗后有所好转。但牙周病却无法用钙剂治愈。有人认为钙质对牙齿有保护作用，但至今尚未证实。

衰老是一个极为复杂的生物现象，高等动物比低等动物尤为复杂。虽然有很多资料说明饮食营养可以改变衰老的生物学过程，但是对于骨骼、关节系统来说，要想延迟衰老过程，控制骨骼、关节的退行性改变，持久的规律性的锻炼即运动，其效果可能不亚于营养问题。因此，在注意营养的同时，一定不要忽视经常性的体育锻炼对骨骼、关节的重要作用，否则会顾此而失彼。

二、激素对骨骼与关节的影响

（一）性激素对骨骼与关节的影响

1. 雌激素对骨骼与关节的影响

来源于人体的卵巢和肾上腺。雌激素对维持骨吸收和骨形成的平衡具有极其重要的作用。雌激素属类固醇，通过细胞内受体发挥作用。骨骼中有雌激素受体的存在。通过高敏感度雌激素结合位点检测的方法，在成骨细胞上发现了雌激素受体的存在，揭示雌激素可直接作用于成骨细胞。雌激素对成骨细胞的作用是通过调节基质蛋白、细胞因子和转录因子的产生来实现的。体外细胞培养发现，雌激素具有直接刺激成骨细胞和抑制破骨细胞的功能。所以，雌激素水平降低，可导致骨形成抑制，骨吸收亢进。但从骨代谢整体来看，雌激素缺乏的骨质疏松是骨形成和骨吸收都亢进的高转换型骨质疏松，雌激素能同时抑制两者的代谢转换，维持骨密度。

雌激素对骨的作用，传统的观点认为是通过调节激素而间接地起作用。雌激素对甲状旁腺激素、维生素 D、降钙素等激素的分泌及其作用也有重要影响。雌激素增加骨量作用中至少有一部分作用可能是通过这些生长因子的产生，促进骨形成来实现的。无论是整体实验，还是体外细胞实验，都发现雌激素对骨形成有促进作用。雌激素缺乏，骨代谢转换亢进，骨吸收超过骨形成，从而导致骨量减少，此时补充雌激素，骨量减少可明显受到抑制。

2. 雄激素对骨骼与关节的影响

来源于人体的睾丸和肾上腺，与雌激素一样，雄激素同样参与骨的代谢，对骨的形成、骨量的维持起着重要的作用。其主要表现为间接合成蛋白质，促使骨内胶原形成，以确保钙、磷等更好地在骨内沉积。雄激素还可对成骨细胞的增殖起直接的增强作用。雄激素水平随增龄而降低，雄激素缺乏可能是导致男性骨骼形成减少、骨量丢失的一个直接原因。但在日常生活中，男性雄激素水平的减低并不像绝经期妇女雌激素水平锐降那么明显，而雄激素的睾丸酮对雄激素的合成有较好的促进作用，平时在阳光的照射下，睾丸酮可促进皮肤维生素 D 的转变作用，以维护骨骼。

雄激素虽然被证实具有刺激骨形成和间接抑制骨吸收的作用，但雄激素与骨量的关系尚未十分明确。尽管如此，几乎所有临床资料表明，性腺功能减退的男性患者骨密度均处于较低水平。因此，有理由相信男性性腺功能的减退，可能是老年男性骨代谢异常的重要发病原因。

3. 孕激素对骨骼与关节的影响

是指那些可以使雌激素刺激样的增殖期子宫内膜转变为分泌期的物质。孕激素在骨质疏松症的激素替代治疗（HRT）中有着重要的地位，它可使子宫内膜处于萎缩期，以保证绝大多数 HRT 的妇女保持闭经状态。对于大部分人体器官来说，雌激素加孕激素似乎只有很小或没有影响，加用孕激素后对骨质疏松的预防及骨折发生率的减少似乎没有明显作用，但单独应用孕激素对骨质疏松的防治及骨折危险性的下降是有积极意义的。

（二）钙调激素对骨骼与关节的影响

人体分泌的具有对骨吸收、骨形成的转换功能及钙的代谢起调节作用并维护体内血钙稳定功能的激素，称为钙调激素。

1. 维生素 D 对骨骼与关节的影响

维生素 D 是人体骨代谢中重要的钙调激素之一。它的作用表现在调节骨代谢的内环境，保持钙的稳定，其作用涉及骨形成、骨吸收、小肠钙吸收、甲状腺激素的分泌及肾脏维生素 D 的激活等。其主要生理作用有：

（1）对肠的作用：促进小肠吸收钙、磷。因为钙本身不易经小肠进入人体细胞内，而钙结合蛋白（CaBP）和 Ca-ATP 酶-ALP 是肠黏膜增加钙吸收的促进剂，这两种成分的活性均与维生素 D 有关。

（2）对肾脏的作用：促进肾小管对钙、磷的重吸收，减少尿钙、磷水平，增加血钙、磷水平，促进成骨。

（3）对骨骼的作用：维生素 D 对骨代谢的影响是多方面的。它既可以促进新骨的钙化，又能促使钙从骨中游离出来，同时还可调节骨胶原的代谢。

（4）对甲状旁腺的作用：骨化三醇可通过增加肠钙吸收及提高钙的敏感性而间接抑制甲状旁腺激素（PTH）的水平，也可直接抑制甲状旁腺细胞增殖，抑制甲状旁腺激素的合成与释放。

（5）对肌肉与神经系统的调节作用：其作用途径包括基因方式和非基因方式，有助于增强肌力，缓解骨痛，协调平衡，防止跌倒。

（6）其他：维生素 D 对蛋白聚糖（PG）合成、免疫功能调节、细胞分化功能均有调节作用。

2. 降钙素对骨骼与关节的影响

降钙素（CT）是由人体甲状腺 C 细胞分泌的多肽激素，它的主要作用表现在抑制骨吸收。在破骨细胞上有降钙素受体。降钙素作用于破骨细胞，不仅可抑制破骨细胞的增殖，还可降低其功能活性，以抑制骨吸收。与此同时，降钙素还能抑制甲状旁腺激素（PTH）及骨化三醇的活性，降低体内过高的血钙。

体内降钙素水平随年龄增长而下降，人体进入老年后，甲状旁腺激素相应水平上升，骨吸收功能活跃，再加上增龄性的降钙素水平减低，骨吸收逐渐亢进，尤其是绝经后妇女降钙素水平明显低于男性，这也是绝经后妇女骨质疏松症高发的原因之一。降钙素能有效抑制老年人的骨吸收亢进，增加肠钙吸收，维持骨矿化含量，抑制胶原分解，同时可多方面抑制骨质疏松性骨痛，是骨质疏松症治疗的重要手段。

3. 甲状旁腺激素对骨骼与关节的影响

甲状旁腺激素（PTH）是由甲状旁腺主细胞合成分泌的多肽氨基酸。它的作用表现为增强破骨细胞活性，促进骨质吸收，溶解骨钙，但一定剂量的甲状旁腺激素可通过刺激破骨细胞活性增强而促使成骨细胞功能相应增加，甲状旁腺激素还可促进肾脏骨化三醇转化，增强钙吸收及肾小管对钙的重吸收。

在骨质疏松发生的机制中，甲状旁腺激素有着重要的作用，甲状旁腺激素可根据人体不同的情况调节钙离子浓度，而激素水平的高低又受体内钙水平的调节。

以上三种钙调激素与人体骨代谢的变化密切相关，与骨质疏松的发生、发展紧密相关。甲状旁腺激素分泌增加，血钙上升，骨量减少，骨质疏松。降钙素水平上调可抑制骨吸收，促进尿钙排出，维持体内钙水平稳定，可治疗骨质疏松，尤其是骨质疏松所致的骨痛。骨化三醇分泌增多可促进肠钙吸收，抑制尿钙排出，提高血钙水平，加速骨形成。老年人肠钙吸收低下，血 $1,25-(OH)_2D_3$ 分泌减少，降钙素水平降低，甲状旁腺激素分泌亢进，使得骨吸收明显增加，其功能显著超过骨形成，最终导致骨质疏松症的发生。

（三）其他相关激素对骨骼与关节的影响

1. 甲状腺激素（TH）对骨骼与关节的影响

甲状腺功能亢进时，甲状腺激素分泌增加，可导致高转换型的病理性骨质疏松症的发生。目前大多数研究认为，甲状腺功能亢进可导致骨量的明显减少，也有学者发现的结果不完全一致。

2. 糖皮质激素对骨骼与关节的影响

临床常用的糖皮质激素可抑制成骨细胞，减少骨形成；引起负钙平衡，导致胶原形成受到抑制，蛋白异化亢进；可降低骨化三醇的生物活性，使肠钙吸收减少，血钙水平降低，并抑制肾小管对钙的重吸收，使尿钙上升，血钙下降；它还可刺激甲状旁腺激素分泌增加，使骨吸收作用增强。

值得一提的是，糖皮质激素的应用使得继发性骨质疏松症发病危险性明显增加，因此各科临床医师在应用糖皮质激素时，应有目的地同时预防性使用维生素 D、钙制剂和降钙素，以降低继发性骨质疏松症的发生率。

3. 生长激素对骨骼与关节的影响

生长激素（GH）是人体骨骼生长发育的重要激素，它有利于人体骨骼的钙化，并可促进人体的骨形成。在人的生长发育过程中，生长激素与甲状腺激素有着良好的协同作用。甲状腺激素可促进生长激素的分泌。同样，生长激素能促进肠钙吸收，提高骨矿物含量，加速骨形成。

（四）细胞因子对骨骼与关节的影响

细胞因子来源于不同的细胞，对人体骨代谢主要起局部的调节作用。一方面它们可制约细胞的生长、增殖、分化，另一方面可影响骨代谢，促进局部细胞间的相互作用，产生以免疫应答反应和机体防御功能为中心的各种效应。一旦细胞因子发生异常，即可参与多种疾病的发生。细胞因子在骨骼的微环境中通过自分泌和旁分泌及细胞的黏附作用，对骨代谢的过程发挥重要作用。目前发现的能促进破骨细胞生成、增加骨吸收功能的细胞因子包括白细胞介素－1、白细胞介素－3、白细胞介素－6、白细胞介素－11、肿瘤坏死因子、白细胞抑制因子等，而白细胞介素－4和干扰素γ被认为有抑制骨吸收的作用。目前被认为有调节骨、软骨代谢的相关细胞因子包括纤维母细胞生长因子、类胰岛素生长因子、软骨调节因子和转移生长因子。

三、疾病对骨骼与关节的影响

任何疾病所引起的骨代谢异常、骨量减少，称为继发性骨质疏松症。继发性骨质疏松症的病因包括内分泌系统疾病、免疫系统疾病、消化系统疾病及药物引起的骨代谢紊乱等。

（一）内分泌系统常见疾病对骨骼与关节的影响

1. 性腺功能低下对骨骼与关节的影响

雌激素受体广泛存在于成骨细胞和破骨细胞上，它可直接调控骨细胞的功能转换。雌激素水平下降可引起一些骨吸收因子活化，骨转换增加。性腺功能低下，还可影响蛋白质和骨基质形成。目前发现，男性性功能减退者大多伴有骨量减少。

2. 甲状腺功能亢进（甲亢）对骨骼与关节的影响

患者大量的甲状腺激素可促进破骨细胞形成，抑制降钙素分泌，使得骨吸收功能明显增强，导致高转换型骨质疏松症的发生。约有30%的甲亢患者同时伴有骨代谢异常。

3. 甲状旁腺功能亢进对骨骼与关节的影响

甲状旁腺激素具有促进骨吸收，增加肾小管钙的重吸收和肠钙的吸收，出现高钙血症和低磷酸盐血症，最终导致高转换型骨质疏松症。

4. 糖尿病性骨质疏松症对骨骼与关节的影响

糖尿病是人体全身性代谢性疾病，它不仅有糖类、蛋白质和脂肪代谢的紊乱，而且伴有钙、磷、镁等无机盐的代谢异常。胰岛素依赖型糖尿病患者骨质疏松症的发病率极高，病情与血糖控制程度密切相关。通过试验研究和大量的临床观察发现，此类型的糖尿病性骨质疏松症患者，不仅有明显的骨量减少，还伴有严重的骨质结构和骨骼力学性能的改变。非胰岛素依赖型糖尿病患者骨量可减少、正常或偏高，提示此类型的骨质疏松骨代谢变化有别于其他类型，这有待于进一步深入研究。

（二）免疫系统疾病对骨骼与关节的影响

免疫功能对骨代谢的调控是通过免疫功能改变和细胞因子或体液因子的改变而调节的。免疫功能和骨骼的关系实质上可以理解为免疫细胞和骨髓的关系。骨细胞和免疫细胞通过各自释放的不同因子，调整骨髓与骨之间的关联功能，维持骨钙平衡，调节骨形成和骨吸收。一旦免疫系统发生异常病变，这种生理平衡即遭到破坏，骨代谢将紊乱，骨吸收大于骨形成，骨量丢失，骨质疏松发生。这类最常见的疾病包括类风湿关节炎、骨髓瘤、系统性红斑狼疮等。

（三）消化系统疾病对骨骼与关节的影响

常见的消化系统疾病，如溃疡病、肝炎、肝硬化等，都会引起人体维生素 D 缺乏和钙吸收障碍，正常生理需求量的蛋白质摄入不足也是其中之一。目前，临床上因消化系统疾病而诱发的骨质疏松症发病率在不断上升，有的学者认为，其发病原因主要与维生素 D 和钙吸收障碍有关，其他尚不十分明确。

四、药物对骨骼的影响

随着医药科技的不断发展，各种疾病的药物治疗已达到一个很高的水平，同时许多药物在人体内可能引起的不良反应亦在不断地被人们认识。

（一）糖皮质激素对骨骼的影响

主要用于免疫系统疾病患者的临床治疗，但糖皮质激素对人体成骨细胞有直接的抑制作用，并影响体钙的平衡，刺激骨吸收作用增强。

1. 糖皮质激素对全身的影响

（1）性腺激素分泌减少：糖皮质激素可减弱垂体促性腺激素的分泌，引起血中雌二醇、雌酮、脱氢雄甾酮和黄体酮的浓度降低，肾上腺所分泌的脱氢雄甾酮、雄烷二酮和雌激素由于促肾上腺皮质激素和肾上腺萎缩而被抑制，雄烷二酮分泌减少引起雌酮水平降低，这些同化激素在糖皮质激素引起骨质疏松的发病中可能起重要作用。

（2）继发性甲状旁腺功能亢进：长期服用糖皮质激素的患者有轻度甲状旁腺功能亢进。

（3）肠钙吸收的抑制：治疗剂量的糖皮质激素抑制钙的肠道吸收。

（4）肾小管对钙重吸收减少：摄入糖皮质激素后出现空腹高钙尿及血甲状旁腺激素升高。高钙尿是由于骨吸收增加和肾小管钙重吸收减少所致。

2. 糖皮质激素对骨的直接影响

（1）抑制骨形成：糖皮质激素对骨具有双向作用，其生理浓度能增强已分化的成骨细胞的功能，而长时间超过生理剂量则抑制其合成过程。在超生理浓度糖皮质激素存在的情况下，胶原合成在前 24 小时内是增加的，而在 48 小时后则为抑制。糖皮质激素还影响许多非胶原成分的合成，骨钙素的合成就被糖皮质激素所抑制。

（2）增强骨吸收：糖皮质激素对破骨细胞可能也有双向作用，对分化成熟的晚期阶段的破骨细胞，其生理浓度是需要的，而新生的破骨细胞则可被高剂量糖皮质激素所抑制。此外，糖皮质激素过多，使蛋白质分解代谢旺盛，影响骨基质的形成。

总之，糖皮质激素引起骨丢失是对全身影响和直接对骨骼影响的共同作用所造成的结果。这种丢失似乎在糖皮质激素治疗的前 6~12 个月最明显。

（二）抗癫痫类药物对骨骼的影响

癫痫患者经抗癫痫药物治疗后会出现低钙血症、高碱性磷酸酶血症，并发生骨软化。其发病机制可能与抗癫痫药物对肝酶的诱导导致维生素 D 缺乏和对肠道、骨组织钙吸收抑制有关。临床研究已证实，卡马西平引起肝脏线粒体酶的诱导，导致维生素

D 及其代谢产物排泄增加。也有研究发现，用药后的低钙与血药浓度呈正相关，而低血钙与骨化三醇的水平无明显相关性。当然抗癫痫药物所致的骨质疏松并非出现于所有患者，发病情况有个体差异，这可能与遗传有关。

五、烟酒对骨骼与关节的危害

烟酒对人类的危害，已为大多数学者所公认。长期多量的饮酒、吸烟，肯定是有害而无益的。最近，国外预防医学杂志上发表了大量调查结果，证明少量饮酒对人体不一定有害。

吸烟的危害已越来越多地被人们所认识，那么，吸烟对老年人的骨骼与关节疾病有什么影响呢？到目前为止，这方面的研究还未深入和扩展，但现有的资料表明，吸烟的中老年人骨骼中的无机盐含量明显降低，肾脏内的镉蓄积量增加，从而使维生素 D_3 的代谢出现紊乱。同时，使肌肉的强度降低，即使加强营养，并积极增加肌肉的活动量，也不能转变这种状况。由于以上的变化，吸烟的中老年人骨质疏松可以提早发生，疏松的程度也可以比不吸烟的同龄人为重。当然，由于骨质疏松症而导致的一些并发症，其发病率也必然因之而增高。

从医学的观点来看，尤其从老年医学的角度来看，老年人的腰酸背痛单靠喝药酒来治疗，实在是不足取的方法。众所周知，酒中均含乙醇。老年人由于内脏老化，肝脏功能减退，对乙醇的耐受性必然降低。如果把喝酒作为治疗老年人腰酸痛的手段，每天喝多量白酒，显然会有害无益，即使是中等量或少量的高度白酒，长期饮用也是弊多利少。目前，世界上多数国家和地区都将高度烈性酒改为低度白酒或其他低度酒。因为长期饮用烈性酒，能给人们尤其是中老年人带来一些疾病。近年来不少学者提出一些新的看法，他们主张每天饮用少量低度酒可改善老年人的血液循环状况，这种观点虽没有被更多的远期临床观察资料所证实，但从推理的方法来分析，确有一定的道理。饮酒后乙醇经胃及小肠吸收，其中 90% 在体内经肝脏代谢，其余 10% 由尿液、呼吸、汗液和唾液等排出体外。少量低度酒吸收后的乙醇即由血液均匀地渗入到全身各部分，脂肪和含脂肪高的组织细胞内含量最高。乙醇能使周围血管扩张，心率增加，对心脏血管可起到促进循环的作用。另一方面，由于低度酒中乙醇含量较低，饮用量又少，所以不会对肝脏构成威胁。

另外，还需要说明的是，有些人把药物泡在酒里做成药酒，这样的药酒饮后当然有可能治好腰酸背痛，但必须承认这是药的作用，而绝不是单纯喝酒的作用。

第二节　营养素及药物对骨骼与关节衰老的预防

一、合理营养预防骨骼与关节衰老

老年人由于消化器官的不同程度退化，包括牙齿脱落、胃肠道功能下降、肝胆胰分泌液减少，所以大多数老年人食欲较差，进食少，多有营养素缺乏和不平衡。研究表明，营养素在维持和提高峰值骨量中扮演了重要角色，如低蛋白饮食者的股骨颈易发生骨折；低钙摄入者可出现负钙平衡，反馈性使甲状旁腺激素分泌上升，骨钙溶解增高，血钙上升，骨量减少；老年人血磷下降，使钙/磷比值增大，导致成骨作用降低；维生素 K 缺乏者可影响骨钙代谢，使骨量丢失加快，易致骨折。

1. 与骨代谢关系密切的营养素

人体需要的营养素有七大类：蛋白质、脂肪、糖类、无机盐和微量元素、维生素、水及膳食纤维。其中蛋白质、无机盐（钙、磷）、微量元素（氟、镁、锌、铜、锰）等，与人体骨代谢有着密切关系。

（1）蛋白质：蛋白质、氨基酸是生命的物质基础，是一切细胞和组织的主要构成成分，也是骨骼有机质合成的重要原料。但过度摄取蛋白质、氨基酸，可影响钙的代谢而造成负钙平衡。

氨基酸种类不同，其对骨代谢影响不一样。如赖氨酸不足和缺乏，可使股骨头、骨干发生骨质疏松。实验表明，组氨酸、甘氨酸、精氨酸、蛋氨酸、亮氨酸、缬氨酸可促进钙吸收，苏氨酸、谷氨酸、天门冬氨酸则阻碍钙吸收。

（2）钙：钙是人体中最重要的元素。细胞的生长、增殖，骨骼、脑的发育，神经细胞的信息传递等都离不开钙。

骨骼中的钙约占人体总量的99%，它与骨质疏松关系极为密切。有文献报道，任何年龄组的男女，中指骨皮质面积（MCA）皆随增龄而变化，但高钙地区人群数值明显高于低钙地区的人群，这说明高钙饮食的充分摄入对预防骨质疏松的重要性，而低钙地区股骨颈骨折的发生率随增龄呈逐渐增高趋势。

（3）磷：磷是人体必需的常量元素，其总量约占体重的1%，具有多种重要的生理功能。磷与钙结合形成骨无机盐。

磷和钙一样参与神经传导、肌肉收缩和能量转运，磷还与机体发育、生物遗传有关。磷对细胞代谢有稳定的作用。一般来说，甲状旁腺激素、维生素 D、生长激素、饮食中的磷等共同作用，使血磷处于相对稳定状态。

（4）微量元素：一些必需微量元素参与骨组织的正常生长、发育和生理功能的维持，其主要是作为辅酶参与骨有机质合成中酶蛋白的催化反应。此外，它们对于骨矿盐的沉积和骨羟磷灰石的形成和稳定也是必需的。其中铜、锌、锰和氟是骨基质形成和骨矿化过程中最重要的必需微量元素。

①氟：氟对骨骼的生长和矿化是必需的。氟在骨松质中沉积较多，骨皮质中沉积较少，这与骨松质代谢活跃有关。男性骨质中氟含量大于女性。饮水和食物中氟水平低，可使骨中氟含量少，易导致骨质疏松。氟经口服后，90%被吸收，其中约50%沉积到骨质中。血中氟含量与摄入量成正相关。正常情况下，血中氟含量与骨中氟含量保持生理平衡状态。在骨矿化期，氟替代羟磷灰石结晶中的部分羟基，形成氟磷灰石。这种氟磷灰石体积较钙磷灰石大，因为磷灰石结晶由固相向液相间的转变率与结晶体积呈负相关，所以氟磷灰石结晶能够稳定矿盐系统，降低矿盐溶解度，对骨吸收起抑制作用。此外，氟能够刺激成骨细胞增殖分化，促进胶原蛋白和骨钙素的合成，促进

钙盐沉积。

体内氟缺乏时，成骨细胞活性降低，磷灰石溶解性增加，稳定性降低，导致骨质疏松。氟过量的损害作用表现为：破坏骨组织中磷灰石结晶的结构，使羟磷灰石过多地转变为氟磷灰石，致骨硬化（氟骨病），骨力学性能降低，并有可能发生骨膜、肌腱和韧带等软组织部位钙化及椎骨过度钙化，可使椎间孔变窄，神经受压；影响骨质中脯氨酸、赖氨酸的羟化过程，使胶原纤维交联不完全，加速骨胶原分解代谢；可使肾皮质中的肾小管上皮细胞内线粒体形态发生改变，影响 $1,25-(OH)_2D_3$ 的形成，进而降低肠钙吸收；抑制成骨细胞内某些与糖代谢有关的酶活性，使骨代谢发生障碍。

②锌：成人体内锌总量约 2.3g，血清锌正常值为 7.7 ~ 23μmol/L，成人每日需锌量为 10 ~ 15mg。锌主要分布于前列腺、肝、肾、视网膜、骨骼和肌肉。锌主要在十二指肠和近端空肠吸收。人体内 90 多种酶需锌激活，这是因为锌作为酶的辅助因子参与细胞内核酸的合成、转录和翻译过程，并参与骨组织的许多代谢活动。锌缺乏不仅影响细胞的增殖、分化，使成骨细胞的数量减少，活性降低，骨形成下降；另外，因为锌还作为骨碱性磷酸酶和碳酸酐酶的辅助因子，参与骨矿化和骨吸收活动，在锌缺乏时，这两种酶的活性降低，使焦磷酸盐不能有效地被水解及骨质中陈旧性组织不能有效地被清除，从而影响矿盐沉积。此外，锌缺乏还可使骨质中氨基多糖的代谢发生障碍，进一步阻止骨矿化，导致骨质疏松、骨生长不呈比例和软骨营养不良等。

③铜：成人体内铜含量为 150μg，铜在胃、十二指肠吸收。铜吸收后与白蛋白结合，转运至肝脏储存。铜缺乏会使胶原蛋白分子内交联受阻，使骨胶原结构和功能异常，从而影响骨矿盐沉积，降低骨强度，表现为皮质变薄、髓腔变大、骨小梁变薄、体积减小及发生自发性骨折等骨质疏松现象。铜元素对骨形成蛋白（BMP）诱导骨形成作用是必需的。铜元素缺乏，使骨形成蛋白诱导骨形成作用降低，是导致骨质疏松的重要原因之一。临床研究发现，绝经后骨质疏松妇女腰椎骨密度与血清铜含量呈正相关。雌激素可增加绝经后妇女的血铜含量，减缓骨密度降低。雌激素增加血铜含量与其刺激肝脏合成、释放血浆铜蓝蛋白有关，这也是雌激素对抗绝经后骨质疏松的作用机制之一。因此，血铜含量的变化，可在一定程度上反映体内雌激素的水平。

④锰：成人体内锰总量为 12 ~ 20mg。它广泛分布于组织之中，以骨骼肌含量为最高。锰在小肠内吸收，在血液中与 $β_1$ 球蛋白结合后被转运。锰是许多酶反应的辅助因子，细胞中的线粒体内锰含量较高。

锰是硫酸软骨素合成过程中糖基转移酶的辅助因子。锰缺乏，导致骨基质中多糖的合成受限，特别是硫酸软骨素合成受抑制，使骨骼生长发育障碍。锰缺乏，糖基转移酶活性低下，影响糖基的转移，使硫酸软骨素合成减少。硫酸软骨素是维持骨基质生理结构和骨骼生物力学性能的重要成分之一。

临床研究表明，血清锰含量的降低与骨质疏松的发生有一定关系。锰缺乏的动物于皮下植入脱钙的骨基质后，其诱导骨形成的作用降低，这表明锰元素对骨形成蛋白（BMP）的诱导骨形成作用是必需的。

⑤镁：人体镁含量约 60% 在骨中，约 35% 在骨骼肌中，镁在细胞内含量占体内总

镁含量的 38%，细胞外液的镁不足 1%。镁可催化体内 300 多种酶，完成体内各种代谢。正常情况下，人体每日对镁的需要量为 6～12mg/kg，平均摄入量约为 300mg。人体镁的吸收主要在小肠，其肾小管重吸收的部位主要是肾小管亨氏袢的升支，肾小球滤过的镁约 90% 可重吸收。镁缺乏也是骨质疏松发生的原因之一。

2. 膳食平衡，预防骨骼与关节衰老

（1）合理的配餐：主食应以米、面、杂粮为主，做到品种多样，粗细搭配。

应多吃含钙多的食物，如牛奶、奶制品、芝麻酱、虾皮、豆类、海藻类和鸡蛋等。植物类食物中，应以绿叶菜、花菜类为主。

每日要进食足够量的奶制品。美国学者主张每日至少饮用牛奶 720mL（约 3 杯）。保持每日摄取适量的蛋白质。美国的《食物与营养百科全书》中指出，若蛋白质的每日摄入量下降到日推荐量（RDA）的水平以下（即男性为 55g/d，女性为 46g/d），或蛋白质每日摄取量大大超过日推荐量（RDA），即 90g/d 以上时，则补充钙剂是必要的。

面粉经过发酵制成面包，全麦粉内的植酸可被破坏，从而可避免对钙、磷、锌吸收的影响。有人主张在面食中加一些黑麦以保护和增加钙的吸收，因为黑麦中含有较多的植酸酶，它可以破坏植酸与钙的结合，从而减少钙的损失。

（2）食疗补充骨骼营养，预防骨质疏松：以下几种食疗方有助于全面补充骨骼营养，预防骨质疏松，增强骨骼与关节的抗病能力。

①用文火炖鲢鱼（或其他鱼）豆腐。富含维生素 D、蛋白质的鱼类与蛋白质、钙质丰富的豆腐共同食用，可将钙的吸收率大大提高。

②猪肉、肉皮与黄豆共同煮食，能够获得丰富的钙、维生素 D 及胶原蛋白。

③将猪骨或牛骨砸碎后加水，用压力锅煮一个小时，当骨中的软骨素、黏性蛋白和骨胶等物质充分溶于水中后，加入调料和蔬菜，做成汤菜，其中的钙、磷比例合理，易于吸收，进食后，对骨骼创面的修复十分有利。

④将猪排骨、猪蹄加适量水、醋，用高压锅煮 1 小时，使之浓缩，供给蒸肉、蒸蛋及做菜、熬汤的配料，可以提高膳食中胶原蛋白的摄入量及钙质与其他营养素的综合利用率。

⑤将蛋壳洗净，在沸水中煮 30 秒，捞出晾干，将每 12g 蛋壳加 100mL 食醋，浸泡 5～10 天后蛋壳溶化，即作为烹调菜肴的调料。据测定，每克蛋壳含钙高达 377mg，比一般钙制剂一片的含钙量高几十倍。

⑥羊肉 50～100g、生姜 5g，加水清炖至熟烂后加入山药 100g，煮烂，再加入牛奶 100mL，煮沸。食用时，可加少许盐或糖调味。

⑦猪瘦肉或羊肉 250～500g，香椿子 10～15g，加水炖熟，佐餐食用。

⑧新鲜羊腿肉 500g，黄酒 13g，猪油 25g，当归 3g，桂皮 5g，姜片 8g。先将羊腿肉加水蒸烂，趁热加入调料，小火炖半小时。

总之，骨质疏松症的预防比治疗更重要，在饮食中特别要注意营养素之间的平衡（钙、磷、蛋白质、脂肪和维生素 D 等），而不能等到年老或绝经后再注意。我国成人钙的日供给量为1000mg。如果按文中最佳方案配餐，只要消化、吸收功能正常，一般会接近或达到现行标准。但对处于特殊生理期（如妊娠、哺乳、高龄和绝经）人群，应多食牛奶、虾皮、豆腐等高钙食物，必要时在医生指导下补充钙剂。

二、药物预防骨骼与关节衰老

1. 服用维生素E预防骨骼与关节衰老

维生素E的作用问题曾经经历了60年左右的争论。近年来，对于维生素E的各种研究越来越多，而且看法渐趋一致。那么，维生素E究竟可否预防衰老和骨质增生呢？衰老是生物界的必然规律，长生不老是不现实的，但衰老是可以推迟的。最早认识维生素E的作用是能够预防妊娠早期所致的流产。此后又发现，缺乏维生素E的老龄动物，可发生脑软化、脑水肿、肌肉萎缩、肌肉内骨胶原增加和氧化物堆积等病变。目前有大量研究资料证明，维生素E是一种防止细胞内磷脂和亚细胞膜氧化的抗氧化剂，可以起到补充微量元素硒的作用。维生素E和微量元素硒都能防止氧化物对细胞的损伤。因此，当两种物质都缺乏时，将会加速人体的衰老，若二者缺一，则适当补充另一种的量，可使损害减轻到最低程度。相反，若大量服用维生素E，不但无益，甚至有害。因为正常人的血液和组织内维生素E的浓度足以维持机体的正常新陈代谢，如给予少量补充（每日增加5~10mg或间隔给予），即有抗氧化作用。若再进一步提高其浓度，尤其是长期大量服用，将会适得其反。所以，维生素E既不可服用过量，也不可缺乏。

综合以上的内容，维生素E的作用可以归纳以下几点：

（1）适量服用维生素E（长期服用一般以每日5mg为宜）对延迟衰老有一定作用，但要配合其他抗衰老措施。

（2）骨质增生是衰老的表现形式之一（但其他疾病也可导致骨质增生），服用维生素E虽然不一定能控制骨质增生，但也不会促使骨质增生。如因其他原因需要服用维生素E时，可考虑试用。

（3）长时期大剂量服用可引起蓄积和中毒。

维生素E的临床广泛应用是近一二十年的事，与维生素A、维生素B、维生素C、维生素D比较起来，无论是理论认识，还是实践经验都显得十分不足，有待于今后积累更多更丰富的知识，做出科学的结论。

2. 维生素D缺乏与中老年人骨软化症

这里首先要讨论一下正常老年人会不会缺乏维生素D。我们的回答是肯定的，尤其是体弱或卧床不起的老年人，更是如此。那么，为什么会引起缺乏呢？现在先从正常人体内维生素D的来源谈起。

正常人体内维生素D的来源主要来自两个方面：第一，皮肤内的一种物质经阳光中的紫外线照射后，合成为胆骨化醇。第二，来自各种含有维生素D的食物，如牛奶、肝、蛋类。蕈类食物和酵母则含有维生素D_2的前体——麦角醇，经阳光照射后，可变为维生素D_2。人到老龄以后，户外活动往往逐渐减少，紫外线照射的机会不多，第一方面的来源受到影响。另外，老年人消化、吸收功能减退，再加上对胆骨化醇作用的片面理解，拒绝食用含有维生素 D 的食物，因此第二方面的来源也大大减少，使老年人维生素 D 缺乏症发病的可能性增加。而且维生素 D 缺乏的早期症状和体征并不明显，也无特征。对老年人来说，虽然维生素 D 缺乏可出现骨痛，但老年人骨痛似乎不足为奇，误诊、漏诊现象比较多见，有时还得靠化验和 X 线检查才能明确诊断。

　　维生素 D 缺乏可以出现骨软化症，该病好侵犯脊柱的椎体，临床上同外伤后的脊柱压缩性骨折相似。诊断上的一个简单方法是，在短时间内用生理剂量（即小剂量）的维生素 D 和钙剂做诊断性的试验治疗，如患者病情能迅速缓解、稳定，诊断便可以成立。

第二章 骨 折

【概述】

骨或骨小梁的连续性中断即为骨折。外伤使正常骨质发生骨折，称外伤性骨折，包括儿童的外伤性骨骺分离。骨折发生在骨病变部位（如肿瘤、炎症、代谢性疾病等）称病理性骨折。

1. 病因

引起骨折的主要原因有外伤和疾病两种。

（1）外力作用：损伤外力一般可分为直接暴力、间接暴力、肌肉牵拉暴力和累积性应力四种。不同的暴力形式所致的骨折，临床特点各异。

①直接暴力：骨折发生于外来暴力直接作用的部位，如枪伤、弹片伤、轧伤、机器绞伤、打击伤所引起的骨伤，常合并严重的软组织挫伤，处理困难，预后较差。若发生在前臂或小腿，两骨骨折部位多在同一平面，骨折线多呈横行或粉碎。如为开放性骨折，因打击物由外向内穿破皮肤，则感染率较高。

②间接暴力：骨折发生在远离外来暴力作用的部位。间接暴力包括传达暴力、扭转暴力等。跌倒时手掌触地，因间接暴力，可在桡骨下端、桡尺骨、肱骨髁上等部位发生骨折，这类骨折软组织损伤较轻，预后较好，骨折多为斜形或螺旋形。若发生在前臂或小骨，则两骨骨折的部位多不在同一平面。如为开放性骨折，则多因骨折断端由内向外穿破皮肤，感染率较低。

③肌肉牵拉暴力：肌肉牵拉暴力是指急剧而不协调的肌肉收缩所引起的肌肉附着处的撕脱骨折。这类骨折的好发部位为髌骨、尺骨鹰嘴、肱骨内上髁、肱骨大结节、胫骨结节、第五跖骨基底部等处。骨折部的骨质多为松质骨，血运较丰富，骨折愈合快，预后好。

④积累性应力：长期反复的震动或循环往复的疲劳运动可使骨内应力集中积累，造成慢性损伤性骨折。如长途行军不能适应，可导致第二跖骨颈或腓骨下端骨折；操纵机器震动过久，可致尺骨下端骨折；不习惯地持续过量负重，可导致椎体压缩骨折。这种骨折多无移位或移位不多，但愈合较慢。

（2）病理因素：病理骨折常见于脆骨病、佝偻病、骨软化症、甲状旁腺功能亢进、骨髓炎、骨囊肿、骨巨细胞瘤、骨肉瘤、转移性肿瘤侵犯骨骼等。病变发生到一定程度，骨质遭到严重破坏时，即使是轻微外力，亦可导致骨折。

2. 诊断要点

（1）病史：确切的病史对指导检查、决定诊断和处理甚为重要。首先应明确暴力方式（坠落、碰撞、打击、跌仆、挤压、碾轧等）、性质（直接、间接、牵拉、应力）及其轻重程度，其次了解受伤时的体位、环境、时间、地点和体内状况（饭后、便前均可影响脏器充盈程度），最后了解患者在受伤前后的局部或全身表现（参见各种骨折），以初步确定受伤部位，考虑有无慢性病（如肝病、心血管病、内分泌和代谢疾患、感染、肿瘤等）或内脏损伤（如脑、脊髓、心肺、肝脾、膀胱、胃肠破裂等）。

（2）骨折的并发症：机体遭受创伤除发生骨折外，还可能引起全身或局部的并发症，并发症的存在可能影响骨折的处理和预后。严重的并发症对人体的危害远远超过骨折本身，有的需立刻处理，有的需和骨折同时处理，有的需待骨折愈合后处理。

1）早期并发症

①休克：多为创伤直接造成和失血所致的休克。

②脂肪栓塞：少见，是骨折所特有的严重并发症，一般不易做出早期诊断，一旦发现难以挽救。脂肪栓塞的临床表现是多样的，如突然死亡、休克、昏迷、急性肺水肿或出现"肺炎"现象等。脂肪栓塞的原因是由于骨折断端伴有静脉断裂、静脉壁的破裂处未能完全愈合，骨髓腔内的脂肪滴进入破裂静脉形成脂肪栓子。栓塞的发生时间通常在伤后数小时到 2 天，部位通常是发生在肺和脑。肺栓塞的急性症状类似于急性肺水肿。脑栓塞能引起严重的症状，体检时发现患者胸壁和结膜下有出血点。血气分析有重要的意义。

③感染：多见于开放性骨折污染严重或清创不及时、不彻底引起的感染，严重者致骨髓炎、败血症。若发生厌氧菌感染，如破伤风、气性坏疽，后果更为严重。

④血管损伤：多见于暴力的挤压、撕裂和火器性骨折，骨折端的刺戳都可能引起血管损伤。如肱骨髁上骨折伤及肱动脉，股骨髁上骨折伤及腘动脉，肱骨外科颈骨折伤及腋动脉，骨盆骨折引起髂部大血管破裂或撕裂等。动脉损伤在临床上通常有下列几种情况：a. 出血：闭合骨折为内在出血，呈进行性张力肿胀，按之发硬，远端发凉。b. 血栓形成：血管外表的连续性未破坏，但其内膜有不同程度的挫伤或破裂，可引起血栓形成或主要分支痉挛，表现为远端缺血。c. 缺血性肌挛缩：这是比较严重的并发症，上肢多见于肱骨髁上骨折或前臂双骨折，下肢多见于股骨髁上或胫骨上端骨折。肢体筋膜间隔区内压持续增高也会造成缺血性肌挛缩。d. 外伤性动脉瘤和动静脉瘘：骨折处出现"搏动性血肿"。

⑤脊髓和神经损伤：a. 脊髓损伤：多发生于胸腰段和颈椎骨折脱位的患者中，表现为相应平面以下的不同程度的截瘫。b. 周围神经损伤：较少见，早期的神经损伤可由突然牵拉、骨折端压迫、挫伤或刺伤所致。如肱骨干骨折可合并桡神经损伤，肱骨髁上骨折可损伤正中神经，腓骨颈骨折可损伤腓总神经。

⑥内脏损伤：骨折可能伴有邻近重要脏器的损伤。如肋骨骨折合并胸膜或肺损伤，骨盆骨折合并尿道、膀胱或直肠损伤，颅骨骨折合并脑挫裂伤等。

2）晚期并发症

①坠积性肺炎：为长期卧床患者较常见的并发症，尤其多见于老年人。由于长期卧床，患者肺功能减弱，痰涎积聚，咳痰困难，易引起呼吸道感染，甚至危及生命。

②压疮：长期卧床不能活动的患者，在骨突出部如骶骨、髂后上棘、股骨大转子、足跟等处因经常受压而形成溃疡。尤以脊柱骨折合并截瘫及老年消瘦者更易发生。

③泌尿系统感染和结石：脊柱骨折合并截瘫者，因长期留置导尿管，常致逆行性感染，引起膀胱炎、肾盂肾炎，甚至形成尿道周围脓肿或附睾炎。长期卧床的患者易发生废用性骨质脱钙，大量钙质经肾脏排出，加上排尿不畅和感染，即容易形成尿道结石。

④外伤性骨化和骨化性肌炎：由于损伤严重或复位手法粗糙，深部肌肉内的血肿和被撕裂剥离的骨膜下血肿彼此沟通，渗入肌纤维之间。血肿机化后，通过骨膜化骨的诱导，逐渐变成软骨，游离的钙质进入机体肌肉中。

⑤关节僵硬：骨折后引起附近关节僵硬的因素，通常有以下几种：a. 长时间的石膏固定忽视了早期功能锻炼，致使关节囊挛缩。b. 关节腔内积液、积血吸收不良，形成结缔组织粘连。c. 长期制动，肌肉发生废用性萎缩。d. 关节内有骨片、软骨片或骨折线进入关节。

⑥缺血性骨坏死：骨折后，骨折段的血液供应可因骨折而被切断，也可因血管的栓塞或血栓形成而失养，从而造成缺血性骨坏死。任何骨折都有此现象，但坏死范围小者在骨折愈合过程中多能借"爬行替代"而复活。坏死范围大的如股骨头、腕舟骨、距骨，不但愈合困难，而且常因骨质硬化变形而继发骨性关节炎。

⑦骨生长障碍：多见于儿童或青少年骨折。骨骺损伤在发育过程中可出现生长阻滞或畸形，如肱骨髁上骨折的肘内翻畸形愈合。

（3）辅助检查：X线检查是骨折诊断的重要手段之一。它不仅能对骨折存在与否加以确认，而且还能显示骨折的类型、移位方向、骨折端形状等局部变化。在X线检查时应注意以下几个方面：

①X线光片必须能清楚地显示出软组织和骨质的界限：一般来说，模糊的照片是没有多大诊断价值的。X线检查比较方便、及时，且可以在应力下发现裂纹骨折（要防止加重损伤，应慎重应用）。但是，不拍片就无法显示清楚，也无法会诊与保存资料，特别是一些微小骨折，必须借助X线检查来判断分析。

②对骨折和关节脱位的患者或不易确诊的患者，均应摄正、侧位两个方向的局部片。对特殊部位的骨折，如脊椎小关节骨折、髋臼后上缘骨折、第二颈椎齿状突骨折等还应拍斜位或其他特殊角度的照片。

③照片拍摄范围：如拍摄四肢骨干，应至少包括上下一个关节、前臂及小腿骨折，往往两条骨的骨折线不在同一平面，最好拍骨的全长，以免漏诊。

④X线检查必须与临床检查相结合，以便做出正确的诊断。有些骨折，如腕舟骨骨折、跖骨疲劳骨折、股骨颈无移位骨折等，如果当时X线照片显示不出骨折线，两周后再行X线检查，此时由于断端骨质的吸收，便可见到明显的裂纹。

⑤儿童四肢靠近骨骺的损伤，有时不易确定有无骨折与移位，需拍摄健侧肢体相应部位的照片，以资对照。

【饮食宜忌】

1. 饮食宜进

（1）饮食原则

①骨折的患者宜进食粳米、小麦、小米、玉米等富含维生素及矿物质的粗粮；宜进食猪肉、牛肉、鳝鱼、猪骨、牛骨等富含蛋白质和矿物质的肉类；蔬菜则应以芹菜、大白菜、胡萝卜、冬瓜、丝瓜等富含钙及维生素者为主。

②吃富含营养的食物：适用于较小的骨折固定术后的患者食用。食物要求高蛋白、高脂肪、高糖类，富含维生素及无机盐，以利于骨折的修复和愈合。

③吃活血化瘀、消肿止痛的食物：如薤白、荠菜、葱、韭菜、蟹等。适用于骨折初期的患者食用。

④吃补益气血、补肝肾、强筋骨的食物：如枸杞、桂圆、栗子、黑豆、鹌鹑、猪肉、牛肉、狗肉、羊骨、牛骨等。适用于骨折后期的患者食用。

⑤吃易消化并富含营养的食物：如鱼、瘦肉、牛奶、绿叶蔬菜及水果等。适用于创伤固定术后由于活动减少，食欲差，消化功能减弱的患者食用。

⑥吃富含钙、镁、锌等食物：如奶、蛋、瘦肉、黄绿色蔬菜及水果等。适用于骨折创伤术后的患者食用。

⑦口服鸡蛋壳：将鸡蛋壳洗净、烘干，碾成粉。每次 15g，每日 2 次，具有制酸、止血的作用。适用于骨折愈合迟缓者。

⑧据证用膳：如口渴、舌光红属阴虚者宜予山药、莲子肉、芡实、鳖肉、鸭肉等性淡偏凉之品；畏寒肢冷、口淡属阳虚者宜选羊肉、狗肉、牛肉、动物骨髓等性温助阳之物；神疲乏力、少气懒言属气虚者宜用鸡肉、鸽肉、鹌鹑、香菇等健脾益气之味；面色㿠白、口唇苍白属血虚者宜进猪蹄、鸡鸭血、枸杞、动物肝肾等补血填精之剂。

（2）药膳食疗方

①赤豆红糖羹：赤小豆 100g，红糖 30g。赤豆洗净，温水浸泡 1 小时，加适量清水，大火煮沸后小火煨至烂熟，加入红糖，调匀后再煨成羹状。每日 1 剂，早晚分 2 次服食，连食数日。适用于骨折初期。口渴、舌光红者不宜多食。

②山药粥：新鲜山药 100g，粳米 50g，玉米粉 25g。山药洗净，切片；粳米淘净；将山药与粳米与玉米粉同入锅中，加适量水煮成粥。每日或隔日 1 剂，连食数剂。适用于骨折中期。

③骨头汤：新鲜猪骨（或牛骨、羊骨）适量。洗净，加清水适量，大火煮沸，去浮沫，加少许黑木耳、生姜、葱、酒，小火煨 1 小时，再去浮油，加少许食盐，佐餐饮用。每日 1 剂，连食 1～2 周。适用于骨折中后期。便溏者不宜多服。

④芝麻胡桃羹：芝麻 500g，胡桃肉 500g。芝麻炒微黄，研末；胡桃肉炒熟，打碎。每次各 2 匙，加糖适量，开水调成羹状服食，连续食完。适用于骨折后期。便溏者不宜服食。

⑤双耳羹：黑木耳、银耳各 15g。分别浸泡 1 夜，洗净，同入锅中加清水适量，小

火炖至酥烂，加冰糖 50g，溶化后服食。每日 1 剂，连食数日。适用于骨折中后期气阴两虚者。纳呆、便溏、畏寒者不宜多食。

⑥川芎丹参骨酒：川芎 50g，丹参 50g，红花 15g，蟹骨 30g，黄酒 450g。将蟹骨用油炸酥，研成末，与川芎、丹参、红花一起放入装有黄酒的细口瓶中，浸泡 7 日。本方具有活血消肿、化瘀止痛、续筋接骨的作用。每日服 25mL。适用于骨折初期，血瘀疼痛、肿胀者。

⑦牛膝九里香党参酒酿：牛膝 500g，九里香 15g，党参 30g，糯米 1200g，甜酒曲药 10g。将牛膝、九里香、党参洗净后，用纱布包裹，放入砂锅中，加水煎煮取汁，加入糯米蒸煮约 20~30 分钟，冷却 10 分钟，加入甜酒曲药，拌匀，放蜜 30mL 后压紧，以放入 30℃的暖箱中 30 小时后长出白毛状菌丝并闻到酒酿香味时为制好，当白毛退尽、甜味正常时即可食用。每日服 30g。如有酸味，说明保温时间不够。本方可化瘀生新、补肝肾、壮筋骨。适用于骨折中期，瘀肿未消者。

⑧海仙补肾散：淡菜 125g，海参 125g，海虾仁 125g，大茴香 25g。将上述各药皆焙干、研末、混合，每晚空腹服 3g。适用于陈旧性骨折，骨痂生长缓慢者。

⑨消肿汤：新鲜狗骨 1000g，黄豆 250g，丹参 500g。将丹参洗净去杂，加水煮沸 1 小时，去渣留汁与狗骨、黄豆同煮，待烂熟加少量桂皮、盐即可食用。本方有强筋健胃、活血消肿之功。适用于骨折瘀血肿胀者。

⑩杞枣龙眼汤：枸杞 15g，龙眼肉 10g，大枣 10 枚，冰糖适量。将枸杞、桂圆、大枣加水，文火煮沸，加适量冰糖即成。本方有益气补血之效。适用于骨折后期，气血亏虚、体弱乏力者。

⑪青鱼固脱汤：青鱼肉 500g，赤小豆 125g，葱白 5 根，生姜 5 片，黄酒 30mL。煮食。本方适用于复位初期，断端不稳定者。

⑫壮筋鸡：乌骨雄鸡 1 只，参三七 5g，黄酒 30g。将鸡洗净，加水与参三七同煮，煮烂后加黄酒、调味品即成。本方有补肾、强筋壮骨之效。适用于骨折后期，筋骨痿软者。

⑬杜仲酒：将杜仲 30g、枸杞 30g 泡入白酒 500mL 中，2 个月后饮用。具有补肝肾、壮筋骨的作用。适用于骨折后期，肝肾亏损、筋骨痿软者。

2. 饮食禁忌

（1）忌盲目补钙：钙是构成骨骼的重要原料之一。有人认为，骨折后补充钙能加速断骨的愈合。但科学研究发现，增加钙的摄入量不仅不能加速断骨的愈合，而且对长期卧床的骨折患者还有引起血钙增高的危险，可同时伴有血磷降低。骨折患者身体不一定缺钙，只要根据病情和按医师嘱咐加强功能锻炼和尽早活动，就能促进骨对钙的吸收与利用，加速断骨的愈合。骨折后卧床的患者盲目补钙，并无裨益。

（2）忌多吃肉骨头汤：有些人认为，骨折后多进食肉骨头汤，可使骨折早期愈合。其实不然，这样做反而会推迟骨折愈合时间。究其原因，是因为受损伤后骨的再生主要是依靠骨膜、骨髓的作用，而骨膜、骨髓只有在增加骨胶原的条件下才能更好地发挥作用。而肉骨头成分主要是磷和钙，若骨折后大量摄入钙、磷，就会促使骨质内无机质成分增高，导致骨质内有机质与无机质比例失调，会对骨折的早期愈合产生阻碍作用。但新鲜的肉骨头汤味道鲜美，有刺激食欲的作用，适量食用无妨。

（3）忌偏食：骨折患者常伴有局部水肿、充血、出血、肌肉组织损伤等情况，而机体修复组织、长骨生肌、骨痂生成、化瘀消肿的原料就是靠各种营养素，偏食难以满足机体对各种营养素的需要。

（4）忌吃不易消化的食物：骨折患者因固定石膏或夹板，活动受限制，加上伤处肿痛，精神忧虑，往往食欲不好，时有便秘，故要求食物既要营养丰富，又要容易消化，应忌食不易消化的食物。

（5）忌饮水少：卧床的骨折患者，尤其是脊柱、骨盆及下肢骨折的患者，行走十分不便，因此怕喝水，以减少小便次数。但饮水少，活动少，容易引起大便秘结，诱发尿路结石和泌尿系感染，所以卧床的骨折患者忌饮水少。

（6）忌过食白糖：大量摄入白糖后，将引起葡萄糖的急剧代谢，从而产生过多的代谢中间产物，如丙酮酸、乳酸等，使机体呈酸性状态。这时，碱性的钙、镁、钠等便会立即被调动参加中和作用，以防血液出现酸性。如此钙的大量消耗，不利于骨折患者康复。同时，过多的白糖亦会使体内维生素 B_1 的含量降低。维生素 B_1 是糖在体内转化为热能所必需的物质，维生素 B_1 不足，将大大降低神经和肌肉的活动能力，影响功能恢复，所以要忌食过多的白糖。

（7）忌食醋：醋是常用的调味佳品，具有健脾开胃、促进食欲的作用，但是骨折的患者最好不要食醋。因为醋中含有 3%～4% 的醋酸，而醋酸则有软化骨骼及脱钙的作用。临床实践证明，不少骨折患者食醋后，第二天伤处即感觉发软，疼痛加剧，甚至更加肿胀。因此，骨折患者在治疗期间最好忌食醋。

（8）忌大量饮酒活血：有些人骨折后大量饮白酒活血，以为这样可起到治疗作用，其实这是一种误解。骨折后饮酒过多，会损害骨骼组织的新陈代谢，使其丧失生长发育和修复损伤的能力。同时，酒精还能影响药物对骨骼的修复作用。因此，骨折患者不宜饮酒过量，否则会对骨折的愈合十分不利。

常用药酒如接骨至神酒、骨碎补酒等，骨折患者均不宜饮用过量，否则会影响骨折愈合。

（9）忌食牛皮菜：牛皮菜中含有大量草酸，草酸在人体内遇到钙时，发生化学反应，产生不易溶解的盐类物质草酸钙。草酸钙不但能使食物中的钙不被吸收，而且能使骨骼中的钙发生溶解，使患者缺钙，影响骨折愈合。

（10）骨折有瘀肿的患者忌食花生红衣：花生仁红衣中含有一种促凝血因子，可以治疗各种凝血机能低下和血小板减少疾病，但对于骨折有血瘀血肿的患者，却会使瘀血不散，有加重瘀肿的作用。所以，骨折有瘀肿的患者不宜食花生红衣。

【药物宜忌】

1. 西医治疗

（1）急救：急救一般是在现场进行，目的在于抢救生命，减少痛苦，防止组织的再损伤或再污染，并创造安全转运的条件。急救者必须想尽一切办法抢救患者。急救中动作须敏捷、准确。包括：①保持呼吸道通畅。②防止休克。要求迅速了解病史，扼要地检查，一旦发现休克现象，除抗休克外，还应及时解除引起或加重休克的因素，如包扎伤口、压迫止血等。慎重应用止痛药物，要密切观察呼吸、脉搏、血压，不宜盲目地搬动患者。凡有脊柱骨折者，更应注意搬动方法与搬运工具，移动时须保持维持脊柱的中立位，避免屈曲、后伸和旋转。③四肢骨折的临时固定十分重要，应机动灵活、就地取材、及时固定。上肢骨折用三角巾悬吊固定于胸壁上；下肢主要用木板，或绑在健肢上。疑有颈椎骨折者应有一手托住向下倾，在牵引下搬动，保持中立位，颈下垫一小布卷则更好。

（2）骨折的治疗原则：①正确的复位，使其达到稳定状态。②保持整复，直到骨折部连接的良好固定。③积极的功能锻炼，以使肢体功能得到最大限度的恢复。

自20世纪50年代以来，中西医结合的新疗法治疗骨折的效果良好，从实践中又总结出四点，发展和丰富了上述的原则，这四点是：

①动静结合：根据不同部位骨折的特点，复位后选择合适的外固定方法和功能锻炼，把固定（静）与运动（动）对骨折有利的作用发挥出来，既对骨折部位保持住固定，又为伤肢及全身活动创造条件，促进骨折愈合，尽快恢复伤肢肌肉、关节的功能，消除骨折并发症。

②软组织与骨骼并重（筋、骨并重）：直接暴力造成的骨折，周围软组织的损伤有时很严重，必须重视和正确处理，否则能影响骨折愈合和产生组织坏死、骨质暴露。

③医患合作：对于骨折的患者，在整复固定前，首先要解除患者的精神负担，进而把整复过程、固定要求、注意事项告知患者，取得患者的信任和密切配合，发挥患者的积极性、主动性。这样既有利于提高治疗效果，也有利骨折的愈合。

④局部与整体兼顾（内外兼治）：人是一个有机的整体，各脏器的功能是相互影响的，创伤后人体的各脏器功能或多或少发生改变，有些甚至有重要脏器的损伤，要在检查局部体征的同时注意全身体征，以及骨折的全身状况的改变，有利于判断能否整复、何时整复，对指导治疗有很大临床意义。

骨折的处理方法可分为非手术及手术两种，目前绝大多数骨折可以用中西医结合的新疗法进行治疗，以免除手术的痛苦。需行手术治疗者，随着手术方法的改进，疗效也将有所提高。

（3）非手术疗法

1）闭合复位法：复位是治疗骨折最基本的疗法，特别是闭合骨折应为首要步骤，抓紧时机，正确复位。

①骨折整复的要求：严格地说来，对骨折整复都应达到解剖学复位（即骨折断端完全恢复正常解剖位置）或近解剖的复位。对某些难以复位的骨折应根据患者的年龄和骨折部位，做到功能对位，从对位、对线和长度三方面来衡量，即：骨折端虽未恢复到正常的解剖位置，但对立达到1/3以上，对线成人<10°、儿童<15°，长短上儿童<2cm，成人<1cm。骨折愈合后不影响其功能。

②骨折整复的时间：原则是越早越好。及早整复既容易，又稳定。肢体肿胀后，组织弹性减少，对复位和固定都不利。但患者有休克、昏迷、内脏及中枢神经系统损伤时，须待全身状况稳定后再整复骨折。在观察期间外敷消肿膏，抬高患肢并给以适当的临时固定。开放性骨折伤口较小者，在清创后按闭合性骨折处理。伤口较大者，在清创时将移位做矫正，必要时行内固定，或配合牵引或石膏维持对位，残留移位待伤口愈合后再进一步整复固定。

③麻醉的选择：可选用神经阻滞、腰麻或硬膜外麻醉，个别情况可用全麻以及肌肉松弛剂，要求达到复位时不痛，复位后麻醉即行解除，肌肉仍有适当的张力，有利于骨折的固定。

④合理使用 X 线检查：X 线整复骨折不但危害医患身体健康，且难以准确配合，影响整复效果，故必须提高整复技术。需要 X 线检查时，应注意防护。

⑤整复方案：整复骨折是一个集体协同动作，而骨折整复往往是在瞬间完成的。因此，在整复前必须有一个比较成熟的整复方案，包括手法、步骤及注意事项，经过讨论，统一认识，才能在复位中协同动作，主动配合。

⑥骨折整复的手法：骨折整复的手法很多。祖国医学有一套完整的手法，既可以单独使用，也可以结合使用。它们是拔伸捺正、旋转屈伸、提按端挤、摇摆触碰、夹挤分骨、折顶回旋。近年来在此法基础上结合西医治疗总结出了八法，即在原六法的基础上再增加手摸心和推拿按摩，成为现代治疗骨折的整复八法。

2）牵引整复法：通过牵引，使骨周围的肌肉牵拉，将导致形变的因素变成整复后断端的固定因素。不论是固定牵引或平衡牵引、皮牵引或骨牵引、持续牵引或暂时牵引，都应防止断端的持久分离。通过牵引，有时骨折可自行整复，或辅以简单的手法，使可达到整复的目的。

3）机械整复法：这方法虽已有悠久的历史，但近年来，由于机械结构的改进，生物力学的应用和材料的研制，机械整复和骨骼外固定已成为骨折治疗中的一个重要方法。例如，通过骨折上下端的多针垂直插针，在针尾用机械夹具杆连续，经过调节，达到牵开、纠正成角；再通过挤压，可保持局部因素。

4）固定方法：骨折整复后必须固定，固定是为了保持骨折在整复后的位置，防止再移位。而骨折整复后再移位，主要是受肢体本身的重力和肌肉牵拉力两种力的影响。因此，固定骨折必须坚强有力。临床上常用的固定方法有：

①小夹板局部外固定：是从肢体的生理功能出发，结合现代医学肢体运动学的原理，通过布带对夹板的约束力、纸垫对骨折断端防止或矫正成角畸形和侧移位的效应力及肢体肌肉收缩活动时所产生的内在动力，使肢体内部动力因骨折所致的不平衡重新恢复到平衡。

②石膏外固定：可根据骨折部位、类型和稳定程度采用不同形式的石膏外固定。

③牵引与夹板合用：利用牵引来对抗肌肉收缩，防止骨折重叠移位，用夹板约束骨折处的侧方移位，以达到固定的目的。

（4）功能锻炼：整复和固定为骨折愈合创造了有利条件，而功能锻炼则可以加强局部固定，加速血液循环，增强物质代谢，促进骨折愈合，保证肢体功能最大限度的恢复。功能锻炼也必须根据具体骨折的部位、类型、骨折的稳定程度和患者的主观能动作用，在医护人员的指导下进行练功活动。从整复固定后即开始锻炼，贯穿于整个治疗过程中。

练功锻炼要以发挥患者的主观能动性为主，动作要协调、均匀、平衡、循序渐进。保持肌肉的正常张力，促进骨折断端的稳定愈合，最大限度地恢复肢体功能。

（5）手术切开复位内固定：手术切开复位是治疗骨折较常用的方法，但要严格掌握其指征。指征正确，操作正规，才能收效，否则将会造成更严重的危害，给患者带来更大的痛苦。切开复位内固定有四个指征：

①估计手法整复可能失败或已做过手法而失败者，如骨折断端有软组织嵌插。

②手法虽成功，估计不能保持稳定或手法后已出现移位者，如前臂骨折、下肢骨折。

③估计骨折将发生迟缓愈合或不愈合者，如股骨颈骨折。

④骨折不能用外固定者，如开放性骨折伴有严重的血管或神经损伤。

常用的内固定的器材为螺丝钉、接骨板、加压钢板、髓内钉、钢丝等。

（6）开放性骨折的处理：由于外伤致骨折断端与外界相通，称开放性骨折。开放性骨折应强调争取早期治疗，以防止污染的细菌深入组织内部繁殖感染，应尽早地将开放性骨折转变为闭合性骨折。处理时首先给以破伤风抗毒素和有效的抗生素，进行彻底清创。清创术是在麻醉下，反复刷洗伤口周围皮肤，冲洗污染创面，清除所有异物，切除无生力的组织，细心检查损伤情况，并整复和固定骨折，对于缺损骨块或严重的粉碎骨折应先注意保护创面，争取使创面Ⅰ期愈合，Ⅱ期处理骨折，消除感染机会，若受伤已超过 8 小时应根据伤口情况决定是否Ⅰ期闭合创口。超过 24 小时者，一般不再清创，包扎换药配合全身治疗。

（7）陈旧性骨折的处理：临床上因骨折时处理不当或未处理而造成了失去早期治疗的机会，或因治疗不妥均会造成陈旧性骨折，它包括畸形愈合、迟缓愈合和不愈合三种。陈旧性骨折多因复位不好、固定不够或功能锻炼不当所致，故应强调以预防为主。

对畸形愈合，先积极锻炼关节功能，争取手法折断或切开凿断，变陈旧性骨折为新鲜骨折，再按新鲜骨折处理。需要大重量牵引者，要加上牵引力，纠正重叠移位，待骨折处牵开、肿胀消退、伤口愈合后捆上夹板，利用肌肉收缩活动时的内在动力，在外固定装置的控制下，侧移位或成角畸形可以持续地自动矫正，骨折可按期愈合。

对迟缓愈合，应明确找出其发生原因，去除不利于愈合的因素，合理固定和功能锻炼，加之做纵轴叩击以刺激骨折局部的成骨细胞。另外，可配合内服、外用药物及理疗等方法，促使其愈合。真正的骨折不愈合是少见的，往往是在骨折断端间夹有软组织或已形成假关节，因此必须手术改变其内在环境并行植骨固定。在手术前应仔细检查局部的软组织和关节功能，若局部瘢痕过大，血运不良，应切除植皮同时改善关节功能后才能进行骨折处理。

2. 中医治疗

仍以辨证论治为基础，贯彻动静结合、筋骨并重、内外兼治、医患合作的治疗原则，强调整体观念，内外兼治。辨证地处理好骨折治疗中的复位、固定、练功活动和药物治疗的关系，尽可能做到骨折复位不增加局部软组织损伤，固定骨折而不妨碍肢体活动，以促进全身气血循环，增强新陈代谢，使骨折愈合和功能恢复齐头并进。

（1）在复位上以闭合复位为主，亦有切开复位。手法复位的要求是及时、稳妥、准确、轻巧而不增加损伤，力争一次手法完成。常用手法是：拔伸、旋转、折顶、回旋、端提、捺正、分骨、屈伸、纵压。

（2）夹板固定是治疗骨折的一种重要手段，复位后固定起到主导作用和决定性作用。夹缚固定的包扎方法有续增包扎法、一次包扎法。

（3）药物治疗：内服和外用药物是治疗骨折的两个重要方法。

1）骨折早期：以活血化瘀、行气通络、消肿止痛为主。

①内服药

复方活血汤：柴胡、酒浸桃仁各 15g，天花粉、当归尾各 9g，红花、甘草各 6g，穿山甲 12g，酒浸大黄 30g，水煎服，每日 1 剂。

活血止痛汤：当归 12g，川芎、乳香、没药、苏木、红花、土鳖虫、陈皮各 6g，赤芍、紫荆皮各 9g，田三七 3g。水煎服，每日 1 剂。

正骨牡丹皮汤：牡丹皮、当归、续断、生地黄、川芎、制乳香、制没药、桃仁、红花、赤芍各 9g，骨碎补 15g。水煎服，每日 1 剂。

活血祛瘀丸：当归、赤芍、丹参各 60g，桃仁、红花、山甲珠、土鳖虫、刘寄奴、香附、防己各 30g，生大黄 15g。共研细末，制成水丸。每次服 9g，每日 2~3 次。

②外敷药

清营消肿膏：大黄、芙蓉叶各 60g，黄柏、黄芩、东丹、天花粉、滑石各 30g。共研细末，用凡士林或蜂蜜调成软膏，外敷。

外敷消肿膏：当归尾、姜黄、紫荆皮各 120g，生川乌、细辛、皂角、肉桂、透骨草、丁香、白芷、红花各 60g。共研细末，用凡士林或蜂蜜调成软膏，外敷。

外敷消肿膏：大黄、白芥子、生地黄、黄柏、乌药、熟石膏、血竭、儿茶各 6g，黄芩、赤芍、香附、天南星、木鳖子、半夏、白及、丹参、红花、骨碎补各 9g，木香、桃仁各 12g，栀子、刘寄奴各 15g。共研细末，与鸡蛋清调成糊状，摊于纱布上，外敷。

2）骨折中期：以补养肝肾、接骨续筋、祛瘀生新为主。

①内服药

接骨丸：土鳖虫、制自然铜、穿山甲各 20g，刘寄奴、地龙、当归尾各 90g，鸡骨 150g，骨碎补、续断各 120g，制马钱子 9g，麻黄 30g。共研细末，制成水丸。每次 2g，每日 3 次，一般可连服 4~6 周。

接骨散：血竭、制自然铜各 9g，乳香、红花、骨碎补、续断、杜仲、独活各 15g，鸡腿骨 120g。共研细末，每次冲服 3g。

接骨汤：当归、川芎、川牛膝、续断、土鳖虫、制乳香、制没药、骨碎补、丹参、泽兰各 10g。水煎服，每日 1 剂。

②外敷药

伸筋接骨膏：当归、红花、桂枝、骨碎补、川乌、草乌、乳香、没药、五加皮、茜草、赤芍、自然铜、白及、透骨草、鸡骨草各 30g，香油 1500g，樟丹 750g。将原料入香油炸枯，去渣，炼油至滴下成珠时加樟丹，搅匀成膏，摊贴患处。

3）骨折晚期：以补气养血、强筋壮骨、温经通络为主。

①内服药

八珍汤加味：黄芪 15g，党参、白术、茯苓、当归、熟地黄、白芍、牛膝、续断各 10g，川芎、炙甘草各 6g。水煎服，每日 1 剂。

舒筋活血片（中成药）：每次服 5~8 片，每日 3 次。

②外用药

舒筋活血洗药：当归、红花、松节、丹参、川乌、草乌、桂枝、伸筋草、透骨草各 90g。煎汤，趁热熏洗伤处，每日 1~2 次。

活血洗剂：透骨草、伸筋草、海桐皮、桑枝各 15g，苍术、芫花、艾叶、防风各 10g。煎汤，趁热熏洗伤处，每日 1~2 次。

3. 药物禁忌

（1）止痛类药物消炎痛、水杨酸盐类可以引起骨折迟延愈合，甚至假关节形成；四环素类抗生素可使骨骼的脆性增加，延迟骨的愈合；皮质酮、抗凝药及环磷酰胺均具有较明显的使骨折愈合推迟的作用，故上述药物在骨折愈合期当慎用。

（2）骨折初期忌用辛散之性过强的药物，以防加重出血；骨折中期忌用辛燥药物，以防燥热内炽，化火扰动血脉，而使血液外溢。

（3）忌过饮药酒。常用药酒如接骨至神酒、骨碎补酒等，骨折患者不宜饮用过量，否则会影响骨折愈合。

第三章　骨关节炎

一、肩关节周围炎

【概述】

肩关节周围炎，简称肩周炎，又称漏肩风、冻结肩，俗称五十肩，是肩关节和关节周围软组织慢性无菌性炎症和退行性变的结果。本病好发于 50 岁左右的中老年人，女性多于男性，大多呈慢性发病。

1. 病因

本病常因天气变化及劳累而诱发，一般多发于单侧，偶有双侧同时发病。由于肩部软组织退变、损伤或受凉，引起肩关节周围软组织慢性无菌性炎症，甚至发生粘连，从而出现肩痛和关节活动障碍。

2. 临床表现

冻结肩的确切病因尚不清楚，一般分为急性期和慢性期。本病有自愈倾向，自然病史长达 6 个月至 3 年不等。

（1）急性期：又称冻结进行期。以肩部疼痛为主要临床表现。初起时肩周微有疼痛，常不引起注意。1~2 周后，疼痛逐渐加重，疼痛剧烈，夜间尤甚。疼痛多位于肩关节周围，偶有放射至肘、手及肩胛区。此期持续时间为 4~12 周，之后转为慢性期。

（2）慢性期：又称冻结期。肩部疼痛逐渐减轻，关节运动障碍渐趋明显。初起肩关节外展、外旋活动受限，逐步发展成肩关节活动广泛受限。患者梳头、穿衣、举臂均感困难，生活不能自理。压痛范围广泛，喙突、肩峰下、结节间沟等部位均可出现压痛。病程日久者，可继发三角肌、冈下肌的萎缩。

（3）恢复期：又称解冻期。盂肱关节、肩周滑囊与腱鞘的炎症逐渐消退，血液供应恢复，粘连吸收，大多数患者的肩关节功能逐步恢复到正常或接近正常。

3. 检查

（1）X 线检查：大多无阳性发现，但对鉴别诊断有意义。有时可见骨质疏松、冈上肌肌腱钙化或大结节处有密度增高的阴影。

（2）肩关节造影：可见肩胛下肌滑囊消失，肩胛盂下滑膜皱襞闭锁，肱二头肌长头腱鞘充盈不良。关节容量明显下降，从正常的 20~35mL 下降至 5~15mL。

50 岁左右的中老年患者出现肩部疼痛、肩关节活动受限，应考虑冻结肩的诊断，在排除其他颈肩疾病后，可以确立诊断。X 线检查有鉴别诊断的价值，实验室检查对本病诊断无直接帮助，肩关节造影常可提示病变部位和程度。

【饮食宜忌】

1. 饮食宜进

（1）饮食原则：患者应保证每日有必需的蛋白质、脂肪和糖类，多食含纤维素的蔬菜及水果，同时应保证每日的饮水量。

①此病多因风、寒、湿邪阻痹气血经络而致，所以应多食祛风散寒、祛湿温通的食物，如韭菜、香菜、香葱、芹菜、薏苡仁、木瓜等。

②早期膳食宜清淡、易于消化。主食可吃粳米饭、小米粥、馒头等；宜多吃新鲜蔬菜，如黄花菜、番茄、芹菜、菊花脑、冬瓜、丝瓜、黄瓜等。

③久病体虚、迁延不愈者，可适当增加滋补膳食，如排骨汤、瘦肉、蛋类、乳类等；可适当食用温通活血的食物和温补、滋补的食物，如鳝鱼、羊肉、牛肉等。

④恢复期：宜选益气养血、培补肝肾的食物，如鸡肉、鸭肉、胡桃、桂圆、大枣、胡桃、牛肉、猪肉、羊骨头等。

（2）药膳食疗方

①生姜葱子酒：老生姜1000g，葱子500g，甜酒250g。将上三味药捣烂后，炒热即成，敷痛处。可清热解表，杀菌止痛。适用于肩周炎。

②川乌麻黄饮：川乌5g，麻黄6g，芍药10g，黄芪15g，甘草10g。将上述几味药水煎取汁。每日1次，连服1~2个月。可温经散寒，祛风除湿。适用于肩关节疼痛较剧，关节屈伸不利，肩关节不红者。

③羌活当归川芎饮：羌活10g，独活10g，桂心10g，秦艽10g，当归15g，川芎15g，甘草10g，乳香10g，木香10g，桑枝10g，海风藤10g。将上述几味药水煎取汁。每日1次，连服2~3个月。可益气和营，祛风胜湿。适用于风、寒、湿偏盛不明显的肩周炎。

④当归二枝粥：当归、桂枝各10g，桑枝30g，粳米100g。将诸药水煎取汁，加粳米煮为稀粥。每日1剂，分2次服食。可清热通络，活血养血。适用于肩痛、颈椎酸痛等症。

⑤附桂猪蹄汤：附片10g，桂枝10g，桑枝30g，羌活15g，猪蹄1对，调料适量。将猪蹄去毛杂、洗净、剁块，诸药布包，加水同炖至猪蹄熟后，去药包，加食盐、味精、胡椒等调味，煮沸即可。每日1剂，连服1~2个月。可温阳散寒，通筋活络。适用于肩关节周围炎。

⑥葛根桂枝薏苡仁粥：葛根30g，桂枝15g，薏苡仁30g，粳米60g，食盐适量。先将葛根、桂枝加适量水，煮沸30分钟，去渣取汁，再将薏苡仁、粳米放入药汁中，煮沸后用文火慢熬，至米烂粥熟时加食盐调味。每日1剂，分2次温服。可补气养血，祛风通络。适用于肩痛、怕冷、肩关节受限等症。

⑦当归血藤鸡蛋汤：全当归、鸡血藤各15g，木香、陈皮、赤芍各10g，桑枝20g，鸡蛋1枚。将鸡蛋与诸药同煮，待蛋熟后去壳再煮5~10分钟，食蛋饮汤。每次1个，每日3次，连服5~7日。可益气补血，消炎止痛。适用于肩周炎。

⑧归参羊肉汤：当归、党参、川芎、白芍各10g，桑枝、羌活各15g，甘草5g，羊

肉 500g，调料适量。将羊肉洗净、切块，诸药布包，加水同炖至羊肉熟后，去药包，再加食盐、味精、葱、姜等调味，煮沸即可。每日 1 剂，早晚服食，连服 2～3 个月。可益气健脾，调中和胃。适用于肩周炎、腱鞘炎、颈椎病等。

2. 饮食禁忌

（1）忌吃油腻的食物：肥肉、奶油、油炸食品等均属油腻的食物。肩周炎是一种常见病，属于中医的"痹证"范畴。中医认为，痹证主要是由于体内气血瘀阻不畅所致，而高脂厚味的食物容易影响脾胃的运化而生湿，湿属阴邪，易加重气血瘀阻。医学专家发现，患有肩周炎的患者如果每天吃大量的高脂肪食物，将出现关节强直、疼痛肿胀以及功能障碍，关节炎的症状明显加重。近年来的研究证实，脂肪在人体内氧化过程中能产生一种酮体，对关节有较强的刺激作用，能使关节炎的病情加重。故医学专家认为，患肩周炎的患者不宜吃肥肉、奶油和油炸食物。

（2）忌吃用铁锅烧的饭菜：当人体内铁较多可与蛋白质结合，可形成铁蛋白蓄积于关节的黏液之中。每一个铁蛋白分子含有 4500 个铁原子，如再与铁结合就会达到饱和，饱和的铁蛋白具有毒性，它和游离的铁能促进关节炎的发作。因此，患肩周炎的患者最好不要用铁锅煮饭。

（3）忌吃海味：海参、海带、海菜、海鱼等含有一定的尿酸，这些尿酸被身体吸收后，能在关节中形成尿酸盐晶，使关节炎的病情加重。因此，肩周炎的患者不宜吃海产品。

【药物宜忌】

1. 西医治疗

（1）药物治疗

1）非甾体类抗炎药

①索米痛（去痛片）：片剂 0.5g，口服，必要时。

②复方氯唑沙宗（鲁南贝特）：片剂 0.15g，口服，每日 3 次。

③双氯芬酸（扶他林、奥贝、英太青）：扶他林缓释片剂 75mg，口服，每日 1 次；奥贝片剂 0.1g，口服，每日 1 次；英太青胶囊剂 50mg，口服，每日 1 次。

④塞来昔布（西乐葆）：胶囊剂 200mg，口服，每日 1 次。

2）糖皮质激素

①醋酸地塞米松：2.5～5mg，局部注射，间隔 2～3 周 1 次。

②醋酸泼尼松龙：5～50mg，局部注射，间隔 2～3 周 1 次。

③醋酸曲安奈德：2.5～15mg，局部注射，间隔 3 周 1 次。

（2）封闭疗法

1）普鲁卡因封闭：2% 普鲁卡因 4～10mL，加泼尼松龙 25mg，分别在痛点注射 2mL，每隔 5 日 1 次，连续 4 次。封闭后进行功能锻炼，并辅以局部按摩。

2）糖皮质激素局部封闭

①氢化可的松（HCA）：又名醋酸皮质醇。每周 1 次，每次 12.5～50mg。

②醋酸可的松：每周 1 次，每次 25mg。

③醋酸氢化泼尼松：又名醋酸泼尼松龙、醋酸去氢可的松、醋酸泼尼松龙。每周 1 次，每次 25mg。

④醋酸地塞米松：又名醋酸氟美松。每周 1 ~ 2 次，每次 5 ~ 10mg。糖尿病、高血压、心脏病、活动性溃疡病和结核病患者应慎用。

3）透明质酸酶：每次 2mL，关节腔内注射，每周 1 次，5 次为 1 个疗程，可润滑关节，改善功能，缓解疼痛。

2. 中医治疗

（1）中医辨证治疗

①风寒湿阻证

主症：肩部疼痛，得温痛缓，肩部沉重，关节活动不利，畏寒肢凉，舌质淡，苔薄白，脉弦紧。

治法：疏风散寒，温经通络。

方药：麻桂温经汤加味。

麻黄 12g，桂枝 9g，红花 6g，白芷 9g，细辛 3g，桃仁 6g，桑枝 12g，赤芍 9g，姜黄 9g，鸡血藤 12g，甘草 3g。

②瘀血阻滞证

主症：肩部疼痛，固定不移，拒按，肩关节活动受限，动则痛甚，舌质暗或有瘀斑，苔白，脉弦。

治法：行气活血，通经活络。

方药：身痛逐瘀汤加减。

秦艽 9g，川芎 6g，红花 6g，桃仁 6g，羌活 6g，没药 6g，五灵脂 6g，苏木 9g，牛膝 12g，当归 12g，白芷 9g，桑枝 9g。

③气虚血瘀证

主症：肩部酸痛，肌肉萎缩，劳累后痛甚，伴头晕目眩，短气懒言，神疲乏力，舌质淡紫，苔薄白，脉弦细。

治法：补气活血，舒筋通络。

方药：黄芪桂枝五物汤加减。

黄芪 15g，桂枝 9g，白芍 12g，当归 12g，红花 6g，鸡血藤 12g，党参 12g，白术 12g，陈皮 6g，姜黄 9g，白芷 9g。

（2）验方

①程氏蠲痹汤：桂心、甘草各 2.5g，羌活、独活、秦艽各 5g，乳香、木香各 4g，桑枝、当归各 15g，海风藤 10g。水煎服，每日 1 剂，分 2 次服。

②松肩汤：桂枝、当归各 12g，赤芍、白芍、青风藤、木瓜、桑枝各 30g，黄芪、片姜黄、羌活、独活各 15g，威灵仙 18g，红花 10g，细辛、甘草各 6g。水煎服，每日 1 剂，分 3 次服；药渣上锅微炒，用布包好，热敷患处。

③止痛酊：生天南星 50g，山豆根、生草乌、生川乌、生半夏、细辛、赤芍、穿山甲各 15g，黄芪 12g，川芎、木瓜各 9g。诸药以 45% 乙醇 2500mL 浸泡 10 日备用。取一

与患部大小相同的纱布（厚4~6层），用止痛酊浸透后，放于患部；再取同样大小的纱布若干块围其四周，用红外线灯直接照射，每次20~30分钟，1次/日。

④芍蜈散：白芍200~300g，大蜈蚣10~12条，姜黄12~15g。三药共研细末，取药末12~15g，加水50~70mL，煮沸待温后服，3次/日。

⑤蜡姜四生散：黄蜡或白蜡10g，姜黄、生川乌、生草乌、生半夏、生天南星、延胡索、乳香、没药各15g。将上药研成细末，再加生葱、生姜（捣烂成泥）和匀一起入锅内炒热，炒时加适量白酒，出锅后趁热敷于患肩，隔日1次，5次为1个疗程。

⑥蠲痹解凝汤：姜黄、芍药各15g，葛根12g，防风、羌活、威灵仙、钩藤、蔓荆子、当归各10g，桂枝、川芎各6g，甘草3g。每日1剂，水煎服。

⑦消瘀膏：大黄200g，蒲公英、姜黄、木瓜各400g，丁香、栀子、乳香、肉桂各100g，红花50g，黄柏600g。上药研为细末，加凡士林煎调，再加山茶油少许调膏。用时取适量，加热，涂油纸上，外敷患处，每日换药1次，10日为1个疗程。局部化脓性炎症不用，皮肤过敏停用。

3. 药物禁忌

（1）阿司匹林

①服用阿司匹林忌同时饮酒：阿司匹林与酒同时服用，易引起胃黏膜屏障损伤，甚至导致胃出血。

②忌以果汁或清凉饮料服阿司匹林：果汁或清凉饮料的果酸容易导致药物提前分解或溶化，不利于药物在小肠内的吸收，而大大降低药效，而且阿司匹林本来对胃黏膜就有刺激作用，果酸则可加剧对胃壁的刺激，甚至造成胃黏膜出血。

③忌以茶水服用阿司匹林：因茶叶中含有鞣酸、咖啡因及茶碱等成分，咖啡因有促进胃酸分泌的作用，可加重阿司匹林对胃的损害。

④服阿司匹林忌过食酸性食物：阿司匹林对胃黏膜有直接刺激作用，与酸性食物（醋、酸菜、咸肉、鱼、山楂、杨梅等）同服可增加对胃的刺激。

⑤阿司匹林不宜饭前服：因饭前胃中胃酸较多，而阿司匹林在胃中经过胃酸作用可析出水杨酸，水杨酸对胃黏膜有刺激作用，可引起恶心、呕吐等胃肠道反应。

（2）环氯茚酸不宜与其他消炎镇痛药合用：环氯茚酸可引起白细胞减少、胃肠道出血等不良反应，若与其他消炎镇痛药（如阿司匹林、吲哚美辛等）合用，易加重不良反应，故应避免合用。

（3）肾上腺皮质激素类

①抗凝药：皮质激素可降低抗凝药的药效。

②降血糖药：小剂量皮质激素可诱发高血糖反应，大剂量激素则可使糖尿病恶化，需加大降糖药用量。但是，少数抗胰岛素的患者加用激素后可减少胰岛素用量，这可能是由于激素改变了免疫状态。

③强心苷：皮质激素可提高其强心效应，但激素的水钠潴留和排钾作用易诱发强心苷中毒反应，故两药联用时应适当补钾。

④咖啡因：大量摄入后，"地塞米松抑制试验"结果将出现错误。

⑤葡萄糖酸钙：与地塞米松联用可诱发 Kitamuta 综合征。

⑥琥珀胆碱：地塞米松能基本消除琥珀胆碱引起的肌震颤，但使琥珀胆碱（1mg/kg）的起效时间延长、阻滞程度降低，肌松时间明显缩短。

⑦吡喹酮：连续应用地塞米松可使吡喹酮的血药浓度降低50%。

⑧甲硝唑：泼尼松能加速甲硝唑从体内排出，联用时需加大甲硝唑剂量。

⑨利福平：可降低皮质激素生物效应，两药联用时强的松龙用量甚至需加倍（药酶诱导作用）。

⑩氯霉素：可使皮质激素效力增强（抑制药酶）。

⑪青霉素：近期大量使用皮质激素，可影响青霉素皮试结果，使其呈假阴性。

⑫苯妥英钠、苯巴比妥：可加速皮质激素的代谢灭活（酶诱导作用），降低药效。

⑬奎宁：与皮质激素有拮抗作用，联用时可降低奎宁的抗疟效力。

⑭抗癫痫药：与皮质激素联用需加大抗癫痫药物的用量，方能控制发作。

⑮含多价金属离子的抗酸药：可降低泼尼松龙的生物利用度，两药不宜同时联用。

⑯疫苗：皮质激素使灭活疫苗抗体形成减少，降低免疫效价，故接种疫苗前后2周内禁用皮质激素类药物。

⑰异丙肾上腺素：与皮质激素联用，可增强异丙肾上腺素的心脏毒性反应。

⑱单胺氧化酶抑制剂：用药期间加用皮质激素可能促发高血压危象。

⑲非甾体类抗炎药：与皮质激素联用可增强抗炎效应，合并用药时可减少各药用量；但同时也可能加剧某些不良反应，如水钠潴留、出血性并发症等。个例报道，地塞米松与消炎痛（吲哚美辛）联用致上消化道出血死亡。

⑳卡马西平：可增加地塞米松、甲泼尼龙和泼尼松的体内消除，联用时需加大皮质激素剂量。卡马西平用药期间，可能会使"地塞米松抑制试验"结果无效。

㉑甲亢平（卡比马唑）、甲硫咪唑：可增加泼尼松龙的体内清除，联用时需增加皮质激素用量。

㉒口服避孕药：可显著增加皮质激素的血药浓度，使其治疗作用和不良反应均可增加。

㉓麻黄碱：可增加地塞米松的体内清除。

㉔硫唑嘌呤：与强的松联用可改善毛细血管的功能及减轻免疫抑制剂的不良反应，使慢性血小板减少性紫癜症状改善，但易致消化道出血。

㉕大环内酯类抗生素：可降低甲泼尼龙的体内代谢，联用时治疗作用和不良反应均可增加，其他皮质激素不受影响。

二、风湿性关节炎

【概述】

风湿性关节炎是一种常见的急性或慢性结缔组织炎症，是风湿热的一种表现。多见于青少年。

1. 病因

风湿性关节炎是由 A 组乙型溶血性链球菌感染所致的全身变态反应性疾病，病初时常有丹毒感染史，是风湿热的一种表现。

2. 临床表现

急性风湿热的关节炎占75%以上。近年来随着心脏炎比例的下降，关节炎比例有所上升。其特点如下：

①本病以大关节受累为主，受累关节依次为膝、踝、肘、肩、腕和髋关节。手足指（趾）间关节及脊柱等极少受累。

②对称性和多个关节的关节炎，关节周围软组织肿胀，伴发红、发热、疼痛及关节功能障碍。但患者年龄越小，关节疼痛越轻，这一点在病史询问中应予以重视。

③游走性关节炎为本病的特点。关节肿胀和疼痛呈游走性，典型患者表现为：首先受累关节局部的红、肿、热、痛及活动受限持续约几天，然后自然消退，接着又出现其他部位的关节炎，同样持续几天后消失，又转移至其他关节。如此此起彼伏的、游走的及不遗留关节畸形的特点，构成风湿热关节炎的特征。

④本病关节炎可以完全吸收和痊愈，一般不伴有关节骨质破坏及关节畸形。但极少数患者急性风湿热反复发作，可以出现手足变形，多见于掌指关节，呈尺侧偏移及半脱位，称Jaccoud关节病。

由于急性风湿热的发病越来越不典型，许多患者仅有关节痛，伴有或不伴有关节活动受限。但典型的关节炎患者较少合并心脏炎，而关节痛则多有心脏受累表现。因此，应对仅有关节痛，同时伴有血沉增快及抗链"O"阳性患者给予高度重视，以便及时发现合并心脏受累者。

链球菌感染后反应性关节炎（PSRA）是指A组B型溶血性链球菌感染后诱发的不符合Jones风湿热诊断标准的非化脓性关节炎，常在链球菌感染后数周或数月发生，以关节炎为主要表现，伴或不伴有发热等表现。

3. 辅助检查

（1）实验室检查

①急性炎症的检测：白细胞计数轻度至中度增高，嗜中性粒细胞稍增多，红细胞沉降率（ESR）加速，C反应蛋白（CRP）阳性，糖蛋白或黏蛋白增高。

②链球菌感染的检测：咽喉拭子培养，抗链球菌溶血素"O"（ASO）试验，抗脱氧核糖核酸酶（抗DNA酶B）试验，抗链球菌激酶（ASK）试验，抗透明质酸酶（AH）试验，抗核苷酶（ANAD）试验。

③免疫学检查：免疫球蛋白增高，循环免疫复合物（CIC）增高。

（2）器械检查：心电图、胸部X线及超声心动图检查有助于诊断。

【饮食宜忌】

1. 饮食宜进

（1）饮食原则

①辨证配食："虚者补之，实者泻之"及"寒者热之，热者寒之，温者清之，凉者温之"为治疗大法。配膳时要根据证的阴阳、虚实、寒热，分别给予不同的饮食治疗。

一般而言，风痹者宜用葱、姜等辛温发散之品；寒痹者宜用胡椒、干姜等温热之品，而禁食生冷；湿痹者宜用薏苡仁、黑豆等化湿之品；热痹者一般湿热之邪交织，药膳要求清中能利，而不宜食用辛辣刺激之品。

②饮食要节制：饮食要定时、定量，食物的软硬、冷热均要适宜。不可因担心体质虚弱、营养不够而暴饮暴食，以免增加脾胃负担，伤及消化功能。

③饮食宜清淡：食宜清淡，一则可以保持较好的食欲，二则可以保持较好的脾胃运化功能，增强抗病能力。患者经常受病痛折磨，又长期以药物为伴，病发作时，更是茶饭不香，因此制作风湿性关节炎食疗菜品，一般不采用炸、烤、熬、爆等烹调方法，以免有效成分被破坏，或使其性质发生改变而失去治疗作用。应该采取蒸、炖、煮、煲汤、酒浸、泡等方法。烹饪的目的在于既使食物味美可口，又能保持其药性。

风湿性关节炎患者常常久病体虚，故饮食不可过量。进食要守时、适量，不可暴饮暴食，应以清淡为主，膳食应满足高蛋白、中脂肪、低糖、高维生素、中热量和低盐的要求，少量多餐，少刺激性食物，多味佳可口、易消化的食物。膳食中碳水化合物、蛋白和脂肪的比例以 3：2：1 为宜。多用植物油，少用动物油，动、植物脂肪比例以 1：2 为宜，以色拉油、玉米油、橄榄油、葵花籽油和鱼油（不是鱼肝油）为佳。饮食中热量的分配以早餐 30%、午餐 40%、晚餐 30% 为宜。饮水量应根据病情和患者的饮食习惯决定。

④合理选食：风湿性关节炎患者应选食味佳可口、增强食欲的饭菜，以素食为主，饭后食用水果类（苹果、葡萄等），饮料以不含任何添加剂的果汁等天然饮料为宜，少喝汽水等易引起胃酸过多的饮料。可适量选食富含维生素的蔬菜和水果等食物，如萝卜、豆芽、紫菜、洋葱、海带、木耳、坚果（栗子、核桃、杏仁、葵花籽）、草莓、乌梅、香蕉以及西红柿、柑橘、黄瓜等。

很多食物都可以起到缓解风湿性关节炎症状的作用，但我们选用食物时一定要对证，否则会影响效果。苦瓜、苦菜、丝瓜等食物，具有清热解毒功效，可以缓解局部发热、疼痛等。薏苡仁、豆腐、芹菜、山药、扁豆等食物，具有健脾利湿的功效，可用于缓解肿胀等症状。多吃青菜、水果可以满足人体对维生素、微量元素和纤维素的需求，同时青菜、水果具有改善新陈代谢的功能，可起到清热解毒、消肿止痛的功效，从而缓解局部红肿热痛的症状。香菇、黑木耳等食物具有提高人体免疫力的作用，可以缓解局部的红肿热痛等症状。

风湿性关节炎患者可适量多食动物血、蛋、鱼、虾、豆类制品、土豆、牛肉、鸡肉等富含组氨酸、精氨酸、核酸和胶原蛋白的食物等。

⑤风湿性关节炎患者的饮食营养应注意全面，不要忌口和偏食。一些食物应限量，但不是禁食。

⑥要正确对待食补与药补：无论食补还是药补，对患者都是有益的，但必须根据病情及脾胃运化功能的强弱来进行。如牛奶、豆浆、麦乳精、巧克力虽是营养佳品，但体内有湿热或舌苔黏腻者，多食反而腹胀不适，不思饮食；人参、银耳、阿胶虽能补气养血，但脾胃不和或湿热内蕴者服之反而壅气助湿，非但病不能去，反添病痛。

⑦炎症活动期饮食需清淡，应多予稀米粥、菜汤、水果等协助利尿，并适时补充维生素和水分。

⑧病情缓解后仍以素食为主，可酌加热量，给予甜米粥、甜羹、麦片等，并给予富含维生素和矿物质的食物，如柑橘、苹果、西瓜、香蕉、白菜、生菜等。

⑨康复期应注意平衡膳食，适当高热量，需食富含蛋白质、一定量脂肪的食物，可予米饭、面包、蛋、牛奶等。并应给予充足的维生素 A、维生素 B、维生素 C 等。

⑩选用具有祛风、化湿、散寒、清热等作用之食物，如葱、香菜、韭菜、生姜、胡椒、辣椒、薏苡仁、羊肉、狗肉、葡萄酒、芹菜、油菜、蚯蚓等。

（2）宜食富硒食物：风湿性关节炎患者每天吃适量的富硒食物，可调节人体的免疫力，提高抗风湿的能力。

自然界中富含硒的食物是非常多的，含量较高的有鱼类（金枪鱼、沙丁鱼等）、虾类等水产品，其次为动物的心、肾、肝。蔬菜中硒含量高的有金花菜、荠菜、大蒜、蘑菇，其次为豌豆、大白菜、南瓜、萝卜、韭菜、洋葱、番茄、莴苣等。另外，有一些中草药也特别具有富集硒的能力，如黄芪、香附、紫菀、蒺藜及苜蓿。食品中硒含量高，并不等于人对其吸收就高。一般而言，人对食用菌类有机硒的利用率较高，可以达到 70%～90%，而对鱼类及谷物所含的硒利用率较低，只有 70% 左右。因此正确摄取硒的方式是多吃强化补充有机硒的食品，如魔芋、富硒酵母及富硒大蒜等。另外，多吃水果、蔬菜等富含维生素 A、维生素 C、维生素 E 的食物有助于硒的吸收。

含硒食物的功效及应用如下，见表 3-1。

表 3-1　含硒的食物的功效与应用

食物名称	功效与应用
中国鳖（水鳖子）	滋补营养，增强机体免疫力，舒筋活络，活血止痛；经烹饪后服食
水蛇	滋补营养，增强机体免疫力；经烹饪后服食。佳肴、药膳和配方用于保健和抗风湿
墨鱼	滋补营养，增强机体免疫力，舒筋活血止痛；经烹饪后服食。佳肴、药膳和配方用于保健和抗风湿
红螺	滋补营养，增强机体免疫力，舒筋活血止痛；经烹饪后服食。佳肴、药膳和配方用于保健和抗风湿
香海螺	滋补营养，增强机体免疫力，除湿止痛；经烹饪后服食。佳肴、药膳和配方用于保健和抗风湿
牡蛎（海蛎子）	滋补营养，增强机体免疫力，舒筋止痛；经烹饪后服食。佳肴、药膳和配方用于保健和抗风湿、抗癌
鲐鱼（青鲐鱼）	滋补营养，增强机体免疫力，舒筋活血止痛；经烹饪后服食。佳肴、药膳和配方用于保健和抗风湿、抗癌
带鱼	滋补营养，增强机体免疫力，舒筋活血止痛；经烹饪后服食。佳肴、药膳和配方用于保健和抗风湿

续表

食物名称	功效与应用
堤鱼	滋补营养，增强机体免疫力，舒筋活血止痛；经烹饪后服食。佳肴、药膳和配方用于保健和抗风湿
红娘鱼	滋补营养，增强机体免疫力，舒筋活血止痛；经烹饪后服食。佳肴、药膳和配方用于保健和抗风湿
黄姑鱼	滋补营养，增强机体免疫力，舒筋活血止痛；经烹饪后服食。佳肴、药膳和配方用于保健和抗风湿
黄鱼（大、小）	滋补营养，增强机体免疫力，舒筋活血止痛；经烹饪后服食。佳肴、药膳和配方用于保健和抗风湿
赤眼鳟（金目鱼）	滋补营养，增强机体免疫力，舒筋止痛；经烹饪后服食。佳肴、药膳和配方用于保健和抗风湿
黄鳝（鳝鱼）	滋补营养，增强机体免疫力，舒筋止痛；经烹饪后服食。佳肴、药膳和配方用于保健和抗风湿
泥鳅	滋补营养，增强机体免疫力，舒筋活血，通络止痛；经烹饪后服食。佳肴、药膳和配方用于保健和抗风湿
贝类	滋补营养，增强机体免疫力，舒筋活血；经烹饪后服食。佳肴、药膳和配方用于抗风湿
黑木耳	滋补营养，增强机体免疫力，舒筋活血止痛；经烹饪后服食。佳肴、药膳和配方用于保健和抗风湿
魔芋粉	降脂降血糖，除湿排毒，有"肠道清道夫"之称。佳肴、药膳和配方适用于伴有糖尿病、高脂血症者的风湿病患者
竹荪	滋补营养，舒筋通络；经烹饪后服食。佳肴、药膳和配方用于保健和抗风湿
紫菜	滋补营养，凉血活血；经烹饪后服食。佳肴、药膳和配方用于保健和抗风湿
韭菜	滋补营养，温肾壮阳，活血散瘀；经烹饪后服食。佳肴、药膳和配方用于保健和抗风湿
番茄	滋补营养，凉血活血；经烹饪后服食。佳肴、药膳和配方用于保健和抗风湿
鸡蛋	滋补营养，增强机体免疫力；经烹饪后服食
鹅蛋	滋补营养，增强机体免疫力；经烹饪后服食
鸭蛋	滋补营养，增强机体免疫力；经烹饪后服食

（3）有辅助治疗作用的食物

①苹果：为水果佳品，营养丰富。苹果含有抗氧化物质类黄酮（存在于表皮、果肉），是减少和预防人体细胞氧化的有效成分之一，可预防细胞和组织内游离基所致的损害。有条件的可经常食用，但伴有高血压和脾胃虚寒者不宜多吃。

②猕猴桃：含有丰富的维生素 C、17 种氨基酸、矿物质（磷、铁、镁和微量元素硒）、维生素 P、维生素 B_1 类胡萝卜素及解朊酶等活性物质。由于其含有大量的维生素

C 和抗氧化物质，因而成为免疫辅助剂；同时它还具有抗衰老、辅助抗癌、消除疲劳、减肥健美等。

③大枣：有"天然维生素"之称，是一种很好的滋补食物。枣肉中含有人体必需的维生素 P（又叫芦丁），一般每 100g 果肉中含量高达 3385mg，居各种果品之首。芦丁能增强人体细胞的黏着力，提高毛细血管韧性，降低毛细血管通透性和脆性，具有降血脂、抗过敏、强心、利尿、预防脑出血和延缓衰老等作用；其所含的环酸腺苷对人体细胞起着重要的生理调节作用，可增强心肌收缩力，扩张冠状血管，抑制血小板聚集，并有抗过敏的作用，对冠心病有一定的疗效，并且有抑制癌细胞增殖的效果；其所含的黄酮 - 双 - 葡萄糖苷 A，有镇静、催眠和降压作用；所含的维生素 C，具有解毒、抗炎、抗过敏、增强机体抵抗力和保持皮肤弹性、延缓衰老等作用；其所含维生素 E，有抗氧化、抗衰老的作用。其药膳方，如红枣赤豆粥、红枣糯米粥，自古以来就是老年、虚弱者的保健饮食；红枣与芹菜一起煎服，有助于降低胆固醇和软化血管。

④香蕉：除含有丰富的胡萝卜素、维生素、矿物质（微量元素）外，更重要的是含有肿瘤坏死细胞因子（TNF）。日本帝京大学教授山崎正利通过动物实验比较了香蕉、葡萄、苹果、西瓜、菠萝、梨和柿子等多种水果的免疫活性，证明了香蕉的效果较好，能增加白细胞，改善免疫功能，还能产生攻击异常细胞的物质 TNF。实验结果还提示：香蕉越成熟，它的免疫活性越强。香蕉还有润肠通便和降压作用，故风湿性关节炎并伴有高血压、便秘的患者，应适当吃些香蕉。

⑤桑椹：名桑实、桑果、桑枣等，富含维生素、胡萝卜素、微量元素和提高免疫功能的物质等。具有补血、滋阴、安神、生津润燥的功效，适用于风湿性关节炎伴有眩晕耳鸣、心悸失眠、须发早白、津伤口渴、内热消渴、血虚便秘的患者。其药物配方可用于风湿病、癌症等的辅助治疗。

⑥板栗：又称"铁杆庄稼"，具有补肾益气、强筋健骨等功效。它含有丰富的蛋白质、氨基酸、维生素 C 等，具有较广泛的抗风湿和保健的功效。

⑦佛手：又名佛手柑、佛手香橼、蜜筒柑、蜜罗柑、蜜香橼、佛指柑等。佛手历来有"果中鲜品，世间奇卉"的美誉，可谓色、香、形俱佳。药理学实验证实，佛手提取物具有解痉和降压的作用，适用于风湿性关节炎并伴有胃痛、胁痛、呕吐、痰饮及喘咳等症者。

⑧木瓜：又名番木瓜、铁脚梨、懒老瓜。木瓜性温而味酸、涩，能理脾和胃化湿、平肝祛风、散瘀活血、舒经通络。现代研究表明，木瓜所含的番木瓜碱、木瓜蛋白、皂苷、胡萝卜素和多种氨基酸等具有调节自主神经功能、抗炎、抗风湿、利尿及镇痛等作用，并对多种细菌（如大肠杆菌、葡萄球菌、结核杆菌等）有抑制作用。

⑨龙眼肉：又名桂圆、滋圆，是色、香、味俱佳的名贵中药材和滋补珍品，可治"五脏邪气、安志厌食"，久服强魄聪明，轻身不老；可"开胃健脾、补虚益智"，可用于心脾虚损、气血不足所致的失眠、健忘、惊悸、眩晕等症，以及病后体弱、脑力衰退、罹患风湿而免疫力低下者。

⑩人参果：又名金参果、长寿果、仙桃或香瓜茄。幼果白色，成熟时淡黄色，并有紫红色条纹。果肉清香多汁，风味独特，除具有高蛋白、低糖、低脂肪的特点外，尚含有硒、锌、钼等对风湿、各种癌症、冠心病、高血压病、糖尿病等都有较好辅助防治作用的微量元素。

⑪苦瓜：又名凉瓜、锦荔枝、红羊、癞葡萄、癞瓜。性寒凉，入心、脾、胃三经，有清热解暑、养血滋肝、和脾补肾、明目解毒的功效。每100g苦瓜含维生素C高达56mg，且含有苦瓜蛋白和胡萝卜素，有较强的抗氧化、去自由基、抗衰老的作用，是大众保健和抗风湿的佳肴。

⑫大豆：又名黄豆。性味甘平，不凉不燥，具有益气养血、清热解毒、宽中下气、养胃健脾、利水消积、通便镇痛等功效。常食黄豆及其制品烹饪的佳肴和药膳，不但可以防治冠心病、癌症，还可以防治骨质疏松症、骨关节炎。尚有人认为，黑大豆（药黑豆）有扶正、滋补的功效。

⑬刀豆：又名大刀豆、挟剑豆。性味甘平，有温中下气、利肠胃、止呕逆、益肾补元的功效。现代研究证明，刀豆不仅具有抗癌和镇静的作用，而且还有抗风湿的作用，对风湿性关节炎患者伴有胃中虚寒或肾气不归元所致的呕吐、嗳气等有较好的疗效。

⑭白扁豆：又名小刀豆、峨眉豆、藤豆、茶豆、南扁豆等。性味甘平，有健胃养脾、和中、消暑化湿的功效，主治暑湿吐泻、脾虚呕吐、食少久痢、赤白带下等症。白扁豆含有植物细胞凝结素，可增强机体的免疫功能。用嫩豆荚烹饪佳肴，有升清降浊、调肝和胃的功能，可治女子带下。其药膳和配方可用于风湿性关节炎的防治。烹饪菜肴、药膳时，紫花扁豆（荚）和白扁豆（荚）可互换。

⑮辣椒：品种多，红、绿、青、黄、黑色品种均有。每100g小红椒含维生素C 114mg，100g脱水甜椒含维生素C高达846mg。适量食用青椒烹饪的菜肴和药膳具有保健和抗风湿效果。

⑯香菇：我国食用香菇已有4000多年的历史。香菇炖骨头汤味道鲜美，香气沁人，营养丰富，是延年益寿的补品；香菇在民间有"健康食品""植物皇后"的美誉。香菇含有人体需要的多种生物活性成分，如香菇多糖、胆碱、腺嘌呤，不但营养丰富，还具有调节人体新陈代谢、帮助消化、降低血压、减少胆固醇、预防肝硬化、消结石、增强人体免疫力、辅助防治癌症的功效。香菇还含有一种干扰素的诱导剂，能诱导体内干扰素的产生，使人体产生免疫作用，此诱导剂被证实是一种特异性免疫增强剂。其药膳和配方具有保健和抗风湿作用。

⑰平菇：又名凤尾菇、白平菇、黑平菇、耳菇等。平菇所含的蛋白多糖体和微量元素硒能增强机体免疫功能。其菜肴、药膳和配方是大众防癌和抗风湿的佳品。

⑱松茸：又名松蘑、松丁蘑等。松茸所含的松菇多糖和较多量的硒可防癌治癌，能增强机体的免疫功能。其菜肴、药膳和配方有较好的抗风湿和辅助防治癌症的效果。

⑲螺旋藻：螺旋藻含有极易被人体吸收的优质水溶性蛋白质（高达50%～70%）和超氧化物歧化酶等营养活性成分，是目前人类已知的营养成分最充分、最全面、最

均衡、最容易被人体吸收的天然营养保健品。在医生指导下，适当服用市售的螺旋藻粉剂、胶囊剂，可提高人体免疫力，因而对抗风湿有积极意义。

⑳墨鱼：又名乌贼。其味咸、性平，入肝、肾经，有养血滋阴之功效。清·王士雄的《随息居饮食谱》中记载，墨鱼"疗口咸，滋肝肾，补血脉，理奇经，愈崩淋，利胎产，调经带，疗疝瘕，最宜妇人"。用墨鱼肉、禽类（乌鸡）炖汤，可用于防治风湿性关节炎和防治妇科肿瘤。

㉑石花菜：又名冻菜、鸡毛菜。其味甘、咸，性寒、滑，具有防暑、清热等功效。石花菜药膳和配方可增强人体免疫功能，可用于抗风湿的预防和辅助治疗。

㉒燕窝：燕窝以"宫燕"的营养价值最高，"毛燕"次之，"血燕"的品质最差。燕窝含蛋白质高达50%，尚含有多种氨基酸、常量元素、微量元素以及多种维生素。燕窝为名贵滋补佳品，有壮阳益气、填精补髓、润肺消炎、消肿止痛等功效，其药膳及配方具有抗风湿和抗病衰老的功效。

㉓生姜：其味辛、性微温，入脾、肺经，有温中散寒、回阳通脉、燥湿消痰的功效。生姜营养丰富，具有较高的药用和保健功能、美容功能。6-姜酚是姜辣素的主要组分，是生姜中的主要药物活性功能因子，具有抗肿瘤、抗氧化、抗炎、抗风湿等作用。

㉔灵芝：又名菌灵芝。灵芝含有多糖类、甾类、生物碱。其所含的多糖类物质等具有显著的抗风湿作用，能增强机体免疫功能，可升高白细胞和淋巴细胞的数量，增强巨噬细胞的吞噬能力，对细胞免疫和体液免疫均有增强作用。灵芝药膳、孢子粉和配方（单方）均具有防癌和抗风湿的作用。

㉕蜂蜜：李时珍在《本草纲目》中阐述了蜂蜜的药用功能："清热也，补中也，解毒也，润燥也，止痛也"。现代医学研究表明，服用蜂蜜可促进消化吸收，增进食欲，镇静安眠，提高机体的免疫功能。对风湿性关节炎伴有虚弱无力、神经衰弱、发育异常、营养不良等疗效较好。

（4）药膳食疗方

①葱醋液：陈醋1000g，葱白50g。醋煎减半，加入细切之葱白，再煮数沸，以纱布浸醋液，趁热敷患处。每日2~3次。适用于关节炎发作期关节肿痛者。

②瘦肉椒根汤：瘦猪肉100g，辣椒根100g。共煮汤，调味饮汤吃肉。每日1剂，连食1~2周。适用于关节疼痛如锥刺、遇寒痛甚、屈伸不利属于痛痹者。口苦、口渴热盛者不宜食用。

③薏苡仁粥：薏苡仁30g，桂枝5g，生姜10g，粳米100g。桂枝、生姜煎汤，取汁去渣，与薏苡仁、粳米同煮成粥，调味服食。每日1剂，连食数日。适用于关节重着疼痛、痛有定处属于湿痹者。舌光红、口苦、咽干、便艰者不宜服食。

④菜根黄酒：黄花菜根50g，黄酒50g。黄花菜根水煎，去渣，调入黄酒，每日分2次服，连服数天。适用于关节疼痛、局部灼热、红肿属于热痹者。遇寒痛甚者不宜多饮。

2. 饮食禁忌

（1）风湿性关节炎患者宜少食牛奶、羊奶等奶类和花生、巧克力、小米、干酪、奶糖等含酪氨酸、苯丙氨酸和色氨酸的食物，因这类食物能产生致关节炎的介质前列腺素、白三烯、酪氨酸激酶自身抗体及 IgE 抗体等，易致过敏而引起关节炎加重、复发或恶化。

（2）风湿性关节炎患者宜少食肥肉等高动物脂肪和高胆固醇的食物，因这类食物产生的酮体、酸类、花生四烯酸代谢产物和炎症介质等可抑制 T 淋巴细胞的功能，易引起和加重关节疼痛、肿胀、骨质疏松与关节破坏。

（3）风湿性关节炎患者宜少食甜食，因糖类易致过敏，可加重关节滑膜炎，易引起关节肿胀和疼痛加重。

（4）风湿性关节炎的患者宜少饮用酒、咖啡、茶等饮料，注意避免被动吸烟，因其都可使关节炎恶化。

【药物宜忌】

1. 西医治疗

风湿性关节炎的治疗注意以下几个原则：①早期诊断，合理治疗，防止病情进展，及避免心脏病变。②根据患者病情轻重及临床表现合理选用抗风湿药物治疗，使患者症状得到控制。③清除链球菌感染，防止疾病复发。④权衡利弊用药，观察和及时处理药物不良反应。

（1）一般处理：休息。应根据病情确定卧床休息及控制活动量。

①急性期有发热及关节炎者，宜卧床休息，时间大约 1 个月左右。

②有心脏受累但无心力衰竭者，应绝对卧床休息 1~3 个月。

③有心脏扩大伴有心力衰竭者，应绝对卧床休息 6 个月左右，并根据病情恢复情况逐渐调整活动量。

（2）控制链球菌感染：目的是消除链球菌感染，治疗咽部炎症及扁桃体炎。首选青霉素（皮试阴性者），常用剂量为每日 80~160 万 U，分 2 次肌内注射，疗程为 10~14 日。近年来急性风湿热的发病虽有所抬头，但幸运的是，迄今为止链球菌对青霉素仍然敏感。对青霉素过敏的患者可选用红霉素，儿童剂量为 30mg/（kg·d），成人剂量为 1.5g/d，分 3 次，口服，疗程同上。

（3）抗风湿药物的应用

1）非甾类抗炎药：适用于以发热和关节炎为主要表现的患者，可以选择一种药物。用药期间要注意观察药物的不良反应。

①阿司匹林：许多临床单位仍以本品作为治疗风湿性关节炎的首选药物。开始剂量在成人为 1.8~3.6g/d，在儿童为 80~100mg/（kg·d），分 3~4 次，口服，疗程为 6~8 周。本品一般虽为首选药物，但由于其服用量大，不良反应明显，除恶心、呕吐和腹痛外，还可致消化道溃疡、出血或穿孔和耳鸣、听力下降甚至耳聋，以及肝功损害等。因此，目前阿司匹林已逐渐被其他有效及安全性较大的非甾类抗炎药所替代。

②布洛芬：布洛芬具有较好的抗炎、止痛和解热作用，而且不良反应较阿司匹林少，是近年来常用的抗风湿药物。成人剂量为 1.2 ～ 2.4g/d，儿童推荐剂量为 10 ～ 20mg/（kg·d），分 3 ～ 4 次，口服。芬必得为布洛芬的缓释剂，其优点是药效维持时间长，每日仅需服药 2 次。

③双氯芬酸：是目前常用的非甾类抗炎药之一。剂型有肠衣片如扶他林，缓释剂如英太青、戴芬，速效和缓释兼有的迪克乐克。成人剂量为 75 ～ 150mg/d，分 2 ～ 3 次，口服；儿童推荐剂量为 1 ～ 2mg/（kg·d），最大不超过 75mg/d，分 3 次服。

④其他：近年还有一些其他结构的抗炎药物可供选择，如萘普生、酮洛芬、阿西美辛、舒林酸、萘丁美酮及尼美舒利等，可以根据患者具体情况及药源酌情选用。无论选用哪一种，都应观察这类药物对消化道、肝、肾及其他系统的不良反应。

2）糖皮质激素：主要适应证为心脏炎。

①泼尼松：适用于心脏炎并能经口服用药的患者。成人剂量为 0.5 ～ 1mg/（kg·d），一般不超过 60mg/d；儿童剂量为 1 ～ 2mg/（kg·d），每日总量也以不超过 60mg 为宜。部分严重心脏炎患者可酌情加重。疗程一般为 6 ～ 12 周。足够剂量用药 2 ～ 3 周控制病情，以后缓慢减量，至 12 周可以完全停药。

②地塞米松或氢化可的松静脉滴注：适用于有心包炎（心包积液）或心肌炎并发急性心衰者。地塞米松剂量成人为 5 ～ 10mg/d；儿童为 0.3 ～ 0.5mg/（kg·d），最大量不得超过 10mg/d。氢化可的松剂量成人为 200mg/d；儿童剂量为 6 ～ 8mg/（kg·d），最大量不超过 200mg/d。静脉途径给药时间不必过长，通常 3 ～ 7 天，病情改善后换用口服制剂。

2. 中医治疗

（1）中医辨证治疗

①行痹

主症：肢体关节疼痛，游走不定，关节屈伸不利，或有恶寒发热，苔薄白，脉浮。

治法：祛风通络，散寒除湿。

方药：麻黄防风汤。

防风 9g，麻黄 6g，当归 12g，秦艽 9g，肉桂 6g，葛根 20g，茯苓 12g，生姜 3 片，大枣 3 枚，甘草 9g。

加减：疼痛以肩肘等上肢关节为主者，可选加羌活 9g、白芷 12g、威灵仙 15g、姜黄 9g、川芎 10g，以祛风通络止痛；疼痛以腰背为主者，加杜仲 12g、桑寄生 20g、淫羊藿 15g、巴戟天 15g、续断 15g，以温补肾气；疼痛以膝、踝等下肢关节为主者，可加独活 12g、牛膝 12g、防己 9g，以滋补通经络、祛湿止痛。

②痛痹

主症：肢体关节疼痛较剧，痛有定处，得热痛减，遇寒痛增，关节不可屈伸，局部皮色不红，触之不热，苔薄白，脉弦紧。

治法：温经散寒，祛风除湿。

方药：麻黄乌头汤。

乌头 9g，麻黄 9g，芍药 15g，甘草 9g，黄芪 12g，细辛 5g，桂枝 9g。

加减：可参见行痹有关内容。

③着痹

主症：肢体关节重着，疼痛，或有肿胀，痛有定处，手足沉重，活动不便，肌肤麻木不仁，苔白腻，脉濡缓。

治法：除湿通络，祛风散寒。

方药：薏苡苍术防风汤。

薏苡仁20g，苍术15g，羌活、独活、防风、川乌、麻黄、桂枝各9g，当归、川芎各12g，生姜3片，甘草9g。

加减：关节肿胀甚者，可加萆薢20g、木通6g、姜黄9g，以利水消肿；肌肤不仁者，可加海桐皮15g、豨莶草15g，以祛风通络。

④热痹

主症：关节疼痛，局部灼热红肿，得冷稍舒，痛不可触，或兼有发热、恶风、口渴、烦闷不安等全身症状，苔黄燥，脉滑数。

治法：清热通络，祛风除湿。

方药：石膏知母甘草汤。

生石膏30g，知母、桂枝、甘草、连翘、姜黄、威灵仙、防己、桑枝各9g，忍冬藤20g，黄柏12g，海桐皮15g。

加减：皮肤有红斑者，加牡牡丹皮、生地黄、赤芍各12g，以凉血消斑；有硬结者，加蚕砂9g、薏苡仁20g、赤小豆20g，以除湿散结；午后潮热或夜间烦热者，加青蒿9g、地骨皮20g。

综上所述，在痹证的治疗中，根据风、寒、湿、热病邪的偏盛，选择不同的治法，行痹以祛风为主，兼用散寒除湿，佐以养血；痛痹以温经散寒为主，兼以祛风除湿；着痹以除湿为主，兼用祛风散寒，佐以健脾；热痹以清热为主，兼用祛风除湿。痹证日久则应根据正气亏虚的不同，采用益气养血、补养肝肾、扶正祛邪，标本兼顾。

（2）中成药

①疏风定痛丸：具有温经散寒、散风除湿、通络止痛、强壮筋骨之功效。适用于关节肌肉酸痛，遇寒加重，屈伸不利，肢体重着，四肢麻木，腰膝酸软者。每次1丸，每日2次。

与疏风定痛丸功用相类似，能治疗风寒湿痹而偏重于风寒的还有风湿骨痛片、九味羌活丸、散风活络丸、小活络丸、祛风舒筋丸、换骨丹及豨莶丸等，临床均可选用。

②寒湿痹冲剂：具有温阳散寒、通络止痛之功效。适用于肢体冷痛沉重，或肿胀，遇寒痛增，得热痛减，舌淡，苔白腻或白滑，脉弦紧或沉迟者。每次10~20g，每日2~3次。

具有上述症状的患者还可选用大活络丹、舒筋丸、活络丹等。

③寒热痹冲剂：具有温经除湿、散风清热、凉血活络之功效。适用于肌肉关节肿痛，触之发热，但喜暖畏寒，或肌肉关节肿痛，触之不热，但自觉有热者。每次10~

20g，每日 2 ~ 3 次。

④湿热痹冲剂：具有疏风清热、利湿通络之功效。适用于肌肉关节酸痛，局部灼热红肿，痛不可近，得冷则舒，伴有发热，口渴，烦闷不安，舌苔黄腻或黄燥，脉滑数者。每次 10 ~ 20g，每日 2 ~ 3 次。此外还可选用二妙丸、三妙丸、四妙丸、当归拈痛丸等。

⑤瘀血痹冲剂：具有活血化瘀、通络止痛之功效。适用于肌肉关节疼痛剧烈，为刺痛，或久痛不已，或痛处不移，拒按，局部肿胀，可有硬结，或瘀斑，或面色晦暗，肌肤甲床干燥，舌紫暗或有瘀点，瘀斑，脉细涩者。每次 10 ~ 20g，每日 2 ~ 3 次。

具有类似功用的还有百宝丹、跌打丸、骨刺丸、舒筋活血丸等。

⑥尪痹冲剂：具有补肝肾、强筋骨、散风除湿、通经活络、蠲痹止痛之功效。适用于痹证久病不愈，肌肉关节重度肿胀、重着、麻木，腰膝酸软，畏寒喜暖，手足不温，舌淡，苔薄白，脉滑细者。每次 1 ~ 2 袋，每日 2 ~ 3 次。

⑦祛风止痛片：具有祛风止痛、散寒除湿、补益肝肾、强壮筋骨之功效。适用于关节疼痛、重着或麻木，遇阴寒天气疼痛加重，伴有腰膝酸软，头晕耳鸣者。每次 6 片，每日 2 次。

健步虎潜丸、金刚丸等除具有祛风散寒的功用之外，又能补肝肾，亦适用于痹证日久兼见肝肾不足的患者。

⑧独活寄生丸：具有祛风除湿散寒、补气血、益肝肾之功效。适用于腰膝酸软而痛，关节酸痛，屈伸不利，喜暖恶寒，肢端欠温或麻木不仁，舌淡，苔薄白，脉细弱者。每次 1 丸，每日 2 次，温开水加黄酒少许，空腹冲服。

（3）验方

1）治疗急性风湿性关节炎的单方

①柳枝 30 ~ 60g。水煎服，每日 1 剂，连服 2 ~ 4 周。

②老桑枝 30 ~ 60g，黄柏 10g。水煎服，每日 1 剂，连服 2 ~ 4 周。

③苍术、黄柏各 9g，忍冬藤 30g。水煎服，每日 1 剂，连服 2 ~ 4 周。

④嫩桑枝 30g，怀牛膝 10g，汉防己 10g，丝瓜络 30g。水煎服，每日 1 剂，连服 2 ~ 4 周。

⑤青风藤 15g，防己 10g。水煎服，每日 1 剂，连服 2 ~ 4 周。

⑥豨莶草 30g，桑枝 30g，嫩柳枝 15g，嫩槐枝 15g。水煎分 3 次服，每日 1 剂，连服 2 ~ 4 周。

⑦虎杖 30g，白酒 1 匙。酒水同煎，每日 1 剂，连服 2 ~ 4 周。

⑧鲜忍冬藤、根、叶各 90g。水煎分 3 次服，每日 1 剂，连服 2 ~ 4 周。

2）治疗慢性风湿性关节炎的单方

①鸡血藤、海风藤、桂枝各 9g。水煎服，每日 1 剂，连服 2 ~ 4 周。

②虎杖根、桑树根各 30g，大枣 10 枚。水煎服，每日 1 剂，连服 2 ~ 4 周。

③豨莶草、臭梧桐各 15g。水煎服，每日 1 剂，连服 2 ~ 4 周。

④络石藤、秦艽、伸筋草、路路通各 12g。水煎服，每日 1 剂，连服 2 ~ 4 周。

⑤青风藤、秦艽、寻骨风、何首乌各12g。水煎服，每日1剂，连服1~4周。

⑥豨莶草90g，生白术、薏苡仁各60g。水煎服，每日1剂，连服1~4周。

3. 药物禁忌

（1）青霉素类

①四环素、两性霉素B：不宜与青霉素钾盐联用，后者也不宜在含葡萄糖注射液或左旋糖酐溶液中与碳酸氢钠配伍，否则很快失效。

②庆大霉素：不宜与青霉素配伍静脉滴注，两药联用时应分别给药。

③维生素C：不宜与青霉素或红霉素在同一个容器中静脉滴注。但也有报道认为，加入一定量的维生素C，在一定的时间内能使青霉素或红霉素在10%葡萄糖注射液中的稳定生增加。红霉素、两性霉素B、苯妥英钠、间羟胺或维生素C，不能与青霉素或头孢菌素类加入同一容器中，否则易出现混浊。

④口服避孕药：与广谱青霉素联用能使避孕失败。口服氨苄西林可使炔雌醇与炔诺酮的口服吸收减少，其机制可能是肠道细菌被抗生素大量杀死，甾醇结合物水解减少，重吸收随之减少，雌激素浓度不足以抑制排卵。

⑤复方新诺明：为慢效抑菌剂，而青霉素类为繁殖期杀菌剂，两药联用影响青霉素的杀菌作用。普鲁卡因青霉素也可致复方新诺明降效。

⑥氨基酸营养液：不可与青霉素G混合给药，因为两者混合可增强青霉素的抗原性。

⑦肾上腺素：其不良反应在青霉素引起的休克时加重。已有报道，患有冠状动脉病变的患者药物性过敏性休克发生时，肾上腺素宜减量，并同时应用肾上腺素皮质激素，可使过敏性休克患者的生存率提高20%~25%。

⑧四环素：可降低青霉素治疗肺炎球菌肺炎、脑膜炎和猩红热的疗效。青霉素G与四环素类联用时能产生拮抗作用。

⑨抗癫痫药：日本禁止抗癫痫药和碳青霉烯类抗生素联用。

⑩利巴韦林（三氮唑核苷）：与青霉素溶液混合后抗微生物作用有所减弱，稳定性稍有降低，因而不宜联用。

⑪复方氨基比林：与青霉素混合可引起过敏性休克及大脑弥漫性损害。复方氨基比林是含氨基比林和巴比妥的水溶液，呈弱碱性，可使青霉素降解为青霉烯酸（苯甲青霉酸或苄青霉酸）及青霉噻唑酸。这两种产物易与血清蛋白或药品蛋白结合，产生过敏反应。复方氨基比林有致过敏休克的作用，禁忌与任何药品混合注射。

⑫清开灵注射液：与青霉素联合静脉滴注可致不良反应（高热、不安、抽搐、血压下降等），清开灵单独应用亦可致过敏反应（发热、抽搐、咽部不适、呼吸困难、眼睑水肿等）。两药不宜联用。

⑬培氟沙星：青霉素静脉滴注后使用培氟沙星可致过敏性休克，应慎用。

⑭甲硝唑：与氨苄西林混合配伍30分钟颜色开始变黄，配伍4小时pH值由8.89降至8.59，氨苄西林浓度由100%降至79.46%，故两药不宜配伍使用（也有无变化、可以配伍的报道）。甲硝唑与青霉素钠配伍后应间歇快速、高浓度输入为

好。甲硝唑与哌拉西林（氧哌嗪青霉素）、头孢哌酮、小诺霉素、柱晶白霉素或头孢拉定在室温下配伍稳定。甲硝唑与苯唑西林配伍 2 小时外观颜色变为淡黄色，故应于 2 小时内用完。

⑮甲氨蝶呤（MTX）：青霉素可使 MTX 从肾脏排泄减少，引起 MTX 中毒。

⑯头孢菌素类：头孢噻肟钠与美洛西林一起滴注，头孢噻肟的清除率降低 40%。

⑰抗凝药：口服华法林的患者，应用氨苄西林时凝血酶原时间延长；静脉滴注青霉素 G 2400 万 U，发生低凝血酶原血症。其作用机制可能是抗凝血酶原Ⅲ活性改变，血小板和纤维蛋白原向纤维蛋白转换的改变等。

⑱氯喹：可减少口服青霉素类的吸收，原因可能是氯喹刺激肠道，使青霉素通过肠道的速度加快。

⑲青霉素 G 钾或钠：一般不宜与其他药物配伍注射。

（2）氨苄西林（氨苄青霉素）

①葡萄糖注射液（pH 3.2～5.5）：在酸性介质中氨苄青霉素易失活，疗效降低。

②维生素 C：可使氨苄青霉素失活或降效。

③庆大霉素：青霉素、羧苄青霉素、氨苄青霉素及其他青霉素类抗生素均可使庆大霉素失活。

④氯喹：可减少氨苄西林吸收量达 19%～29%，但不影响氨苄西林的吸收。

⑤四环素：能降低青霉素治疗肺炎、脑膜炎和猩红热的疗效。

⑥食用纤维：可减低口服氨苄西林的吸收。

⑦平衡液：其乳酸可促进氨苄青霉素钠水解降效（30 分钟降到 75%）。

⑧消炎痛：可延长青霉素半衰期，使血药浓度升高。

⑨红霉素：可降低青霉素的疗效。

⑩氯霉素：可干扰青霉素的杀菌作用，降低疗效。

⑪口服避孕药：氨苄西林可降低口服避孕药的效能。

⑫青霉素：与氨苄西林均作用于青霉素结合蛋白而发挥抗菌效应；两药联用可因竞争同一结合位点产生拮抗，甚至导致耐药菌的产生，故不宜联用。

⑬林可霉素：与氨苄西林有拮抗作用，配伍在同一溶液中可发生沉淀，故两药不宜联用。

⑭不可配伍的药物：其他抗生素，肾上腺素，去甲肾上腺素，硫酸阿托品，盐酸氯丙嗪，盐酸羟嗪，苯巴比妥钠，硫喷妥钠，右旋糖酐，间羟胺。

（3）羧苄西林（羧苄青霉素）

①庆大霉素、阿米卡星：与羧苄西林联用有一定的协同作用，可用于绿脓杆菌感染。但如果两药配伍于同一容器中，则可致效价降低。另外，两药联用可能增加肾毒性。

②妥布霉素：与羧苄西林联用时，羧苄西林可使妥布霉素的半衰期延长，肾排泄延缓，可能导致耳毒性和肾毒性增加。两药联用治疗绿脓杆菌感染有协同作用，必须联用时应调整用药量和间隔时间，对肾功能不全的患者应慎用。

③不可与乳酸钠溶液配伍。

④强心苷类中药（夹竹桃、万年青、福寿草等）：大量应用羧苄青霉素、两性霉素B易致低血钾，使心肌对强心苷的敏感性提高，若与强心苷类中药联用，可诱发强心苷中毒。

⑤不可配伍的药物：两性霉素B，氯霉素，卡那霉素，庆大霉素，链霉素，四环素，妥布霉素，林可霉素，B族维生素，维生素C，碳酸氢钠，氨茶碱，碘化钠，去甲肾上腺素，异丙肾上腺素。

（4）哌拉西林钠（氧哌嗪青霉素）

不可配伍的药物：庆大霉素，硫酸丁胺卡那霉素，妥布霉素，头孢噻吩钠，头孢唑啉钠，噻吩甲氧头孢菌素，头孢氨噻肟。

（5）阿司匹林

①红霉素：在酸性环境中易被破坏失效，故与阿司匹林联用可降低红霉素的药效。

②β受体阻滞剂、血管紧张素转化酶抑制剂、利尿剂：这三类药物的作用机制均与前列腺素有关，而阿司匹林可抑制前列腺素的合成及释放，故联用可减弱这些药物的药理活性。

③去甲肾上腺素：阿司匹林可抑制或完全阻断去甲肾上腺素的血管收缩作用，故两药应避免同时应用。

④消炎痛、保泰松、羟基保泰松：与阿司匹林联用时可使阿司匹林的血药浓度降低，而不良反应加剧。其他非甾体类抗炎药均可增加阿司匹林对前列腺素的抑制，因而诱发或加重对胃黏膜的损害。

⑤扑热息痛：可减轻阿司匹林对胃黏膜的损害作用，联用可增强解热效应，但同时阿司匹林可降低扑热息痛的吸收速率。

⑥糖皮质激素：与阿司匹林的胃肠道反应有相加作用，使出血加剧，故两药不宜常规联用。

⑦双香豆素类、新抗凝：阿司匹林>1g/d时，可增强抗凝作用引起出血危险，联用时两药均应减量。

⑧丁苯氧酸：阿司匹林可降低其利尿效应。

⑨螺内酯（安体舒通）：阿司匹林可抑制其排钠作用。两药联用时血中尿酸浓度升高，可使痛风发作。

⑩噻嗪类利尿药：与阿司匹林联用可加剧机体电解质紊乱，以及诱发水杨酸中毒。

⑪甲氨蝶呤：阿司匹林可增高其血药浓度，加剧不良反应。

⑫呋塞米：可降低阿司匹林的排泄，诱发水杨酸中毒。

⑬口服降血糖药：中小剂量阿司匹林具有一定的降血糖作用，两药联用能增强疗效，但也可能致低血糖昏迷。

⑭维生素B$_1$：可促进阿司匹林分解为乙酸和水杨酸，加重对胃黏膜的刺激性。两药可间隔2小时以上服用。

⑮巯甲丙脯酸：阿司匹林可降低其抗高血压的效应。

⑯苯巴比妥：与阿司匹林联用可增强抗癫痫作用，但因胃肠反应严重而无实用意义。苯巴比妥为强酶诱导剂，可加速阿司匹林代谢而使其疗效降低。

⑰非那西丁：与阿司匹林联用可增强肾毒性。

⑱咖啡因：与阿司匹林联用可增加对胃的刺激性。

⑲乙醇：服用阿司匹林期间，饮酒可增加胃的刺激反应及胃肠道潜出血量，亦可诱发胃出血。

⑳对氨基水杨酸钠：与阿司匹林联用可增加水杨酸的中毒反应。

㉑丙戊酸钠：阿司匹林可使其血药浓度增高，诱发毒性反应（手震颤、嗜睡、共济失调等）。

㉒异烟肼：阿司匹林可减慢异烟肼的吸收。阿司匹林在体内可促使异烟肼转化为乙酰异烟肼，降低其血药浓度，同时增加毒性反应。两药不宜同时服用。

㉓硼砂（月石）：可使阿司匹林的吸收降低。

㉔肉桂、桂枝：与阿可匹林有相似的化学结构和抗炎作用，联用时可增强发汗作用和毒性反应。

㉕商陆：与阿司匹林联用时药效有协同作用，但同时也可加剧胃黏膜的刺激作用而诱发胃溃疡。

㉖麻黄：与阿司匹林联用易致大汗虚脱。

㉗大黄：与去痛片存在交叉过敏现象。

㉘含激素样物质的中药和中成药（鹿茸、甘草、鹿茸片、参茸片、全鹿丸、甘草浸膏片等）：可加剧阿司匹林的胃肠道不良反应。

㉙甘草、鹿茸及其制剂：含有皮质激素样物质，可使阿司匹林致溃疡的发生率增高。

㉚肾上腺素、氨茶碱：阿司匹林哮喘是由于 PCE 合成减少所致，肾上腺素或氨茶碱治疗无效。

㉛对实验室检查结果的干扰：阿司匹林可影响血清氯化物、总蛋白量、钙、胆固醇、尿酸、胆红素和甲状腺素的检测值。

（6）红霉素

①果汁及酸性饮料、维生素 C：可使红霉素在胃内被破坏，并产生不良臭味。

②无机盐溶液：红霉素针剂忌用氯化钠、氯化钾或其他无机盐溶液作为溶媒，以免产生沉淀。

③酸性溶液：红霉素在酸性溶液中（包括葡萄糖注射液）不稳定，液体 pH 值越低，经过时间越长，对红霉素的效价影响越大，在 pH 值为 6～7 时比较稳定，经 8 小时仅降低效价 2%。

④青霉素：与乳糖酸红霉素针剂配伍可出现溶液混浊、沉淀或变色，两药的抗菌作用相互拮抗。必须联用时，青霉素应先于红霉素 2～3 小时使用。氨苄青霉素与红霉素针剂配伍，在室温下 1 小时出现混浊沉淀。

⑤洁霉素：红霉素可降低其抗菌作用（竞争血浆蛋白结合部位），两药并有部分交叉耐药现象，故不宜联用。若必须联用，可交替使用。

⑥白霉素：与红霉素竞争结合部位，使抗菌效力减弱，并易引起细菌耐药性。

⑦四环素：与红霉素针剂配伍后，溶液效价降低，并有混浊沉淀，两药联用并可加剧肝功能的损害。

⑧普鲁本辛：可延长红霉素在胃内的停留时间，使药效降低。

⑨阿司匹林：可使红霉素的抗菌作用降低，故两药不宜同服。

⑩卡马西平：红霉素可减少其清除率20%。两药联用时可导致卡马西平中毒。

⑪强心苷：应用红霉素的患者约有10%出现地高辛血药浓度加倍，严重者可发生洋地黄中毒。

⑫维生素 B_6：与红霉素联合静脉用药，可使红霉素效价降低。

⑬华法林：与红霉素联用时，少数患者可发生华法林作用加强和出血。

⑭氯霉素：与红霉素可产生相加的抗菌作用，但在一些感染中联用可能出现拮抗作用，并加重肝损害。氯霉素与红霉素联用须间隔两个半衰期（3~4小时），以免发生拮抗。

⑮氨茶碱：红霉素可降低其消除率，联用时可发生氨茶碱中毒。

⑯麦迪霉素、螺旋霉素：与红霉素呈拮抗作用。

⑰β受体阻滞剂：红霉素可使其中一些制剂的血药浓度增加2倍，联用时易发生不良反应。

⑱维拉帕米（异搏定）：红霉素可作为促动力药用于胃排空迟缓性疾病（对下段肠管效差），异搏定可拮抗红霉素的胃肠平滑肌的收缩作用。

⑲口服避孕药：红霉素可使其避孕效力降低。

⑳白喉抗毒素：与红霉素有协同作用。

㉑糖皮质激素：与红霉素有协同性免疫抑制作用。

㉒含有机酸的中药：如乌梅、五味子、山楂等，与红霉素同服易使其失去抗菌活性。

㉓丙磺舒：可降低红霉素的血药浓度。

㉔非洛地平：红霉素可抑制非洛地平代谢（抑制肝微粒体酶P450系统），使其血液浓度升高。西咪替丁与二氢吡啶类钙通道阻滞药（硝苯啶、尼群地平、伊拉地平及非洛地平等）也有类似的作用。

㉕莨菪碱类药物：如天仙子、洋金花、颠茄、华山参等，可抑制胃肠蠕动和排空，延长口服红霉素在胃内的停留时间，药物被胃酸破坏增加，吸收减少，疗效降低。

㉖穿心莲：红霉素和庆大霉素可抑制穿心莲促进白细胞吞噬功能的作用，降低穿心莲的药效。

㉗千里光：其所含的鞣质可与红霉素结合，形成不溶性沉淀物，降低红霉素的口服吸收和抗菌活性。含鞣质的中药如虎杖、石榴皮、金钱草及地锦草等，均不宜与红霉素同服。

㉘炭类中药：如地榆炭等，可吸附红霉素，从而影响红霉素的吸收，降低其生物利用度。

㉙巴豆、牵牛子（黑丑、白丑）、何首乌：可加速肠蠕动，降低口服红霉素的吸收。

㉚丙吡胺：红霉素可干扰丙吡胺在肝脏进行 N－脱羟基作用，使丙吡胺的血药浓度增加。两药并用时丙吡胺应减量，并防止滴速过快。国外有两药相互作用致死的报道。

㉛不可配伍的液体：红霉素不可用生理盐水直接溶解。pH 5.5 以下或 8 以上的液体，需用适当缓冲剂调节到 pH 7 左右才可配伍。

㉜不可与乳糖酸红霉素配伍的药物：氨苄西林，头孢噻吩钠，抗敌素，肝素钠，酸性药物如间羟胺、庆大霉素、四环素、维生素 C、含维生素 C 的复合维生素 B，氯唑西林，氨茶碱，羧苄西林。

㉝不可与葡乳糖酸红霉素配伍的药物：阿米卡星，头孢拉啶，头孢噻吩钠，头孢唑啉钠，氯霉素，苯巴比妥钠，苯妥英钠，链霉素，四环素，羧苄西林，抗敌素，硫喷妥钠，含维生素 C 的复合维生素 B，氨茶碱。

（7）吡罗昔康（炎痛喜康）

①口服抗凝血药：吡罗昔康可增加华法林和醋硝香豆素的抗凝效应，联用时华法林剂量可减少 20%。

②心得安：与吡罗昔康联用可使血压升高。

③消胆胺：可增加吡罗昔康和替诺昔康的消除率，降低药效。

④呋塞米（速尿）：吡罗昔康可减弱速尿的抗高血压作用和利尿作用，两药联用时吡罗昔康用量从 20mg/d 减少至 10mg/d 时，速尿的疗效方能较好发挥。

⑤碳酸锂：吡罗昔康可使血浆锂浓度升高 1/3，接近中毒水平。

（8）布洛芬

①碳酸锂：与布洛芬（2400mg/d）联用后血锂浓度增高 25%，并伴有恶心和倦睡，但有的患者不发生这种相互作用。

②西咪替丁：可引起布洛芬血浓度轻度增加（14%），似无临床意义。

③地高辛：与布洛芬联用 1 周后，血清地高辛浓度升高约 10%，这可能是因为布洛芬降低了地高辛的肾清除率；但联用 1 个月后，地高辛浓度可降至联用药以前的水平。

④降血压药：布洛芬可使各种降压药的降压作用减低。

⑤苯妥英钠：布洛芬可抑制苯妥英钠的降解。

⑥呋塞米：布洛芬可降低呋塞米的利尿作用，这可能是由于低钠血症和低血容量所致。

⑦华法林：布洛芬可使血清中华法林浓度降低 14%，似无临床意义。

⑧甲氨蝶呤：与阿司匹林、水杨酸盐或布洛芬联用，可使血清甲氨蝶呤浓度升高兼伴有毒性增加。少数甲氨蝶呤联用阿扎丙宗、双氯芬酸、布洛芬、吲哚美辛、萘普

生和保泰松的患者可发生急性中毒，有时也可直接致命。

⑨巴氯芬：有个例报道，巴氯芬加服布洛芬后出现巴氯芬毒性反应（精神恍惚、定向力障碍、心动过缓、视力模糊、低血压、体温过低）。这种巴氯芬蓄积引起的毒性反应，是布洛芬引起的急性肾功能不全所致。

（9）萘普生

①碳酸锂：联用萘普生后血锂浓度升高 16%，甚至有的患者发生锂中毒症状（蹒跚步态及震颤）。

②丙磺舒：可使萘普生的血药浓度升高 50%。丙磺舒可明显抑制萘普生原药从尿中排泄，使半衰期延长 1 倍以上（从 14 小时延长到 37 小时），并改变其在肝脏的代谢。

③阿司匹林、水杨酸盐类：与萘普生可以联用，但阿司匹林可加速萘普生的排出，使萘普生的血药浓度轻度降低（16%）。一般认为两类药联用不能提高疗效，而可能加强胃刺激作用。

④抗酸药：部分抗酸药可能会改变萘普生的吸收（增加或减少）。碳酸氢钠升高 pH 值，使萘普生更易溶解，从而增加吸收；镁和铝盐可与萘普生形成难溶解的复合物可减少吸收。

⑤β 受体阻滞剂：对服用噻吗洛尔、氢氯噻嗪和阿米洛利的高血压患者，加服萘普生（500mg/d）可引起血压明显升高，部分患者血压不能得到较好的控制。

⑥呋塞米：萘普生可使呋塞米引起的排尿反应降低 50%。

⑦抗凝药：萘普生加强双香豆素的抗凝血作用，并引起出血时间轻度改变。

⑧甲氨蝶呤：萘普生可明显加重甲氨蝶呤的毒性反应，甚至可致死。

三、类风湿关节炎

【概述】

类风湿关节炎（RA）为常见病、多发病，是一种免疫系统调节功能紊乱所导致的炎症性疾病。因其慢性炎症不仅发生在关节的各种组织，如软骨、韧带、肌腱和相连的骨骼，而且也存在于心、肺、血管等器官和组织，所以也称为类风湿病。在美国该病的发生率为 1%～3%，在我国为 0.3%～0.5%。患者数达 440 万，女性与男性的患者数之比为 3：1 或更多一些。本病一般不致影响患者生命，但在少数患者中可造成严重残疾，使患者完全丧失劳动能力。

1. 病因

至今 RA 病因尚未阐明。多年的研究认为本病为遗传因素、感染、性激素等多种因素诱发机体的自身免疫反应而致病。此外有报道某些食物、受湿、过劳、精神刺激等可诱发本病的发作，这些因素可能是 RA 的诱因。

2. 临床表现

RA 属于慢性进行性疾病，常常疾病活动和缓解交替出现。起病形式多样，约 50%

以上的 RA 以缓慢而隐匿的方式起病，5%～15% 的患者为急性发病，在几日内就出现关节肿痛，进而晨僵，酷似感染性关节炎或反应性关节炎；15%～20% 以亚急性发病，一般 1 周至数周出现关节肿痛与全身症状。

（1）多关节痛和晨僵：多半是由 4 个关节开始起病，女性多先从手和腕的小关节开始，尤以手中指指间关节首发病患者最为多见；其次也可由中指掌指关节、示指与环指等 2～3 个指间关节或掌指关节首发病。男性则多以单关节形式先从下肢距小腿、膝、髋等大关节开始发病。临床表现为受累关节肿胀、疼痛、僵硬。自发痛表明病变发展较快或较急，且较严重；活动痛表明关节炎症比较轻或趋于缓解；早晨或睡醒后关节僵硬表明类风湿病变在活动，晨僵持续时间的长短与病变严重程度是一致的。

（2）关节肿胀：病程持续数日或数月后逐渐出现多关节肿胀、疼痛、活动受限，呈对称性改变，伴晨僵。病变可累及全身 187 个滑膜关节的任何 1 个关节，包括构成关节的滑膜、软骨和骨及肌腱、韧带、滑囊和肌膜都可受到侵犯。常见受累发病的关节是指、趾、跖、距小腿、腕、肘、膝、髋、颞、颌、胸肋、颈、肩、椎间、寰枢、胸锁、脊肋关节以及耻骨联合、尾椎，甚至无滑膜的寰杓关节、胸骨柄、胸骨体、颅骨缝等都可被侵犯而发生类风湿关节炎、软骨炎、骨髓炎和小管状骨膜炎。

（3）关节畸形：RA 的关节病变若在滑膜炎期没有得到有效的治疗，可致骨关节结构破坏致关节纤维性或骨性强直，又因关节周围的肌腱、韧带受损使关节不能保持在正常位置，出现手指关节的半脱位如尺侧偏斜、屈曲畸形、天鹅颈样畸形等。关节周围肌肉的萎缩、痉挛则使畸形更为加重。

（4）特殊关节的病理性损害

①寰枢关节属可动滑膜关节，20%～30% 的患者伴寰枢关节受累，出现声音嘶哑或咽痛。颈（项）部疼痛，或放射至枕部、耳前、立背部甚至两臂，并随吞咽动作而加重。重症患者可因侵蚀性骨关节破坏和周围肌肉、韧带萎缩，出现寰枢关节脱位而致一侧或双侧上肢麻木、肌力下降、眩晕、吞咽困难、构音困难、抽搐及偏瘫等。CT 及 MRI 检查对判断寰枢关节病变的性质及程度十分有效。

②颈椎的可动小关节及周围腱鞘受累时可出现颈项痛、活动受限，严重者可因颈椎半脱位而出现脊髓受压征。

③髋关节受累时因其周围有较多的肌腱等软组织包围，不易发现肿胀，局部疼痛、下腰部疼痛和活动受限是其主要表现。

④颞颌关节受累见于 25% 左右的患者，早期表现为讲话或咀嚼时疼痛加重，严重者有张口受限。

（5）关节功能障碍：关节肿痛和结构破坏都会导致关节功能障碍。美国风湿病学会将其对生活程度的影响分为 4 级。

Ⅰ级：能照常进行日常生活和各项工作。

Ⅱ级：可进行一般的日常生活和某种职业工作，但参与其他项目活动受限。

Ⅲ级：可进行一般的日常生活，但参与某种职业工作或其他项目活动受限。

Ⅳ级：日常生活的自理与工作的能力均受限。

（6）关节外表现

1）类风湿性皮下结节：是本病较特异的皮肤表现，出现在20%～30%的患者中，多见于关节周围，尤以肘部鹰嘴滑囊、尺骨骨干皮下或骨膜下及前臂伸肌表面等部位常见。0.2～3cm大小，犹如花生米或胡桃样，呈圆形，骨样坚硬而无痛，可以活动，或不能活动；可单独出现，或多个同时存在，但多为对称性分布。有时还可在手指第1、2指骨小头、腕骨旁和胫骨伸面摸到小结节。在滑膜、肌肉、肌腱、淋巴结、心肌深部、心内膜、心外膜及二尖瓣基底部、血管壁、眼巩膜、神经纤维、肾上腺皮质、肝、脾、肾、肠、胸膜、心包膜、腹膜、脑膜内也可有类风湿结节，并引起一系列相应的症状。

2）中、小动脉管炎：RA的血管炎可累及各类血管，这里讲的主要指中、小动脉炎，如肺动脉高压、指（趾）坏疽与梗死、皮肤溃疡、紫癜、网状青斑等。血管病变以外膜单核、淋巴细胞浸润为主的炎性变为主，同时伴有内膜增生、血栓形成及内膜纤维化，是重症RA的表现之一，多伴RA阴性，冷球蛋白阳性、补体下降和淋巴结病变。

3）白细胞碎裂性血管炎：由于静脉的类纤维素样坏死伴中性粒细胞核碎裂、淋巴细胞浸润及红细胞渗出所致，多累及皮肤和肾脏的微动脉、微静脉和毛细血管。

4）肺损害：肺间质病变约见于30%的患者，多数患者没有临床症状，但高分辨CT检查可以发现病变存在；肺功能检查异常，部分患者有活动后气促和肺功能不全；少数出现慢性纤维性肺泡炎。胸膜炎约见于10%的患者，为单侧或双侧性少量胸腔积液，偶为大量胸腔积液；胸腔积液呈渗出性改变，糖含量很低。肺内单个或多个结节样改变为肺内的类风湿结节表现，结节可液化形成空洞。

5）神经系统损害：由于血管炎或神经末梢变性及脱髓鞘病变而产生神经系统损害，常见于RA的病程中，亦为RA的首发症状。临床上常见的神经病理性损害有如下几种。

①感觉型周围神经炎：以肢端感觉异常为主，如手足发麻、烧灼感及触觉减退等，多呈慢性经过，随RA的病情而演变。

②混合型周围神经炎：除具有上述感觉型周围神经炎症状外，还有远端肌无力、肌萎缩甚至是下垂等。

③多发性单神经炎：多见于腓总神经、胫神经、尺神经及桡神经等，表现为受损神经支配区感觉过敏（或）运动异常。

④颈脊髓神经病理性损害：多见于寰枢关节、颈椎小关节病变。

⑤嵌压性周围神经病：如腕管综合征因滑膜炎引起的腱鞘肿胀、周围软组织肿胀，并受腕桡韧带压迫致手部正中神经支配区的麻木、疼痛、烧灼感，手指无力及肌萎缩；尺神经、桡神经、颈后神经等均可因局部组织肿胀及炎性浸润致神经受压损害。

⑥血管炎或类风湿结节引起的硬脑膜和脉络膜丛病变，及硬膜外结节引起的脊髓受压的患者亦有报道。

6）心脏损害：心包炎是RA患者最常见的心脏受累表现，B超检查约30%的患者出现小量心包积液，但多无临床症状；心脏压塞征、缩窄性心包炎极少发生；主动脉瓣、二尖瓣受累及感染性心内膜炎、心肌炎、房室传导阻滞、其他心律失常也可以发生。

7）肾损害：RA 的血管炎很少累及肾，但因使用抗风湿药引起的肾损害则相当常见。其病理改变包括膜性及系膜性肾小球炎、间质性肾炎、局灶性肾小球硬化、增生性肾炎、IgA 肾病及淀粉样变性，临床上表现为蛋白尿。

8）胃肠道损害：RA 的血管炎很少累及胃肠道，但少数患者淀粉样变而致胃肠道、肝、脾及胰腺损害者有报道。因服用抗风湿病药，尤其是非甾体类抗炎药致上腹不适、胃痛、恶心、纳差，甚至胃肠溃疡、穿孔、呕血、黑便者屡见不鲜。

9）血液系统损害：小细胞低色素性贫血普遍存在，这与疾病本身及服用药物造成的胃肠长期少量出血、营养不足等相关；血小板增高常见，并且与疾病的活跃呈正相关；HLA - DR4 阳性的长程重症 RA 者易出现 Felty 综合征，表现为贫血、白细胞和血小板减少、脾大、RF 阳性、ANA 阳性或抗组蛋白抗体阳性。

10）淋巴结病：30% 的 RA 患者可有淋巴结肿大，其直径可大小不一，大的可达数厘米，表浅及深部淋巴结均可受累，多呈对称性分布，质地柔软，多无压痛，活体组织检查可见淋巴滤泡散在均匀性增生，无瘤细胞。

11）关节附近肌肉萎缩和肌无力：桡腕关节病变时可见前臂伸肌萎缩，膝关节病变多见股肌与小腿肌萎缩，髋部病变时臀肌萎缩，手部病变则骨间肌和大、小鱼际肌萎缩。肌萎缩常伴有疼痛，灼热感，僵硬，无力，知觉过敏、减退或消失，肌肉紧张与压痛，腱反射减弱或消失，肌无力，关节脱位，指、趾向外侧偏位等。

12）滑囊炎、腱鞘炎、软骨下假囊肿、肌腱断裂。

13）骨无菌性（缺血性）坏死、自发性病理性骨折、椎体压缩。

14）布朗（Brown）综合征：复视、眼下斜。

15）肩手综合征：肩或手，或同侧肩、手与腕同时开始疼痛、肿胀、发红、僵硬、活动受限。肿痛消退后出现手指僵硬、挛缩、手肌与皮肤萎缩、骨质疏松，但无骨与软骨破坏。

（7）不典型 RA

①以长期高热为主要表现的 RA：过去遵俄罗斯学者习惯称为变应性亚败血症，近年来遵欧美学者改称为成年人斯蒂尔病（Still's disease）。其临床特点是长期发热，皮疹，关节炎，肝、脾和淋巴结肿大，血沉增快，白细胞增多和嗜酸性粒细胞数增高或不消失，血中无细菌生长，抗生素治疗无效而激素治疗有效。多数患者的预后良好，20% 的患者在 1 年内可获缓解，30% 的患者反复 1~2 次后病情完全缓解，50% 的患者发展为典型 RA。

②以长期低热为主要表现的 RA：体温多半在 37.2℃~38℃，少数偶间发高热，低热可持续数周或数年。患者常诉说乏力易累、倦怠懒动，多汗（尤其是额部、口鼻周围、鼻尖和手足掌部），全身肌肉和多关节游走性疼痛或不定位的肢体疼痛、酸胀或不适，肢端发凉、麻木、肢体蚁走感等。这些症状当天气变化、感冒时加重。发病数周

或数月之后，出现关节或全身僵硬感现象，继而出现关节肿胀、疼痛等 RA 的典型表现。

③单关节型 RA：从髋、膝、距小腿单关节开始发病，以后病变始终在这个关节上，反复肿痛，缓解与加重缓慢交替进行，且常伴有其他关节痛但不肿，病程可持续 1 年至数年，最终以伴发骨性关节炎结局，可留有轻度关节畸形和功能障碍。

④小关节型 RA：从腕、跖、距小腿、膝、髋关节发病，病变关节多固定在 2 ~ 3 个关节上。关节症状较轻，发展缓慢，有较长时间的缓解期，常伴有虹膜睫状体炎、ANA 阳性。

⑤反复发作性风湿病型 RA：任何关节都可被侵犯发病，但以指、趾、跖、距小腿、膝、肩多见。过劳、饮酒、失眠常诱发发作。其表现为病变关节肿胀、疼痛，关节面或关节周围硬结性红斑或多形性红斑，剧痛，不痒，关节活动受限。周期性反复发作，每次发作持续数小时、数日至 2 ~ 3 周，自行消退，间歇数周至数月后又频繁发作，有的 1 年内发作可达数 10 次之多，但关节多年内可无破坏征象，发作过后不留后遗症，大多数病变自行终止。RF 阳性，血沉增快。

⑥ "干性" 关节炎型 RA：临床上以关节僵硬、挛缩为主要表现的 RA 患者，关节肿胀不明显或无肿胀，剧烈疼痛或反而无痛，但关节的破坏及增生发展得很快，数月至 1 ~ 2 年内即可使关节毁坏变形，甚至成残废。

⑦内脏型 RA：除有严重的关节肿胀、疼痛等症状之外，还有贫血、白细胞计数增高、血沉持续增快、RF 阳性且滴度很高，以及肝、脾和淋巴结肿大，同时伴有 1 个或几个内脏受累的表现。其特点是当内脏症状突出时，关节肿痛的炎症表现一般是中等度的，有时轻微，或退居次要地位。累及的内脏有心脏、心内膜、心包膜、肺间质、胸膜、肾脏、神经精神和内分泌系统、消化系统、血液系统、肝脾大、眼损害和血管炎。若关节炎伴有脾大及白细胞减少者称为 Felty 综合征。若患者周围血中可查到大颗粒淋巴细胞，并伴有多关节炎、中性粒细胞减低、脾大及易于感染者称为大颗粒淋巴细胞综合征。

⑧缓解型对称性血清阴性滑膜炎伴凹陷性水肿综合征：本病主要表现为对称性腕关节、屈肌腱鞘及手小关节的急性炎症伴手背部凹性水肿，双侧肘、肩、髋、膝、距小腿、足关节均可受累，RF 阴性，对非甾体类抗炎药反应差，但小剂量糖皮质激素可显著减轻手背水肿，羟氯喹治疗有效。

（8）重叠型 RA：除 RA 的表现外，患者同时或先后有其他结缔组织疾病共存，如风湿性心脏病、SLE、瑞特（Reiter）综合征、干燥综合征、银屑病、硬皮病、自身免疫性甲状腺炎、乙肝、皮肌炎、多肌炎、白塞病等。

3. 辅助检查

（1）血常规、尿常规、大便常规：了解患者有无贫血，白细胞计数、血小板的数量及分类情况，有无肾脏损害、胃肠道出血等。

（2）肝功能、肾功能、肌酶学、血糖、血脂等血液生化检查：了解患者的肝、肾功能和血糖以及脂代谢情况；另一方面也可以从球蛋白的量及各组分的变化，反映是否有免疫损害的存在。RA 患者一般均有球蛋白增高，其中 α_1 球蛋白增高者占 51%，α_2 球蛋白增高者占 54%，β 球蛋白增高者占 39%，γ 球蛋白增高者占 47%。

（3）红细胞沉降率（ESR，简称血沉）测定：血沉增快见于 80% 以上的患者，并且是判定炎症活动的指标。低活动度为 20 ~ 40mm/h，中等活动度为 40 ~ 80mm/h，高活动度 >80mm/h。

（4）类风湿因子（RF）测定：可用免疫比色法、乳胶凝集法测定，据其免疫球蛋白类型可分为 IgM 型 RF、IgG 型 RF、IgA 型 RF、IgE 型 RF 等。IgM 型 RF 阳性者见于 80% 左右的患者；IgG 型 RF 以免疫复合物的形式固定在组织内，而不是以游离状态存在于血清中，IgG 型 RF 与血管炎的发展有密切关系，用一般方法测不出来。IgM 型 RF 出现最快也要在 RA 发病后 3 周才能检出，反映血清中循环免疫复合物的存在。一般方法在 6 个月内很难测出，灵敏的方法可于发病 3 ~ 8 个月内测出。当 RA 伴发胸膜炎和关节外表现时，IgE 型 RF 增高。RF 阳性亦可见于蛋白代谢、遗传异常及慢性抗原刺激的其他疾病，如慢性肝炎、肝硬化、结核、传染性单核细胞增多症、感染性心内膜炎、SLE、SS、高龄老年人等。

（5）自身抗体测定：抗环瓜氨酸多肽抗体（A - CCP）、抗核周因子（APF）以及抗角蛋白抗体（AKA）阳性对 RA 的诊断有较高的特异性。最新的研究显示，抗环瓜氨酸肽抗体（CCP）在 RA 患者血清中阳性检出率的敏感性为 80%，特异性为 90%；抗体滴度的高低与疾病的侵袭性损害呈正相关。抗核抗体（ANA）阳性者见于 20% ~ 50% 的患者，但通常血清滴度 <1∶160。

（6）其他检查：RA 活动期，血清补体水平增高，尤以 C3 可明显增高。RA 病程长者，细胞免疫功能低下，淋巴细胞转化率降低。62% ~ 70% 的 RA 患者为 HLA - DR4 型。

（7）X 线检查：双手腕关节和（或）双足跗跖关节及其他受累关节 X 线检查是诊断和追踪病情变化的重要指标。判断关节破坏的程度通常将 X 线改变分为 4 期：

第 I 期（骨质疏松期）：关节肿胀，骨质疏松，无关节破坏征象。

第 II 期（破坏期）：关节间隙轻度狭窄，骨质疏松肯定，个别局限性软骨下骨侵蚀破坏，关节活动受限，但无关节畸形，邻近肌肉萎缩，有关节软组织右转。

第 III 期（严重破坏期）：关节间隙明显狭窄，骨质疏松广泛，多处软骨侵蚀性破坏，关节脱位，畸形，但无强直。

第 VI 期（强直期）：X 线第 III 期改变加关节融合、强直。

国际上评估 RA 患者骨损害的程度采用双手腕关节摄片，按 Sharp 评分法计分，转换为计量资料表示。Sharp 评分标准为：

①关节侵蚀（0 ~ 5 分）：共 32 个关节或骨。包括双手 2 ~ 5 近端指间关节（8 个），拇指指间关节（2 个），掌指关节（10 个），第 1 掌骨头（2 个），尺骨和桡骨端（4 个），多角骨（大小多角骨作为整体评价，2 个），舟状骨（2 个）以及月骨（2 个）。将待评关节分为 4 个象限，每个象限出现孤立侵蚀灶加 1 分；如果侵蚀较大，可根据侵蚀占待评关节的比例进行评分；关节大面积毁损，则评 5 分。

②关节狭窄（0~4分）：共30个关节。包括双手2~5个近端指间关节（8个），掌指关节（10个），第3、4、5腕掌关节（6个），多角骨和舟状骨之间的关节（2个），头状骨和舟状骨及骨之间的关节（2个），桡腕关节（2个）。关节局部或可疑狭窄，评1分；关节普遍狭窄 <50%，评2分；普遍狭窄 >50%，评3分；关节间隙消失、骨性强直或脱位，评4分。

（8）关节液检查：关节液为炎症性改变，淡黄色，微浊，静置有凝块形成，黏稠度低，白细胞总数 $>5 \times 10^9$/L，以中性粒细胞为主，RF 阳性，培养无菌生长。氯喹试验值多半低于正常（<0.07 OD），如果并发骨关节病则增高（>0.22 OD）。

【饮食宜忌】

1. 饮食宜进

（1）饮食原则

①适宜的膳食调补，对本病的治疗有益。总的调补原则是食用高蛋白、高热量、富含纤维素及易消化食物为宜，同时根据疾病的不同时期，对急性期和慢性期饮食保健所采用的原则也有不同。患者在急性期宜吃清淡、平和的食物，不能吃过热、过凉的食物；慢性期宜吃温性食物，而不宜吃太凉的食物。具体调补又应结合患者的形质及痹邪的偏盛予以实施。一般来说，形瘦相火偏旺者，宜食清凉之品如莲子心、百合等；形胖气虚多痰者，宜食薏苡仁、山药、扁豆等；风邪偏盛者，宜食豆豉、荠菜；寒邪偏盛者，宜以茴香、桂枝、花椒佐菜；湿邪偏盛者，宜食薏苡仁、赤小豆、白扁豆；热邪偏盛者，宜食马兰头、通心草煨鸭、青菜、水果；形与气俱不足者，黄芪、甲鱼、墨鱼等皆宜进食。

②宜常服祛风除湿、散寒温通、强筋壮骨的食物或药酒，例如薏苡仁、韭菜、香菜、香葱、辣椒、木瓜、雌乌鸡、地龙；急性期膳食宜清淡，并适宜吃具有清热功能的食物，如粳米饭、小米粥、油菜、荠菜、菊花脑、枸杞头、马兰头、海蜇皮、黄花菜、番茄、芹菜、冬瓜、丝瓜、黄瓜、西瓜、甘蔗等；久病体虚，病情迁延不愈时，宜适当增加温补、滋补的食物，如排骨汤、猪肾汤、瘦肉、鳝鱼、狗肉、羊肉、牛肉、蛋类、乳类等。

③辨证配食是食疗的基本原则。"虚者补之，实者泻之"，"寒者热之，热者寒之，温者清之，凉者温之"为治疗大法。配膳时要根据证的阴阳、虚实、寒热，分别给予不同的饮食治疗。一般而言，风痹者宜用葱、姜等辛温发散之品；寒痹者宜用胡椒、干姜等温热之品，而忌生冷；湿痹者宜用薏苡仁、黑豆等利湿之品；热痹者一般湿热之邪交织，药膳要求清中能利，而不宜食用辛辣刺激之品。

④采取适当的烹饪方法，一般不采取炸、烤、熬、爆等烹调方法，以免有效成分被破坏，或使其性质发生改变而失去治疗作用。应该采取蒸、炖、煮、煲汤、酒浸、泡等方法。烹饪的目的在于既使其味美可口，又使其保持药性。

⑤控制饮食对 RA 是否有治疗作用，至今尚有争议。尽管如此，在一些研究中还是可以看出，饮食治疗对有些 RA 患者是可以起到缓解症状作用的。已知热量缺乏可影响

免疫反应，接受饮食治疗的 RA 患者常有体重减轻，这是脂肪摄入量减少的缘故。热量减少造成免疫反应受到抑制，有利于 RA 患者症状的缓解。必须强调，至今尚无充分的证据说明饮食治疗能转变 RA 的病程，因而单独应用饮食治疗是不正确的，饮食治疗只能作为缓解患者症状的一种辅助措施。正确调整饮食，也是预防症状再发的手段之一。目前主要有两种方式，一为"补充治疗"，二为"取消治疗"。所谓补充治疗，即补充 RA 患者体内缺乏或对缓解症状有益的食物，主要是鱼油和夜樱草油。此外，新西兰绿唇淡菜、藻类、蜂王浆、人参、苹果醋、蒜、蜂蜜均广泛为 RA 患者所采用，这些食物的用量尚未明确，但一般用量都较大，对于大量食用这些补充食物可能产生的不良反应以及经济问题，尚未得到充分研究。所谓取消治疗，主要是去掉饮食中患者不能耐受的食物。此类食物的确定，可以用如下方法：给患者禁食，待症状缓解后，逐渐给予最易引起不耐受的食物，患者的症状又会出现甚至重于禁食前，则这一食物即应取消。但盲目禁食，反而不利于患者的健康。RA 饮食治疗尚处于不成熟的阶段，还需要做大量的研究工作。

（2）药膳食疗方

①辣椒猪肉汤：瘦猪肉 100g，辣椒根 90g，生姜、大蒜、食盐、花椒各适量。将瘦猪肉洗净，切块；辣椒根水洗后用纱布包好，封口；姜切片，葱切段；再把猪肉、辣椒根、葱段、姜片、花椒一起放入砂锅内，加水适量，先用武火烧沸，然后改用文火炖煮半小时至肉烂，去辣椒根，加食盐，再煮沸即成。吃肉饮汤，每日 1 剂，连食 7～10 日。本方具有温经散寒、祛湿止痛的功能，适用于关节疼痛较剧者。热痹忌服。

②桂浆粥：肉桂 3g，粳米 50g，红糖适量。将肉桂研成细末；粳米洗净，常法煮粥，待粥将熟时，加入肉桂末、红糖，再煮沸一两次即成，趁热空腹吃下。每日 1 剂，3～5 日为 1 个疗程，有效者再服 1～2 个疗程。本方具有温经散寒、暖胃止痛的作用，适用于寒痹。热证及阴虚火旺者禁用。

③川乌粥：制川乌 10g，粳米 50g，姜汁 15 滴，蜂蜜 30g。先将制川乌和蜂蜜放入砂罐内，加冷水足量，先用武火煮沸，再用文火煎煮 2 小时以上，取药汁 200mL；将粳米洗净，煮粥至将熟时，加入药汁、姜汁，再煮沸一两次即可。每日 1 剂，分多次服用，不可顿服，否则易致乌头碱中毒。此方有散寒除湿、温经止痛、通利关节的功能，适用于阳虚寒甚者。

④独活当归酒：独活、杜仲、当归、川芎、熟地黄、丹参各 30g，白酒 1000mL。先将前六味药物研细，用纱布包好，放入白酒中，加盖密封，放火旁煨 24 小时，候冷即可。不拘时饮之。本方具有补肝肾、强筋骨、祛风湿的作用，适用于肝肾亏虚、风湿痹痛者。关节炎早期及热痹禁服。

⑤黄花菜根酒：黄花菜根、黄酒各 50g。将黄花菜根洗净，放入锅内，加水适量，先用武火煮沸，然后改用文火煎煮 30 分钟，去渣取汁，冲黄酒内服。每日 2 次，连服数日。本方具有清热通络的作用，适用于热痹、关节红肿疼痛明显者。关节无红热者忌服。

⑥茄根酒：茄子根（或白茄根）90g，白酒 500mL。将茄子根洗净，切碎，用白纱

布包好，封口，放入白酒中浸泡3日，启封即可饮用。每次饮15mL，每日2~3次，连服7~10日。本方具有清热祛风、除湿通络的作用，适用于热痹、关节红肿热痛、口渴、便干、发热者。关节无红热者忌服。

2. 饮食禁忌

（1）忌吃肥腻的食物：中医认为，痹证主要是因为气血痹阻不通所致，而肥腻之品容易影响脾胃的运化而生湿，湿为阴邪，又进一步加重痹阻不通的病机。现代医学亦证明，脂肪在体内氧化过程中能产生酮体，而过多的酮体对关节有较强的刺激作用。所以痹证不宜吃高脂肪食物，诸如动物内脏、凤尾鱼、鲫鱼子、蟹黄、蚬、蛋类、鱼肝油等，猪油、奶油、油条更当禁吃，且炒菜、烧汤宜少放油，尽量多吃蔬菜、水果，以免使病情恶化或反复。

（2）忌多吃海产品：痹证患者多吃海产品无益，因为海鱼、海参、海藻、紫菜中含有尿酸，尿酸被身体吸收后，能在关节中形成尿酸盐结晶，使关节症状加重。

（3）忌吃过于酸、咸的食物：粳米、面粉、花生、白糖、白酒，以及鸡、鸭、鱼、肉蛋类等酸性食物，若摄入过多，超过了体内调整pH值的限度，那就会使体内pH值一过性偏离，使乳酸分泌增多，且消耗体内一定的钙、镁等离子，而加重病情。同样，若吃过咸的食物，会使体内钠离子增多，而对患者不利。

（4）忌偏食：食物中含足够的矿物质和维生素，应注意营养平衡，不可偏食。

（5）忌食辛辣、煎炸、燥热的食物：急性期或急性发作，关节红肿灼热时，不宜食用辛辣、油腻、刺激的食物；久病脾胃虚寒者，应少食生冷瓜果以及虾、蟹、竹笋之类食物。

（6）少食甜食：糖类易致过敏，可加重关节滑膜炎的发展，易引起关节肿胀和疼痛加重。

（7）少饮酒和咖啡、茶等饮料，注意避免被动吸烟，因其都可加剧关节炎恶化。

【药物宜忌】

1. 西医治疗

（1）非甾体类抗炎药：非甾体类抗炎药（NSAIDs）是最常用的抗风湿药，也是治疗RA的一线药，作用快、疗效好，其共同作用机制是通过抑制环氧化酶，减少前列腺素的合成而起到消炎镇痛的作用。NSAIDs的不良反应主要是胃肠道反应和肾毒性，后者多见于老年人，其他不良反应较为少见。

该类药物有水杨酸类、吲哚类、丙酸类、丙乙酸类及噻嗪类等，代表药物有阿司匹林、消炎痛、布洛芬、双氯灭酸、炎痛喜康等。

①水杨酸类：此类药物的代表是阿司匹林，此外还有水杨酸钠、扑炎痛、抗炎松等。阿司匹林治疗风湿疾病已有一百年的历史，疗效肯定，除非确有禁忌，仍是目前治疗RA患者的常用药物。小剂量阿司匹林（2g/d）以止痛为主，必须使用足够的剂量（4~6g/d），即血清水杨酸浓度应达到200~300mg/L时，临床才可取得抗炎效果。成人口服阿司匹林，每日3~5g，小儿减半，症状控制后剂量减半。本药不良反应甚

多，常见恶心、呕吐、胃部不适。扑炎痛 1g/次，每日 3 次，不良反应与阿司匹林相同。本类药不宜与吲哚类药合用，否则易引起药物的拮抗作用。

②吲哚类：消炎痛每次 25mg，每日 2～3 次，饭后或餐中服用，每日最大量150mg，小儿慎用或忌用。不良反应主要为胃肠道疾病如消化性溃疡，以及大脑功能障碍，常见眩晕、头痛、抑郁、幻觉等症状。孕妇、哺乳期妇女、震颤性麻痹、精神病、癫痫、胃及十二指肠溃疡活动期或复发等患者，禁用本药。

③丙酸类：布洛芬 0.2g/次，口服，每日 3 次；萘普生 0.25g/次，口服，每日 2次；酮基布洛芬（优布芬）0.5g/次，口服，每日 3 次。

④苯乙酸类：芬布芬 0.3g/次，口服，每日 3 次；双氯灭痛 0.25g/次，口服，每日3 次。

⑤噻嗪类：炎痛喜康 20mg/次，口服，每日 1 次。

（2）慢作用抗风湿药：慢作用抗风湿药（SAARDs）为二线药，包括改变病情药（DMARDs）、细胞毒药及雷公藤制剂。这些药的共同特点是：①起效慢。②除改善临床症状外，还可影响客观指标如血沉、C 反应蛋白、类风湿因子等。③可影响免疫过程，阻止或延缓病情进展。改变病情药包括抗疟药、金制剂、青霉胺、柳氮磺胺吡啶等；细胞毒药物包括甲氨蝶呤、环磷酰胺、环孢素 A、硫唑嘌呤等。

1）金制剂：金制剂有注射金和口服金 2 种，多用于早期轻型 RA，近年来临床使用较前减少。其机制可能与抑制抗体形成或多形核白细胞释放溶酶体酶、抑制巨噬细胞及辅助性 T 细胞的作用有关。主要的不良反应是腹泻或大便稀烂，也可出现皮疹和口腔炎。

①注射金：最常用的有硫代苹果酸金钠和硫代葡萄糖金，两者的临床效果相同。常规使用剂量为：从第 1 周 10mg 的剂量开始，第 2 周 25mg，如无不良反应，以后可增加到每周 50mg，直到总量 1g（相当于 500mg 元素金）或病情有好转。一般注射后常需3～4 个月始出现疗效，然后再将注射间隔延长至 2 周或 3～4 周 1 次以维持治疗。

②口服金：常见的是金诺芬，服法为 3mg/次，每日 2 次，或 6mg/次，每日 1 次（甚至 9mg/d），对改善早期类风湿患者的症状有效。它比金制剂针剂安全、方便。口服金一般须在 3～9 个月后起效。

2）甲氨蝶呤（MTX）：顿服，7.5～15mg/次，1 次/周，连服 1～5 年；肌内注射或静脉注射，第 1 周 5mg/次，1 次/周，最大量可达 25mg，连续 3～6 个月，临床上也有用3～4 年的报道。一般在用药 3～12 周后即可起效。开始治疗的 3～6 个月，应每 1～3 周查血常规、肝功能、肾功能 1 次，以后每 3 个月查 1 次。若发现异常，应当减少用药。

3）来氟米特（LEF）：20mg/次，1 次/日。本品为新型的免疫抑制药。临床应用本品治疗 RA，一般 2 周左右起效。用药过程中，随着病情的缓解，应当减量（10mg/日）使用，并定期（1 次/月）检查血清转氨酶和白细胞。异常者应减量或停药观察，严重者可服考来烯胺（8g/次，3 次/日）或药用炭（50g/次，4 次/日），连用 11 次，以快速降低活性产物 A771726 的浓度。

4）柳氮磺吡啶（SSZ）：第 1 周，0.25g/次，3 次/日；第 2 周，0.5g/次，3 次/日；

第3周，1g/次，2次/日，也有人用到1g/次，3次/日，此量维持1~3年。用药后1~2个月即可起效，若连续6个月无效，则应换药。应每2~3周查血常规1次，如有异常，应立即停药。

5）氯喹（CQ）：4~5mg/（kg·d），连服3~6个月至1年；当关节肿胀基本消退和血沉下降后减为半量，每周服药5日，停服2日，或每年服药10个月，间歇2个月，如此重复，可用2~5年以上。氯喹显效慢，一般需用2~6个月后才显效，少数患者在1年后显效最明显；但一旦显效后作用持久，停药后关节炎症可缓解数月至数年，甚至可以完全控制。

6）羟氯喹（HCQ）：0.2g/次，1次/日，作用机制同盐酸氯喹，但不良反应小。

7）环孢素（CsA）：2mg/（kg·d），分2次，连服3~12个月。一般用药6~8周起效，对晨僵、疼痛、肿胀均有显著改善，而且不良反应相对较小。

8）硫唑嘌呤（AZP）：2~2.5mg/（kg·d），饭后或进餐中间服药，连服3~12个月，一般应不少于3个月，部分患者可维持用药0.5mg/（kg·d），2~3年以上。

9）D-青霉胺：第1周，125mg/次，1次/日；第2周，250mg/次，1次/日；第3周，375mg/次，1次/日，坚持1~3年。以小剂量为宜，小剂量疗效与大剂量相当，但不良反应明显减少。

10）环磷酰胺（CTX）：1.5~2.5mg/（kg·d），最大剂量不超过200mg/日，1日1次或2日1次，餐后口服。疗程3~6个月至1年以上，但用药一般不应少于3个月，少数患者可连服2~3年。

11）云克注射液（^{99}Tc-MDP）：由A剂和B剂组成。A剂含^{99}Tc 0.05mg，B剂含MDP 5mg和氯化亚锡0.5mg。A剂与B剂混合后充分振摇溶解完全后静置5分钟，缓慢静脉注射，1次/日，20日为1个疗程。

（2）雷公藤：中医文献记载该药味苦，有大毒，能杀虫、消炎解毒、祛风湿。雷公藤治疗RA已有20余年的历史。临床观察表明，雷公藤以对体液免疫为主，而对细胞免疫也可能有促进作用，这是雷公藤治疗RA的重要所在。目前国内雷公藤制剂较多，剂量和用法尚未统一。北京协和医院采用雷公藤多苷60mg/d的剂量治疗，取得了较好的结果。

（3）糖皮质激素：糖皮质激素对解除患者的痛苦很有用处，但它并不能阻断RA的病程进展和关节破坏，而且长期应用还可产生明显的不良反应。如长期使用易形成依赖性；停药后关节炎多半迅速反跳、加重或恶化；使用不当会出现机会感染、无菌性骨坏死等，这些危害并不小于RA本身的危害。故这类药物在RA中的使用要特别慎重，一般只用于有全身性血管炎多脏器损害、严重贫血、眼及中枢神经损害、高热或病情危重、其他治疗方法无效者。若RA患者原来或正在用糖皮质激素，此时应掌握逐渐减量停药的原则，选用DMARDs等疗法"掩护"激素减量，并逐渐替代之，以争取早日停用激素。

（4）生物制剂：①经胃肠道建立抗诱导免疫耐受。②抗细胞因子（IL-1、IL-6、TNF-α）单克隆抗体，已上市的制剂有Intlitimab（抗TNF-α嵌合性单核）、Etanercept（恩利）、IL-1Ra。③抗 CD4$^+$ 单克隆抗体。④抗细胞黏附蛋白单克隆抗体。⑤重组人类 γ-干扰素。

（5）免疫调节药

①左旋咪唑（LMS）：2.5mg/（kg·d），分 3 次，口服，每周服用 1 天。疗程 6~12 个月，以第 12 个月时效果最佳。本品的不良反应有恶心、腹痛、腹泻、便秘、口腔溃疡、转氨酶升高、易激动、失眠、头痛、味觉异常、定向障碍、复视、发热、荨麻疹、白细胞计数减少、血小板减少等。用药期间应 1~2 周查血常规 1 次，白细胞计数 <3 × 10^9/L 时应立即停药。

②转移因子（TF）：肌内注射，2mL/次，2~3 次/周，出现明显效果后改为 1~2 次/周，可连用 6~24 个月以上。少数患者对本品过敏，用药前最好先做皮试。少数患者用药后关节肿痛反而加重，遇此情况应及时停药。

③胸腺素（肽）：肌内注射，4~12mg/次，2~3 次/周，2~3 个月为 1 个疗程。显效后肌内注射 1 次（1~2 周），连用 6~24 个月以上。不良反应同 TF。

④卡介苗素或卡介菌多糖核酸提取物：肌内注射，1mg/次，2~3 次/周，2~3 个月为 1 个疗程。显效后肌内注射 2 次/周，连用 6~24 个月以上。

⑤乌体林斯注射液：肌内注射，1.72μg/次，1 次/周，2~3 个月为 1 个疗程。显效后改为肌内注射，2 周 1 次，连用 6~24 个月以上。

（6）辅助治疗药物

①肝素：皮下注射，1000U/次，3 次/日，15~20 日为 1 个疗程；肌内注射，5000~10000U/次，1 次/日；静脉注射，5000~10000U/次；关节腔内注射，2000~3000U/次，间隔 2~3 日注射 1 次，连续注射 3~5 次为 1 个疗程。用药期间应测凝血酶原时间，以监护用药量。若凝血酶原时间比用药前增加 2~3 倍，说明剂量合适，否则应增减用量。应避免与水杨酸类同用。

②二巯基丙烷磺酸钠：肌内注射，5mL/次，1 次/日，10~20 次为 1 个疗程。

③维生素 E：0.1g/次，3 次/日。

（7）物理疗法：①深部 X 线或 ^{60}Co 关节局部照射。②矿泉水、热水浴疗法。③热敷疗法。④拔罐疗法。⑤石蜡疗法。⑥泥疗法。⑦药物蒸气疗法。⑧中波、短波电疗法。⑨微波电疗法。⑩激光、红外线疗法。⑪直流电药物离子导入疗法。⑫运动疗法。

2. 中医治疗

（1）中医辨证治疗

1）活动期

①卫阳不固，经脉痹阻

主症：发热畏寒，恶风汗出，晨僵明显，周身关节疼痛，关节屈伸不利，遇冷加重，得温则舒，舌质淡，苔薄，脉浮紧。

治法：疏风固表，和营通络。

方药：防风汤和防己黄芪汤。

防己 10g，防风 10g，黄芪 20g，白术 10g，秦艽 10g，羌活 10g，独活 10g，桂枝

10g，当归10g，茯苓10g，生姜3片。

加减：阳虚寒盛者加附子；湿盛者加苍术。

②湿热闭阻，壅滞经脉

主症：恶风发热，关节红肿热痛，得凉则痛减，关节重着，活动不利，手不能握，足不能履，晨僵，口渴或口渴不欲多饮，溲黄，大便不爽，苔黄腻，舌质偏红，脉数。

治法：清热除湿，宣痹通络。

方药：宣痹汤加减。

防己10g，蚕砂10g，薏苡仁30g，连翘10g，苍术10g，赤小豆10g，滑石10g，焦栀子10g，黄柏10g，怀牛膝15g。

加减：关节肿痛甚者加忍冬藤、木瓜、桑枝等；热毒盛者加牛角、赤芍、牡丹皮、石膏、寒水石等；湿浊甚者加萆薢、土茯苓等。

2）缓解期

①痰瘀互结，经脉痹阻

主症：关节肿痛变形，活动受限，肌肉刺痛，痛处不移，皮肤弹性差，按之稍硬，肌肤紫暗，面色黧黑，或有皮下结节，或肢体顽麻，眼睑浮肿，舌质黯红或有瘀斑、瘀点，苔薄白，脉弦涩。

治法：活血化瘀，化痰通络。

方药：循经丸加减。

狗骨20g，炮龟甲10g，五灵脂10g，全蝎10g，乌梢蛇10g，地龙10g，当归10g，牛膝10g，南星10g，白附子10g，杜仲10g，续断10g。

加减：上肢痛者加姜黄、桂枝；下肢痛者加木瓜；腰骶痛者加鹿角霜、小茴香。

②肝肾亏损，气血两虚

主症：形体消瘦，关节变形，肌肉萎缩，骨节僵硬，活动不利，筋脉拘挛，腰酸膝软，眩晕心悸，气短乏力，面色不华，舌质淡，脉细弱。

治法：补肝肾，益气血，通络止痛。

方药：独活寄生汤送服益肾蠲痹丸。

独活10g，桑寄生10g，川芎10g，防风10g，秦艽10g，细辛10g，桂枝10g，当归10g，熟地黄10g，杜仲10g，牛膝15g，党参15g，甘草6g。每服送服益肾蠲痹丸8g。

加减：偏阴虚者，症见咽干耳鸣、失眠多梦、盗汗烦热，合用左归丸；偏阳虚者，症见肢肿、畏寒喜温、手足不温，合用右归丸。

（2）验方

①清热通痹汤：忍冬藤30g，生地黄20g，芍药30g，生甘草10g，白花蛇舌草30g，土茯苓15g，汉防己15g，赤芍15g，地龙10g，青风藤20g，威灵仙15g，鹿衔草15g。痛甚者加吴茱萸6g、细辛3g、全蝎9g、蜈蚣2条，关节僵硬、屈伸不利者加山慈菇9g、穿山甲10g，局部红肿热甚者加玄参30g。可清热解毒，消肿通痹。主治类风湿关节炎急性期。

②通痹汤：当归18g，丹参18g，鸡血藤21g，海风藤18g，透骨草21g，独活18g，

钻地风18g，香附21g。功可祛风通络，散寒除湿，养血活血。主治类风湿关节炎属于风寒湿痹者。

③龙蛇散：地龙250g，乌梢蛇60g，白花蛇4～6条，露蜂房60g，全蝎20g。功可搜风通络，散结止痛。主治类风湿关节炎顽固者。

④蕲蛇四虫汤：蕲蛇20g，当归20g，蜈蚣2条，全蝎5g，苏土鳖虫5g，穿山甲7.5g，仙灵脾15g，熟地黄25g，白芍25g，秦艽15g。可补血温阳，搜风通络。主治类风湿关节炎关节肿痛，变形僵直，手指、足趾关节呈梭形，疼痛如锥刺，严重者功能丧失，几成残废，肌体消瘦，肌肉萎缩，皮肤枯燥等。

⑤三虎丸：全蝎、蜈蚣、乌梢蛇、土鳖虫、地龙各等份，研末，以蜜为丸。可搜风通络，活血化痰。主治类风湿关节炎见关节畸形，痰瘀痹阻证者。

3. 药物禁忌

（1）非甾体类抗炎药（NSAIDs）

①口服抗凝药：阿司匹林、抗炎松、保泰松及甲灭酸等均为有机酸，可竞争性地将香豆素类药物从蛋白结合部位置换出来，使其血药浓度升高，抗凝作用增强，易引起出血。苯磺唑酮也能增强口服抗凝药的作用（使代谢减缓、血药浓度升高）。大剂量布洛芬（>3600mg/d）可能增加华法林的抗凝作用。

②抗酸药：可使非甾体类抗炎药的排泄增快，降低血药浓度和疗效。消炎痛与胃舒平联用可减轻胃肠道反应，但消炎痛的吸收降低约30%，疗效也相应减弱。

③锂盐：消炎痛等可使锂的排泄减少，血药浓度升高，易发生锂中毒。布洛芬与锂盐联用时，此种相互作用不明显。

④氧化铵：与非甾体类抗炎药联用，可增强对胃黏膜的刺激性。另外氯化铵可促进非甾体类抗炎药的胃肠吸收和肾小管重吸收，使血药浓度升高，从诱发非甾体类抗炎药的毒性反应。

⑤口服避孕药：保泰松具有酶诱导作用，可使口服避孕药代谢增快，药效降低，避孕失败。口服避孕药可使扑热息痛代谢加快，联用时应加大后者的剂量。

⑥糖皮质激素：保泰松和阿司匹林可使糖皮质激素的药理作用和不良反应增强，诱发胃肠出血。糖皮质激素可加快水杨酸盐代谢，使其血药浓度下降。保泰松与糖皮质激素联用时，水钠潴留作用更加明显。

⑦苯妥英钠：阿司匹林、保泰松、抗炎松等可使苯妥英钠的药理作用和不良反应增强（蛋白结合部位置换作用）。苯磺唑酮、布洛芬可抑制苯妥英代谢，使血药浓度升高。

⑧巴比妥类：可使保泰松、阿司匹林、布洛芬等代谢增快，作用减弱。另外，保泰松等可抑制巴比妥代谢，使其血药浓度升高，作用增强。

⑨酰胺咪嗪：与阿司匹林等联用时，可使酰胺咪嗪代谢减慢，作用增强，并可出现严重的不良反应。

⑩维拉帕米（异搏定）：苯磺唑酮可使其代谢增强，作用减弱（药酶诱导作用）。

⑪地高辛：保泰松的酶诱导作用可使其代谢增快，作用减弱。

⑫口服降糖药：保泰松、阿司匹林、苯磺唑酮、抗炎松等可使其降糖作用增强，易引起低血糖反应（蛋白结合部位置换作用或酶抑制作用）。此外，水杨酸盐本身也有降糖作用。

⑬磺胺类药物：与保泰松、阿司匹林等联用时，血药浓度升高，药理作用及毒副反应均增强（蛋白结合部位置换作用）。

⑭青霉素类：与非甾体类抗炎药联用时，两药的排泄均减慢，血药浓度升高，作用增强。

⑮异烟肼：阿司匹林可使其胃肠吸收减少，疗效减弱。

⑯对氨基水杨酸钠：阿司匹林可使游离态的对氨水杨酸增多，加重毒性反应，故两药不宜联用。

⑰氢氯噻嗪：非甾体类抗炎药可减少肾小管对氢氯噻嗪的分泌，使其作用增强（消炎痛除外）。

⑱袢利尿剂：与消炎痛、异丁苯丙酸（布洛芬）、萘普生或舒林酸等联用时，利尿作用明显减弱（减少肾血流量），故不宜联用。速尿与阿司匹林联用时，两药的药效和毒性反应均增强（肾小管分泌部位竞争作用），故不宜联用。

⑲保钾利尿剂：阿司匹林可使安体舒通的作用减弱（醛固酮受体结合不佳），并使血中尿酸浓度升高。消炎痛与氨苯蝶啶联用可引起肾脏损害，故不宜联用。

⑳抗高血压药：大多数非甾体类抗炎药对血压正常者有轻度升压作用，也可部分或完全拮抗许多抗高血压药的作用。两类药物联用，大约有10%的患者发生明显的药物相互作用，在老年人、黑人及低肾素活性的高血压患者中这种危险性最大。非甾体类抗炎药可阻断噻嗪类袢利尿剂、α和β受体阻滞剂以及血管紧张素转换酶抑制剂的抗高血压作用，但与α受体激动剂或钙通道阻滞剂未见相互作用。

㉑甲氨蝶呤：与非甾体类抗炎药联用时，其血药浓度明显升高，毒性增大。

㉒维生素A：可拮抗非甾体类抗炎药的作用，故两药不宜联用。

㉓维生素C：阿司匹林可影响维生素C的生物利用率，长期服用阿司匹林的患者应补充维生素C。

㉔乙醇：与非甾体类抗炎药同服可加重对胃黏膜的刺激，诱发或加重消化道溃疡。

㉕消胆胺：可使保泰松吸收减少，疗效降低。

㉖丙咪嗪、甲状腺素：与阿司匹林联用时，其药理作用及不良反应增强。

㉗喹诺酮类抗菌药：与布洛芬联用可诱发惊厥。

㉘氨茶碱：保泰松可使茶碱代谢加快，作用减弱（酶诱导作用）。

㉙氯化钠（食盐）：保泰松可抑制钠和氯离子排泄，可致高血压和水肿等不良反应，故服用保泰松时忌高盐饮食。

㉚丙磺舒：可抑制葡萄糖醛酸酯类从肾排泄，故可使萘普生、布洛芬、消炎痛、氯咔唑丙酸等在血浆内蓄积，加重毒不良反应。

（2）吲哚美辛（消炎痛）

①皮质激素：与消炎痛有协同性抗炎作用，并可增强其对胃的刺激性，两药联用

时可减少皮质激素的用量。也有两药联用诱发感染性休克的报道。

②保泰松：与消炎痛联用不能提高疗效，但却可增强其致胃溃疡的作用。

③氯喹：与消炎痛联用治疗类风湿关节炎具有相辅相成的作用，但两药的毒性亦呈相加性。

④阿司匹林：与消炎痛有交叉过敏性，对阿司匹林过敏者不宜用消炎痛。两药联用的疗效不如单用消炎痛。阿司匹林可使吲哚美辛的血药浓度降低 20%，吲哚美辛也使阿司匹林的吸收减少。两药联用时相互减弱抗炎镇痛作用，并增加不良反应。

⑤氨苯蝶啶：与消炎痛联用可加重肾功能损害。

⑥口服抗凝药：与消炎痛联用可加重出血倾向，应减量慎用。

⑦抗癫痫药：消炎痛可使癫痫发作增加，联用时应适当增加抗癫痫药的用量。

⑧抗震颤麻痹药：消炎痛可降低其疗效。

⑨丙磺舒：可抑制消炎痛排泄，使其血药浓度成倍升高，甚至可能出现头痛、眼花、恶心等中毒症状，增加不良反应。消炎痛可减弱丙磺舒的作用。

⑩丁苯氧酸：消炎痛可降低其利尿效应。

⑪氟哌啶醇：与消炎痛联用可产生严重的困倦反应。

⑫呋塞米：消炎痛可消除速尿的降压作用和排钠作用。吲哚美辛可减弱噻嗪类利尿剂和普萘洛尔的降压作用，特别是老年患者应避免联用。

⑬强心苷：消炎痛可使强心苷的半衰期延长 1 倍，减少肾脏对地高辛的消除率，联用时应监测强心苷的血药浓度。吲哚美辛可减少肾脏对地高辛的清除率，使地高辛的半衰期延长 1 倍，尤其对新生儿和早产儿的影响严重。两药联用时，新生儿地高辛用量应减半，并监测血药浓度和尿排出量。

⑭双嘧达莫：与吲哚美辛联用可致明显的水钠潴留。

⑮芫花：消炎痛可消除芫花的部分缩宫作用。

⑯心得安：与吲哚美辛联用可减弱抗高血压作用，并可使吲哚美辛引起的过敏性哮喘加剧。

⑰瑞培林：其中所含的保泰松可使吲哚美辛致溃疡和出血的发生率升高，两药联用尚可引起造血系统损害、中毒性肝炎和肾损害。

⑱炎痛喜康：与吲哚美辛联用药效增强，但胃肠刺激加剧，可致胃出血及造血功能、肝肾功能损害。

⑲布洛芬：与吲哚美辛竞争蛋白结合部位，可使布洛芬的血药浓度升高，不良反应加剧，并增加肝肾损伤。

⑳碳酸氢钠：可促进吲哚美辛解离而刺激胃黏膜，加重胃损害。

㉑氨茶碱：吲哚美辛可削弱氨茶碱的止喘作用。

㉒利血平、氢氯噻嗪：吲哚美辛可降低其降压作用，亦可降低噻嗪类、髓袢利尿剂、α 和 β 肾上腺素能阻滞剂及血管紧张素转换酶抑制剂的抗高血压作用。

㉓二氟尼柳：可使吲哚美辛的血药浓度升高 30% ~ 35%。

㉔喹诺酮类抗菌药：与吲哚美辛联用可能发生惊厥、癫痫等不良反应。

㉕抗酸药：可减轻吲哚美辛的胃肠刺激作用，但可引起吲哚美辛血药浓度降低。

㉖疫苗：消炎痛可加重活疫苗的免疫反应。

㉗卡托普利：吲哚美辛可消除卡托普利所致的干咳，其机制为抑制卡托普利所致的咳嗽反射敏感性增高。吲哚美辛亦可减弱卡托普利的抗高血压作用。

（3）环磷酰胺（CTX）

①氯霉素：可促进环磷酰胺活性，降低抗肿瘤作用，并加重骨髓抑制。

②神经肌肉阻断药：应用环磷酰胺的患者，琥珀胆碱的作用增加并延长，可发生呼吸功能不全及呼吸暂停时间延长。

③顺铂：可导致环磷酰胺代谢物清除减少，加重神经毒性、骨髓抑制和肾毒性。

④别嘌醇：与环磷酰胺联用可引起严重骨髓抑制。先使用别嘌醇可显著延长环磷酰胺半衰期。

⑤苯二氮䓬类：可能增加环磷酰胺的毒性。

⑥氨苯砜：可能降低环磷酰胺的活性。

⑦阿霉素：与环磷酰胺联用可能增强对膀胱的损害。

⑧异环磷酰胺：与异环磷酰胺联用，可发生严重的抗凝功能障碍。

⑨吗啡、哌替啶：可使环磷酰胺毒性增加。

⑩琥珀胆碱：环磷酰胺抑制代谢酶，可使琥珀酰胆碱的肌肉阻滞作用延长。

⑪地高辛：环磷酰胺、长春新碱、丙卡巴肼等均可损害小肠黏膜，使地高辛吸收速度减慢和吸收量减少。两药联用时应监测地高辛的血药浓度。

（4）硫唑嘌呤

①复方新诺明：对于肾移植的患者，与硫唑嘌呤联用可增加血液学毒性。增效磺胺甲噁唑具有抗叶酸作用，联用时增强硫嘌呤的骨髓抑制作用。

②阿霉素：可增强硫唑嘌呤的肝毒性。联用时亦导致阿霉素排泄延迟，可造成严重的骨髓抑制。

③甲氨蝶呤：可提高硫唑嘌呤的血浆峰浓度（抑制代谢酶），增加毒性。

④氯霉素、氯喹：与硫唑嘌呤联用可使骨髓毒性加重。

⑤华法林：硫唑嘌呤可阻碍华法林的抗凝血作用。

⑥巯甲丙脯酸：与硫唑嘌呤联用可引起血液学异常变化。

⑦别嘌醇：可竞争性抑制硫唑嘌呤代谢，两药联用可预防硫唑嘌呤代谢物 6 – 巯基嘌呤形成高尿酸血症；但硫唑嘌呤的疗效与毒性均增强，因此须减至常用量的 1/2 ~ 1/4。

（5）氯喹

①保泰松、金制剂：与氯喹联用可加重皮肤损害性反应（过敏性皮炎）。

②骨髓抑制剂（抗肿瘤药、氯霉素）：与氯喹联用可加剧骨髓抑制反应。

③强心苷：氯喹可加重强心苷的心脏传导阻滞作用。

④肝毒性药物（氯丙嗪等）：与氯喹联用可加重肝损害。

⑤氨基糖苷类抗生素：不宜与氯喹联用。

⑥氯胍：与氯喹联用可增加口腔溃疡发生率。

⑦吲哚美辛（消炎痛）：与氯喹联用抗类风湿关节炎有协同互补作用，但毒性亦呈相加性，故联用时应监测血常规和肝功能。

⑧氯化铵：酸化尿可增加氯喹经肾排泄达 20% ~ 90%，有利于减少不良反应，但同时也可降低疗效。

⑨肝素、青霉胺：与氯喹联用会增加出血倾向。

⑩链霉素：与氯喹联用可加重对神经肌肉接触点的直接抑制作用。

⑪抗酸药：三硅酸镁降低氯喹吸收约 20%，白陶土降低氯喹吸收达 30%，对乙胺嘧啶也有类似影响。

⑫西咪替丁：可减缓氯喹的代谢与排泄。雷尼替丁无此作用。

⑬青霉胺：抗类风湿治疗中，与氯喹有拮抗作用。

⑭苯丙胺、甲状腺素类、咖啡及酒类：均可加重氯喹的毒副反应，应避免联用。

⑮伯氨喹：与氯喹联用时，部分患者可产生严重的心血管系统不良反应，如改为序贯服用，则疗效不减而不良反应降低。氯喹、伯氨喹及氨苯砜联用，可防止缺乏葡萄糖 - 6 - 磷酸脱氢酶患者发生溶血性贫血。

（6）环孢素（CsA）

①红霉素：可使环孢素（CsA）代谢和排泄降低，升高 CsA 血药浓度 2.4 倍，并增加肾毒性和肝毒性。两药联用时应减少环孢素剂量。克拉霉素和红霉素均可通过抑制环孢素的代谢及改变胃肠道蠕动，而影响其生物利用度。

②交沙霉素：可使 CsA 浓度升高 2 倍以上；停用交沙霉素 5 日后 CsA 血药浓度降至正常范围。

③利福平：可引起全血 CsA 浓度下降；停用利福平 2 周，CsA 血药浓度可增至毒性范围。利福平是一种强力的肝酶诱导剂，可增加环孢素代谢。利福平家族的其他成员也能降低环孢素的代谢。

④苯唑青霉素：可使 CsA 的血药浓度降低 1 倍以上。

⑤两性霉素 B：可增加 CsA 的肾毒性。临床中，如若使用脂质体形式的两性霉素 B，可减少毒性而不降低其抗真菌效果。

⑥酮康唑：600mg/d 可降低 CsA 用量 75% ~ 80%，停用酮康唑数周后，血清 CsA 和肌酐可恢复到原来水平。硫康唑和氟康唑也能增加 CsA 血药浓度（抑制肝酶活性，降低代谢）。酮康唑具有抑制肝细胞色素 P450 酶系统的作用，可减少环孢素在肝脏的分解代谢速度，导致环孢素血药浓度升高，从而增加环孢素的免疫抑制作用和肾毒性。环孢素与酮康唑联用 2 日后，环孢素血药浓度增高 1 倍，联用 4 日后增高 3 倍；而联用 2 日后血清肌酐浓度上升约 30%，联用 4 日后血清肌酐浓度上升约 43%。

⑦地高辛：环孢素可使地高辛的血浆清除率和体内分布容积减少，肌酐清除率降低，血药浓度升高，易出现毒性反应。

⑧麻醉药：CsA 可能引起麻醉药效应改变。单次剂量 CsA 可使芬太尼镇痛作用增强。

⑨糖皮质激素：可竞争性抑制 CsA 代谢，使其清除率降低，血药浓度升高，但长

期联用时 CsA 清除率增加，半衰期缩短。

⑩性激素（达那唑、炔诺酮、睾酮）：可抑制 CsA 代谢，使其血药浓度增高和肾毒性增强。

⑪苯妥英钠、苯巴比妥、卡马西平：可促进 CsA 代谢，降低血药浓度；联用时需增加 CsA 用量 2 ~ 3 倍。

⑫庆大霉素、林可霉素：与环孢素联用可增加肾毒性的发生率，使其由 5% 增至 67%，故两药应避免联用或谨慎使用。氨基糖苷类抗生素都具有肾毒性，与环孢素联用在肾毒性方面可能具有协同作用。

⑬卡马西平：可降低环孢素的血药浓度，两药联用需增加环孢素剂量 2 ~ 3 倍，方能维持足够的免疫抑制作用。机制：卡马西平诱导肝微粒体酶活性，增加对环孢素的代谢。

⑭甲基睾丸素：可抑制环孢素代谢，增加环孢素的毒性作用。

⑮阿霉素：环孢素可干扰正常组织的 P － 糖蛋白，并选择性地抑制肝脏 P450 细胞色素酶，可明显增加阿霉素的毒性及降低阿霉素的消除率。

⑯头孢菌素：头孢呋辛、头孢曲松在与环孢素合并用药时，对患者的肾功能无不良影响，且不改变环孢素的血药浓度。头孢他啶不改变环孢素的血药浓度，但两药联用时有一定的肾毒性，血清肌酐、尿素氮水平较联用前增加 2.6%、27.1%，较停药后增加 6.6%、29.96%。

⑰西伐他汀：可延缓环孢素的代谢。

⑱异烟肼：加速 CsA 代谢，并加强肝毒性。

⑲复方新诺明：可加重 CsA 肾损害。

⑳西咪替丁、雷尼替丁：可增加 CsA 肾损害和肝损害（抑制代谢）。

㉑地高辛：CsA 可使地高辛血药浓度增高，并出现中毒症状。

㉒速尿：可增加 CsA 肾毒性。

㉓消炎痛：可增加 CsA 肾毒性。

㉔消胆胺、食物：可增加 CsA 吸收。

㉕美法仑：可增加 CsA 肾毒性。

㉖胃复安：可增加 CsA 吸收，使血药浓度升高达 29%。

㉗普罗布考：可降低 CsA 血药浓度。

㉘疫苗：CsA 可降低机体对流感疫苗产生免疫力的能力。

㉙鬼臼乙叉苷：与环孢素联用可有效地治疗白血病，但其不良反应也很严重。

㉚氟康唑：可迅速显著增加环孢素血药浓度达 5 ~ 10 倍，由于肾毒性的危险，应尽可能避免两药联用。酮康唑对 CYP3A（催化环孢素转化成其主要代谢产物的酶）的抑制作用比其他吡咯类药物如氟康唑、依曲康唑、咪康唑强得多，但四种药均可使环孢素血药浓度升高。

㉛奥曲肽：可明显降低环孢素的血药浓度。

㉜口服避孕药：可使环孢素血药浓度升高约 2 倍，并出现肝毒性。

㉝华法林：可降低环孢素的血药浓度，联用时两药均需调整剂量。

㉞甘露醇：环孢素与大剂量甘露醇联用，可加重中毒性肾小管病，合并空泡形成，进而使肾自发破裂。

㉟格列吡嗪：可抑制环孢素代谢，升高血药浓度，可减少用药剂量。

㊱下列药物可使环孢素的血药浓度升高：红霉素、皮质激素、炔诺酮、达那唑、口服避孕药（以上药物抑制肝药酶系统）、强力霉素、呋塞米、噻嗪类利尿药、头孢菌素、华法林、钙拮抗剂、交沙霉素、H_2 组胺受体拮抗剂等。

㊲下列药物可引起环孢素的肾毒性加重：两性霉素、氨基糖苷类抗生素、非甾体类抗炎药等。

㊳环孢素（CsA）、硫唑嘌呤（AZP）、泼尼松的联合应用：有的学者认为三种药物联用可减少肾毒性及降低费用，但是同时可增加后期排斥反应的发生率。三联法的远期疗效尚待进一步评价。

（7）类风湿关节炎的患者无论病机如何，都有痹邪之因，在中医药辨证治疗的同时，可配合某些治痹特色中药如马钱子、雷公藤、乌头等。但对某些大辛大热、药性峻猛之品如生草乌、生川乌、生半夏、生天南星等，不可经口服用，只可取外治法。

（8）西药应用分一、二、三线药物，一线药物，非甾体类抗炎药如阿司匹林为早期用药，若临床使用 3 周无效，则应及时换药，以减少胃肠道的不良反应；二线药物、三线药物都需长期服用，而此类药物的不良反应相对较多而严重，使用时必须注意肝肾功能的定期检测，并预防各种感染。

四、痛风性关节炎

【概述】

痛风是长期嘌呤代谢障碍，血尿酸增高引起的反复发作性炎性异质性疾病。大多数痛风患者的最初临床表现是突然发作的急性痛风性关节炎，95% 为中老年男性，初次发作的平均年龄为 40 岁，本病是 40 岁以上男性中最常见的关节炎。急性期具有骤然发作、剧烈疼痛的特征，多数患者关节炎反复发作，迁延不愈，表现为一定的间歇期和慢性痛风、石性痛风。5% 为女性患者，多数出现在绝经之后，且多为多关节炎。

1. 病因

痛风的基本特征是血清中的尿酸明显升高，根据其发生原因可分为原发性和继发性两大类。

（1）原发性：①酶代谢缺陷：见于 PRPP 合成酶活性增加或 HGPRT 部分或全部缺乏，使尿酸产生过多，为性连锁遗传，占总数不到 1% 。②原因不明：主要指原因不明的肾脏清除减少，及原因不明的尿酸产生过多，多为多基因遗传，统称为特发性痛风。

（2）继发性：①伴有 HGPRT 缺乏及葡萄糖 - 6 - 磷酸脱氢酶（G - 6 - PD）缺乏使尿酸产生增加（<1%）：见于 Lesch -Nyhan 综合征和糖原贮积症 Ⅰ 型等。②伴有核酸转换增加：见于外科手术后，放、化疗后，危重患者，慢性溶血，红细胞增多症，恶

性肿瘤，骨髓或淋巴增生病等。③嘌呤原料增加：饮食因素（酒精及高嘌呤饮食）。④伴有肾清除减少的情况：如药物、中毒或内源性代谢产物如酮体、乳酸等因素使尿酸排泄受抑和（或）吸收增加，见于慢性肾炎、高血压、脱水、糖尿病酮症或乳酸中毒、甲状腺功能低下或甲状旁腺功能亢进、慢性铅和铍中毒、过度利尿以及胰岛素抵抗等。⑤ATP 降解过多：见于糖原贮积症、酒精过量等情况。

（3）诱发因素

①饮食因素：早在古代，医家就把痛风和暴饮暴食联系起来。历史上也有许多事例证明，在经济欠发达、食物缺乏的地区或国家，痛风的发病率明显减少。现代的观点认为，高嘌呤膳食致使体重超重、肥胖、高血脂，不仅使糖尿病、高血压的发病率上升，而且确实可诱发痛风性关节炎的发作。一般认为，高嘌呤膳食及大量饮酒往往使血尿酸值在短时间内迅速上升，促进痛风性关节炎发作。还有另一种情况，素食者患痛风者也很多，对痛风患者低嘌呤饮食虽可使血尿酸下降，但仅可降低 2mg/dL，因此膳食因素也不是痛风发生的根本原因。

②饮酒：研究表明，乙醇对痛风的影响比膳食要严重得多。有人将进食而不饮酒与摄入同样饮食并大量饮酒者相比，后者的血尿酸水平上升更显著，特别是饥饿后同时大量饮酒和进食高蛋白、高嘌呤食物，常可引起痛风性关节炎的急性发作。乙醇代谢能使血乳酸浓度增高，像其他有机酸一样，乳酸可抑制肾小管分泌尿酸，降低尿酸的排泄。乙醇还能促进腺嘌呤核苷转化，使尿酸合成增加。

③药物：某些药物可导致急性痛风性关节炎。在某些情况下可能是一种特异质反应，如维生素 B_1 和维生素 B_{12}、胰岛素、青霉素等。临床上使用的促尿酸排泄和抑制尿酸生成的药物，在某些易感个体，由于血中尿酸水平突然降低，促使原有尿酸盐晶体脱落，可导致关节炎加重或转移性痛风的发作。由于心肺疾病而长期使用利尿剂，也可导致痛风的发作，一般症状较轻，且常为多关节受累，易被误诊为骨性关节炎。

④创伤：临床上常见痛风性关节炎的发作与患者长途步行、关节扭伤、穿鞋不当，以及某些职业使特定关节过度活动等因素有关，这可能与局部组织损伤后尿酸脱落有关。第 1 跖趾关节在步行中单位面积受力最大，常有慢性损害的倾向，因而是发病及病程中受累频率最高的关节。需要指出的是：痛风性关节炎急性发作与外伤无关，这是与外伤性关节炎及骨折的重要区别之处。

国内报道 232 例痛风患者引起关节炎发作的诱因依次为：疲劳过度占 45.7%，进食高嘌呤食物占 43.2%，酗酒占 25.9%，受凉感冒占 18.5%，关节外伤占 15.5%，过度运动占 9.6%。

2. 临床表现

（1）急性痛风性关节炎：典型发作为起病急骤，常为单关节红肿热痛，多因午夜足痛惊醒，疼痛高峰在 24 ~ 48 小时，如刀割或咬噬样。关节及周围软组织出现明显红肿热痛，局部不能忍受被单覆盖或周围震动。60% ~ 70% 的患者首发于第 1 跖趾关节，在病程中约 90% 以上的患者累及该部位；其次为足背、踝、足跟、膝、指、腕、肘关节；肩、髋、脊柱等关节受累少见。反复发作逐渐影响多关节，当大关节受累时可有关节积液。关节炎发作时可伴有全身症状，如头痛、发热、周身不适等。关节炎发作在数日至数周而自行缓解，仅留下炎症皮肤区色泽改变或蜕皮而无任何症状，此时便进入所谓间歇期，历时数月、数年乃至十余年后复发，多数患者 1 年内复发。多数患者有愈发愈频的趋势，受累关节也越来越多，最后引起慢性关节畸形及痛风石。

不典型的急性痛风性关节炎主要见于以下情况：①儿童及青少年患者可先有肾结石，然后出现关节炎，而且症状较重，发作频繁，病情进展迅速，累及多个关节。②多关节炎型多见于绝经后妇女，特别是合并高血压、肾脏疾患而长期使用利尿剂的患者。某些人种如非洲和美国黑人妇女的多关节炎发生率可达 34%。③少部分患者第一次发作症状较轻，经 1~2 天症状即消失。随着病情的进展，关节炎发作越来越频繁，症状也可越来越不典型。

（2）慢性痛风性关节炎：急性痛风性关节炎由于得不到有效治疗而反复发作进入慢性期，引起骨质侵蚀缺损及周围组织纤维化，关节发生僵硬畸形。在此基础上，仍可有急性反复发作，使病情加重，与此同时有痛风石形成。痛风石形成的典型部位在耳轮，也常见于第 1 跖趾关节、指关节、腕关节、膝关节、肘关节等处。少数患者可出现在鼻软骨、舌、声带、眼睑、主动脉心瓣膜和心肌。小者如芝麻，大者如鸡蛋，也有更大的痛风结节肿。痛风石是痛风的特征性病变。在关节附近容易磨损处的结节表皮菲薄，易被溃成瘘管，有白色糊状物排出，可查见尿酸钠盐结晶。瘘管周围组织呈慢性炎症性肉芽肿，不易愈合。

3. 辅助检查

（1）血清尿酸测定：大多数痛风患者呈高尿酸血症（男性 > $417\mu mol/L$，女性 > $357\mu mol/L$）。

（2）尿液尿酸测定：对于了解患者尿酸排泄情况有一定的价值，正常饮食 24 小时尿酸排出量 <6mg。

（3）滑囊液检查：急性发作期如距小腿、膝等较大关节肿胀时，可行关节腔穿刺取滑囊液进行显微镜检查，95% 以上的痛风患者可查出尿酸盐结晶。滑液中白细胞计数增高，常为 $575 \times 10^9/L$。

（4）X 线检查：受累关节 X 线片检查，早期急性发作时仅显示软组织肿胀，慢性期可见局部关节不光滑，软骨缘邻近关节的骨质可有圆形或不整齐的穿凿样透明缺损。

（5）痛风结石特殊检查：对痛风结石可做活体组织检查或特殊化学检查鉴定，还可做紫外线分光光度计测定及尿酶分解测定。

【饮食宜忌】

1. 饮食宜进

（1）饮食原则

1）痛风性关节炎急性期

①限制嘌呤：正常嘌呤摄取量为每日 600~1000mg。急性期应选用低嘌呤饮食，摄入量在每日 150mg 以内。禁用含嘌呤高的食物，如动物内脏、沙丁鱼、凤尾鱼、鲭鱼、

小虾、扁豆、黄豆、浓肉汤及菌藻类等。可选用含微量嘌呤的食物，以牛奶、鸡蛋作为膳食中主要的优质蛋白质来源，以精白米、白面作为热能的主要来源，选含嘌呤量低的蔬菜和水果，限制脂肪量。

②限制能量：因痛风患者多伴有肥胖、高血压和糖尿病等，故应降低体重，限制能量的摄入。体重最好能低于理想体重的 10% ~ 15%。能量根据病情而定，通常为1500 ~ 1800 千卡。切忌减重过快，应循序渐进；减重过快会促进脂肪分解，易诱发痛风的急性发作。

③蛋白质和脂肪：适量供给，标准体重时蛋白质可按 0.8 ~ 1g/kg 供给，宜每日摄入 40 ~ 65g，以植物蛋白为主，动物蛋白可选用牛奶、鸡蛋。尽量不用肉类、禽类、鱼类等，如要食用，可将少量瘦肉、禽肉等经煮沸弃汤后食用。脂肪可减少尿酸的正常排泄，应适当限制，一般控制在每日 50g 左右。

④维生素和矿物质：供给充足的 B 族维生素和维生素 C。多供给蔬菜、水果等碱性食物，蔬菜宜每日 1000g，水果每日 4 ~ 5 个。蔬菜和水果富含维生素 C，能促进组织内尿酸盐的溶解。痛风患者易患高血压和高脂血症等，故应限制钠盐，通常每日食盐摄入量为 2 ~ 5g。

⑤水分：多喝水，食用含水分多的水果和食物，液体量维持在每日 2000mL 以上，最好能达到 3000mL，以维持尿量，促进尿酸的排出。肾功能不全时宜适当限量水分的摄入。

2）痛风性关节炎慢性期及间歇期

①避免诱因：曾发作过痛风的患者，应避免暴饮暴食、酗酒、疲劳、受凉、外伤等因素。

②饮食治疗：给予平衡饮食，选用低、中嘌呤含量的食物，禁用高嘌呤含量的食物。维持理想体重，限制脂肪的摄入量。防止过度饥饿，平时养成多饮水的习惯，少进食盐、酱油并戒酒。瘦肉应煮沸后去汤，瘦肉、鸡蛋、牛奶应交替食用。

③限制嘌呤的摄入量：保持血液中尿酸浓度长期稳定在正常范围内。

④控制体重：标准体重有助于减轻关节负荷，保护关节功能。

（2）痛风性关节炎患者的食物选择：必须了解各种食物中嘌呤的含量，将其分为以下几类。

1）无嘌呤食物：嘌呤含量很少（每 100g <20mg）或不含嘌呤的食物。

①谷及面类：粳米、精白米、小米、玉米、白面、富强粉、馒头、通心粉、面条、细挂面、苏打饼干。

②蔬菜类：卷心菜、胡萝卜、白萝卜、芹菜、大白菜、莴苣、刀豆、南瓜、茄子、黄瓜、倭瓜、番茄、西葫芦、甘蓝、厚皮菜、芋头、土豆、山药、洋葱、青葱、海带、紫菜、泡菜、咸菜等。

③蛋、乳类：鸡蛋、鸭蛋、鲜牛奶、炼乳、奶酪、酸奶、奶粉、麦乳精及蜂蜜、藕粉等。

④饮料：汽水、茶、巧克力、咖啡、可可等。

⑤各种水果及干果类：苹果、杏、梨、橙、葡萄、核桃、板栗等。

⑥其他：各种油脂及花生酱、洋菜冻、果酱等。

2）低嘌呤食物：每100g嘌呤含量<75mg。

①蔬菜类：芦笋、花菜、四季豆、豌豆、青豆、荷兰豆、菜豆、大豆、花生、龙须菜、菠菜、蘑菇、大蒜等。

②鱼、贝类：青鱼、白鱼、鲱鱼、鲥鱼、金枪鱼、鲫鱼、龙虾、螃蟹、牡蛎等。

③禽畜类：鸡、火腿、羊肉、牛肉汤。

④其他：麦片、麦麸、面包、植物油及坚果类等。

3）中嘌呤食物：每100g嘌呤含量为75~150mg。

①鱼类：鲤鱼、鳕鱼、大比目鱼、鲈鱼、梭鱼、河鳗、鲭鱼、鳝鱼等。

②肉类：猪肉、牛肉、牛舌、小牛肉、熏火腿、鸭肉、鸽肉、鹌鹑肉、野鸡肉、兔肉、羊肉、鹿肉、火鸡肉等。

③其他：贝壳类、扁豆等。

4）高嘌呤食物：每100g食物中嘌呤含量达150~1000mg。

①动物内脏：猪大肠、猪肚嘌呤含量190mg，动物脑嘌呤含量195mg，牛肾嘌呤含量200mg，牛肝嘌呤含量233mg，牛胰脏嘌呤含量825mg。

②鱼类：沙丁鱼嘌呤含量295mg，凤尾鱼嘌呤含量363mg。

③其他：肉汁中嘌呤含量160~400mg。

（3）饮食方案（适用于急性痛风性关节炎）：计算全日所需食量。以身高1.7米、体重64kg的患者为例，此时患者活动受限，卧床休息。因此，按每日每千克体重所需热能20千卡计算，全天所需1280千卡。按糖类、蛋白质、脂肪占总热能的60%、10%、25%计算，则全日需要糖类190g、蛋白质50g、脂肪35g。折合食物量为：谷物类200g，牛奶类250g，鱼肉、蛋类275g，蔬菜500g，植物油10g。

1）三餐食物量分配：早餐1/5，中餐3/5，晚餐1/5；或早餐1/5，中餐2/5，晚餐2/5。

早餐：牛奶250g，谷类30g，蔬菜100g。

中餐：谷类100g，肉75g或鱼120g（或蛋75g，肉60g，或鱼100g），蔬菜200~300g，植物油5g。

晚餐：谷类70g，肉60g（或蛋75g，或鱼80g），蔬菜200~300g，植物油5g。

2）水果点心：水果中嘌呤含量极少，可作为辅食补充营养。在急性痛风性关节炎发作时，可选用碱性水果作为点心。例如，香蕉150g、苹果200g、梨200g、柿子150g、杏200g、草莓300g、西瓜500g等。

3）一周食谱：根据病情和身体状况，将每天的食谱分为主食、主菜、汤、水果等，要求新鲜、品种多、营养丰富。

①星期一

早餐：鲜牛奶200g，荷包蛋1个，馒头片10g，凉拌黄瓜或咸菜。

中餐：粳米饭100g，胡萝卜炖排骨，炒芹菜丝，炒小瓜片，紫菜汤。

晚餐：绿豆稀饭，馒头 1 个，青椒炒羊肉片，炒土豆丝，炒白菜，凉拌海带。

②星期二

早餐：鲜牛奶 200g，荷包蛋 1 个，面包片 10g，香菇油菜。

中餐：粳米玉米饭 100g，青椒肉丝，卤牛肉片，甘蓝丝番茄鸡蛋汤。

晚餐：三明治面包 1 个，蒸南瓜块，水汆肉丝，虾皮白菜。

③星期三

早餐：鲜牛奶 200g，荷包蛋 1 个，葱油花卷 1 个，凉拌豆芽。

中餐：粳米高粱饭 100g，清蒸鲑鱼，冬瓜炖火腿片，炒四季豆。

晚餐：粳米粥 200g，香菇花卷 60g，蒸青鱼，炒西葫芦片，紫菜虾皮汤。

④星期四

早餐：鲜牛奶 200g，茶叶蛋 1 个，土司 3 片，醋汁卷心菜。

中餐：粳米红薯焖饭 100g，素炒番茄，莴苣炒羊肉丝，丝瓜汤。

晚餐：白菜鸡蛋面 250g，土豆丝，煮刀豆。

⑤星期五

早餐：酸奶 200g，小蛋糕 3 个，素炒胡萝卜丝。

中餐：粳米饭 100g，清蒸山药块，醋熘洋葱，素炒茄子，三鲜汤。

晚餐：素包子 80g，粳米粥，蒸火腿片，素炒瓜尖，紫菜汤。

⑥星期六

早餐：奶酪，粳米粥，苏打饼干，凉拌黄瓜。

中餐：粳米饭 100g，青椒炒鸡蛋，素炒油菜，蒸南瓜块，紫菜鸡蛋汤。

晚餐：水饺 10 个，素炒胡萝卜丝，蒸青鱼，香菇油菜汤。

⑦星期日

早餐：鲜奶 200g，鸭蛋 1 个，炒土豆丝，凉拌绿豆芽。

中餐：杂粮米饭 100g，莴苣炒肉丝，番茄炒鸡蛋，素炒茄子，紫菜汤。

晚餐：鸡蛋面片 250g，香菇炒肉丝，素炒卷心菜。

（4）药膳食疗方

1）湿热痹型：适用于风湿热痹，晨僵，关节炎肿痛，活动痛剧，得冷则舒，发热口渴等。

①赤小豆粥：赤小豆 30g，糯米（或新米、香米任选一种）20g。先煮赤小豆至熟，再加糯米煮粥，至熟即可。每日 1~2 次，宜经常食用。

②黄花菜根饮：黄花菜根 50~100g，黄酒适量。将黄花菜根洗净，切成 2cm 的段，用 500mL 水煎 30 分钟，去渣，与黄酒同服。每次 200mL，每日 2 次。30 日为 1 个疗程。

③柳茄蹄筋汤：西河柳 100g，茄子根 30g，猪蹄筋（或牛蹄筋）200g，食盐适量。将西河柳、茄子根洗净，切碎，加水 1500mL，煎汤去渣，加入猪蹄筋，煮沸后用小火炖至蹄筋熟烂，加食盐即可。每日 1 剂，吃肉，喝汤，每日 2 次，可长期食用。

④赤豆饮：薏苡仁、赤小豆各 50g，忍冬藤 20g（包煎）。先将赤小豆、薏苡仁入

锅，加水 1000mL，煮至豆烂，再放忍冬藤，继续煮 20 分钟，去纱布包即可。每次 300mL 左右，每日 2 次，夏秋季节可常食用。

2）寒湿痹型：适用于四肢关节肿痛，遇寒则剧，得热则缓，关节不红，触之不热，痛难屈伸，活动受限等。

①阳春面：面条、小葱、冬腌菜、大蒜泥、食醋各适量（因人而放）。面条煮熟后捞出，加入上述配料即可。每次 300g 左右，趁热吃，以出汗为宜。每日 1~2 次。

②薏苡仁粥：薏苡仁、核桃仁各 6g，糯米 30g，蜂蜜 3 匙，姜汁 10mL。薏苡仁、核桃仁（去黑皮）、糯米同下，加水 1600mL，用文火煮熟，食用前加蜂蜜、姜汁搅匀。每次 200mL，每日 2 次，空腹温热食，可经常食用。

③瘦肉汤：猪瘦肉 100g，辣椒根 90g，生姜 10g。猪瘦肉洗净，切片；生姜拍碎，备用；辣椒根洗净，切段，加水 1000mL，煮 20 分钟后，去渣留汁，放姜煮 5 分钟，放猪瘦肉片大火煮沸 3 分钟即可（据不同口味放红糖或食盐调味）。吃肉，每次喝汤 200mL 左右，每日 2 次，可经常食用。

3）风邪偏盛型：具有祛风散寒、解毒通络的功效。适用于痛风性窜痛、屈伸不利。

①薏苡仁防风粥：薏苡仁 30g，防风 10g，大枣 10 枚，粳米 30g。将薏苡仁、防风、大枣、粳米加水 1000mL，用武火烧沸后，再用文火煮至米熟成粥。每次 200mL 左右，每日 2 次，宜常食用。

②莲子糕：莲子粉、大枣肉、茯苓各 100g，鲜山药 200g，陈皮丝 6g，红花 10g。将红花煮水，去渣；山药去皮，切成薄片；再将茯苓、大枣肉捣碎，与莲子粉、陈皮丝共调匀，加入红花水，调和均匀，放蒸笼内蒸熟为糕。每次 100g 左右，作点心食用，每日早晚各食 1 次。

③樱桃酒：樱桃 500g，五加皮 50g，60 度的高粱酒或玉米谷酒 500mL。将樱桃洗净晾干，放入容器内，放入五加皮和白酒，密封瓶口，10 日后可饮用。每次 20~30mL，每日 2 次，宜常饮用。

④桃仁蜂蜜粥：桃仁 15g，肉桂 10g，粳米（也可选用糯米或香米）100g，姜汁 2mL，蜂蜜 10g。先将米煮成粥后，将桃仁、肉桂放入，再煮 20~30 分钟，加姜汁、蜂蜜搅匀，煮片刻即可。每次 300mL 左右，早晚食用，宜经常食用。

4）肝肾阴虚型：具有补肝益肾、滋阴补虚、散寒除湿、通络止痛之功效。适用于关节肿痛、腰膝酸软、肢体筋缩、屈伸不利、肌肉消瘦等。

①五汁饮：鲜枸杞、雪梨（去皮）、鲜麦冬各 100g，鲜芦根 200g，鲜金银花 150g。先将金银花用水煮汤约 100mL，去渣，再将雪梨、鲜麦冬、鲜芦根、鲜枸杞榨汁兑入，煮沸即可。每次饮 100~200mL，每日 3~4 次，可经常饮用。

②枸杞腰花汤：猪肾 2 个，枸杞、续断各 50g，姜片、食盐、葱各适量。将猪肾剖开，去筋膜、腰臊，洗净，切成腰花片；枸杞、续断与水用大火同煮沸后，改用文火煮 20 分钟，去续断，将腰花片放入锅中再煮沸 2~5 分钟，放入姜片、食盐、葱即成。每次 200g 左右，吃肉、喝汤，每日中、晚佐餐食用，宜常食用。

③清炖童子鸡：童子鸡 500g，人参 10g，桃仁 9g，苹果 1 个，绍酒、姜、食盐各适量。将人参切薄片，苹果拍破，然后将人参、苹果、桃仁放入鸡腹内，再将鸡放入砂锅内，加水 1500mL，用大火烧沸后，再用小火炖至鸡肉熟烂即可。每次 200g 左右，吃肉、喝汤，每日 2 次，宜常食用。

2. 饮食禁忌

嘌呤是组成细胞核中遗传物质——核酸的重要成分，不仅人体细胞含有嘌呤，几乎所有的动、植物细胞都含有嘌呤。在正常情况下，饮食摄入的嘌呤和人体自身代谢生成的嘌呤会以尿酸的形式通过肾脏从尿中排除，"入"与"出"处于动态平衡，一旦这种平衡被破坏，就会表现为痛风了。因此，痛风的治疗就要把好饮食关，尽量降低嘌呤的摄入量。对于急性期的患者，甚至应使食物嘌呤的摄入量近于零，才能配合用药迅速缓解症状。一般缓解期或慢性期的患者，将嘌呤的摄入量控制在每日 100 ~ 150mg，就会有效预防症状的发生。

（1）忌高蛋白和高嘌呤食物：这类食物易引起尿酸升高，加重痛风症状，因而要控制总摄入量，并应以植物性蛋白为主。牛奶和鸡蛋没有细胞结构，不含核蛋白，不是嘌呤的来源，可以随意食用。

嘌呤含量高于 150mg/100g 的沙丁鱼、动物脑、心、肝、肾、胰、猪肚、牛肚、大肠、肉汤、鳗鱼、肉精、凤尾鱼等应严格禁食。

嘌呤含量在 75 ~ 150mg/100g 左右的牛肉、羊肉、猪肉、火腿、香肠、鸡肉、鸭肉、鹅肉、兔肉、鸽肉、狗肉、驴肉、马肉、鹌鹑肉、豌豆、菠菜、扁豆、大豆、粗粮、贝类、河蚌、罐头肉、海参、海虾、蟹类、带鱼、黄鱼等应严格控制食量，以每天不超过 100g 为宜。

嘌呤含量在 75mg/100g 以内的黑面包、精制面、玉米、花菜、蘑菇、豆角、芹菜、四季豆、大蒜、洋葱、龙须菜、植物油、水果、坚果、糖果、肉松、鳝鱼、白鱼、河虾、龙虾、鲫鱼等可适量进食，一般可占到每日食量的 50% 左右。

嘌呤含量在 25mg/100g 以内的精白米、白面、藕粉、细挂面、鸡蛋、牛奶、白面包、饼干、奶粉、苏打饮料、山药、海带、白萝卜、大白菜、紫菜、番茄、黄瓜、茄子、土豆、胡萝卜、卷心菜等食物，可依个人喜好自由进食。

（2）忌鱼类：鱼类中含有较多的嘌呤，能引起痛风发作，故痛风患者不宜食用。

（3）忌辛辣等刺激性的食物：痛风的发生，尤其是急性发作的疼痛与神经有关，因此能使神经系统兴奋的咖啡、浓茶、烈性酒、辣椒及咖喱等刺激性食物应尽量不选用。

（4）忌过多摄入高热能、高脂肪的食物：一般痛风患者均较肥胖，应控制体重，但热能应逐步减少，以免引起痛风急性发作。特别注意的是要少吃脂肪，因为脂肪有妨碍肾脏排泄尿酸的作用，使血尿酸升高，同时脂肪供给热能高，易引起肥胖，对患者不利。所以应限制总热能和脂肪的摄入，同时多食用 B 族维生素、维生素 C 丰富的食物，能促使组织内淤积的尿酸盐溶解。

（5）忌少饮水：应饮用充足的水，每天不少于 3000mL，以促进尿酸排出，保持每天尿量在 2000mL 以上。

（6）烹调禁忌：烹调肉、鱼时，应先加水小火煮熟，倒去汤汁后，再加调料烧煮，这样可去除 50% 的嘌呤。

（7）忌过度禁食和饥饿：饥饿或空腹，或极低热能的饮食，虽能降低体重，却可诱发痛风急性发作。

（8）忌豆腐：痛风与血尿酸浓度增高的患者体内嘌呤代谢失常，尿酸钠积存在血液或骨骼关节处，引起骨关节红肿、剧痛。豆腐含嘌呤较多，痛风患者与血尿酸浓度增高的患者食用，容易导致体内嘌呤蓄积，尿酸钠积存也更为增多，使病情加重。

（9）忌海鲜加啤酒：海鲜是一种含嘌呤和核苷酸的食物，而啤酒中则富含分解这两种成分的重要催化剂维生素 B_1。吃海鲜的时候喝啤酒容易导致血尿酸水平急剧升高，诱发痛风，以至于出现痛风性肾病、痛风性关节炎等。

（10）忌服人参：痛风患者体内尿酸过多，会破坏人参所含的人参皂苷等活性成分，使其中的有效成分失去滋补功能。因此，痛风患者不宜食用人参。

【药物宜忌】

1. 西医治疗

（1）急性期

1）秋水仙碱：对本病急性期有特效，主要是通过抑制白细胞的趋化而起抗炎作用。片剂 0.5mg/片、1mg/片。治疗初剂 1mg 口服后，每隔 2 小时服 0.5mg，直至症状缓解或出现恶心、呕吐、腹泻等胃肠道反应。1 日总量不超过 6mg，待症状控制后每次服 0.5mg，每日 1～2 次，维持 1 周后再停药。如果患者合并消化道出血或不能进食的状况，可用秋水仙碱注射剂，以 1～2mg 溶于 20mL 生理盐水中，缓慢静脉注射，单一剂量对大多数急性发作者均有效。

注意事项：此药常发生胃肠反应，如腹痛、恶心、呕吐、腹泻常于症状缓解时出现，严重者可发生出血性胃炎。少数患者用药后可出现白细胞计数减少、再生障碍性贫血、脱发和肌病，还可发生肝肾功能异常、神经异常等。值得注意的是静脉给药时胃肠反应少，中毒不易发现，需在给药前后检查白细胞计数。本药局部刺激作用较强，故不得漏出血管外。

2）非甾体类抗炎药

①消炎痛：每片剂量 25mg。每次 25～75mg，口服，每日 6～8 小时 1 次，每日不超过 200mg，等症状减轻后为每次 25mg，每日 3～4 次，口服，连续 2～3 日，然后逐渐减少剂量。

②芬必得：每片剂量 300mg。每次 300mg，口服，每日 2 次。

③扶他林：每片剂量 25mg、75mg。每次 25mg，口服，每日 3 次；或每次 50mg，口服，每日 2 次；或每次 75mg，口服，每日 1 次。

④奇诺力：每片剂量 200mg。每次 200～400mg，口服，每日 2 次。

注意事项：此类药物常见的不良反应是胃肠反应，如消化不良、恶心、上腹痛或溃疡出血等，另外还能引起肾脏及血液系统损害，如水钠潴留、氮质血症、高血压及骨髓抑制出现再障等。

3）糖皮质激素或 ACTH（促肾上腺皮质激素）

①泼尼松：每片剂量 5mg。每次 10mg，口服，每日 2～3 次。

②地塞米松：每支剂量 5mg。每次 5～10mg 加入输液中，静脉滴注，每日 1～2 次。

③ACTH：每支剂量 25mg。每次 25mg 加入到葡萄糖注射液内，静脉滴注；或 40～80mg，肌内注射。

注意事项：一般不作为首选，适用于上述药无效或不能耐受或严重反复发作的急性痛风。症状虽可以迅速控制，但停药后易产生"反跳"。加用秋水仙碱 0.5mg，口服，每日 2～3 次可防止"反跳"，但该药不宜长期使用。

（2）慢性期及间歇期

1）排尿酸药

①羧苯磺胺（丙磺舒）：每片剂量 250mg。开始剂量每次 250mg，口服，每日 2 次，2 周后增至每次 500mg，口服，每日 3 次，每日最大剂量应低于 200mg。

②苯磺唑酮：每片剂量 50mg。开始剂量每次 50mg，口服，每日 2 次，逐渐增至每次 100mg，口服，每日 3 次。每日最大剂量 600mg。

③苯溴马龙（痛风利仙）：每片剂量 50mg。开始剂量每次 25mg，口服，每日 1 次，逐渐每日可达 100mg。

注意事项：此类药物会引起肾脏损害及肾结石的不良反应，均应从最小剂量开始并注意碱化尿液。肾功能不全者慎用或禁用。临床上常用痛风利仙，毒性作用轻微且正作用更强。

2）抑制尿酸生成药

别嘌呤醇：每片剂量 100mg。每次 100mg，口服，每日 2～3 次，每日最大剂量低于 600mg。

注意事项：此药的不良反应有过敏性皮疹、药物热、肠胃不适、白细胞计数及血小板减少、肝功能损害等。对于肾功能不全合并利尿剂或同时使用抗癌药时，需酌量或留心临床不良反应，以免造成严重的骨髓抑制作用。

2. 中医治疗

（1）中医辨证治疗

①风湿热郁

主症：下肢小关节突然红肿热痛，拒按，触之局部灼热，得凉则舒，伴发热口渴，心烦不安，尿黄便结，舌红，苔黄腻，脉滑数。

治法：清热通络，祛风利湿。

方药：宣痹汤加味。

防己 10g，蚕砂 10g，连翘 10g，栀子 10g，滑石 30g，黄柏 10g，苍术 10g，牛膝 10g，薏苡仁 20g，忍冬藤 10g，甘草 6g。

②风寒湿阻

主症：肢体关节游走性疼痛，或痛处不移，或肢体关节肿痛，屈伸不利，肌肤麻木，遇阴雨天加重，舌苔薄白，脉弦紧或濡缓。

治法：祛风散寒，除湿通络。

方药：蠲痹汤加味。

羌活 10g，独活 10g，秦艽 10g，当归 10g，川芎 10g，萆薢 10g，桂枝 10g，桑枝 10g，薏苡仁 20g，甘草 6g。

③痰瘀阻络

主症：关节肿痛日久，反复发作，强直畸形，屈伸不利，皮下结节，皮色紫暗，舌淡体胖或紫暗，苔白腻，脉细涩或细滑。

治法：化痰祛瘀，搜风通络。

方药：桃红饮加味。

桃仁 10g，红花 10g，川芎 10g，当归 10g，威灵仙 10g，穿山甲 10g，地龙 10g，白芥子 10g，胆南星 5g，法半夏 10g，全蝎 3g，乌梢蛇 10g。

④肝肾亏虚

主症：病久屡发，关节痛如被杖，或酸胀疼痛，强直畸形，屈伸不利，麻木不仁，筋脉拘急，腰脊酸痛，神疲乏力，气短自汗，面色少华，舌淡，脉细或细弱。

治法：补益肝肾，散寒祛湿。

方药：独活寄生汤加减。

熟地黄 15g，杜仲 10g，牛膝 10g，桑寄生 10g，人参 10g，茯苓 10g，当归 15g，川芎 10g，白芍 10g，独活 10g，防风 10g，秦艽 10g。

加减：伴尿路结石者，加金钱草 20g、海金沙 10g、冬葵子 10g、琥珀粉 3g（冲服）、鸡内金 6g；尿道感染者，加萹蓄 10g、瞿麦 10g、车前子 15g、石苇 10g；血尿酸持续增高者，加土茯苓 15g、山慈菇 10g。

（2）验方

①痛风散：金钱草、海藻、生薏苡仁各 30g，土茯苓、防己各 20g，地龙、泽兰、苍术、白术各 15g，知母、黄柏、穿山甲、川牛膝、木瓜各 10g。水煎，每日 1 剂，分 2 次服。

②痛风饮：虎杖、灯笼草、掉毛草、路路通、苍术、牛膝各 15g，土茯苓、萆薢各 20g，薏苡仁 30g，甘草 6g。水煎，每日 1 剂，分 2~3 次服。

③定痛方：黄柏、栀子、车前草、汉防己、木瓜、秦艽、昆布、海藻、槟榔各 15g，木通、山慈菇各 6g，僵蚕 10g，全蝎 3g，黄芪 20g，绿茶适量。水煎，每日 1 剂，分 2~3 次服。

④百钱蜜：车前子 30g，百合 20g。水煎成 600mL 药液，加入 80~100mL 蜂蜜即成。每日 1 剂，服至疼痛停止。

3. 药物禁忌

（1）丙磺舒

①劳拉西泮：丙磺舒可使劳拉西泮的清除率降低约 50%，使半衰期增加 1 倍多。

丙磺舒抑制肾小管对药物的清除，也抑制肝脏对劳拉西泮的葡萄糖醛酸化代谢。两药联用时，其治疗作用和毒副反应（镇静和顺行性遗忘）均可能增强，必要时应减低剂量。

②阿司匹林和水杨酸盐：同丙磺舒的促尿酸排泄作用无相加作用，而呈拮抗作用，这可能是由于药物在肾小管分泌部位发生干扰，也可能是由于两药在血浆蛋白结合部位相同。两药联用时，应避免水杨酸类药物大剂量使用，而少量使用（镇痛）则无明显的相互作用。

③酮洛芬：丙磺舒可使酮洛芬的体内消除减少67%，这可能是由于丙磺舒抑制酮洛芬在肝脏的代谢。两药联用时增加酮洛芬的血药浓度和中毒的可能，故应降低酮洛芬的剂量。

④吲哚美辛：丙磺舒可使吲哚美辛的血药浓度增加约1倍，发生中毒（头痛、眩晕、眼花、恶心等）的可能，在肾功能受损患者必须降低吲哚美辛的用量。两药联用时对丙磺舒的排尿酸作用无影响。

⑤萘普生：与丙磺舒联用可使萘普生的血药浓度升高50%。

⑥呋塞米：丙磺舒可使呋塞米引起的尿钠排出量减少近40%。丙磺舒不宜与呋塞米、氢氯噻嗪、依他尼酸同服。

⑦肝素：丙磺舒可能加强肝素的作用而发生出血。

⑧甲氨蝶呤：丙磺舒可使甲氨蝶呤的血药浓度增加3～4倍，两药联用时应减少甲氨蝶呤的用量。机制：丙磺舒可抑制甲氨蝶呤通过肾脏和胆汁的排泄。

⑨氯磺丙脲：丙磺舒可使氯磺丙脲从体内清除的时间延长，半衰期从36小时延长至50小时。这可能是由于丙磺舒减少了肾脏对氯磺丙脲的排泄。两药联用时，有必要减少氯磺丙脲的剂量。

⑩头孢菌素：丙磺舒能使许多头孢菌素类抗生素的血药浓度升高，可以作为治疗某些疾病的联合用药方案；但同时也要考虑到可增加头孢噻啶和头孢噻吩的肾毒性。机制：丙磺舒竞争性抑制头孢菌素从肾小管的分泌。

⑪对氨基水杨酸钠：丙磺舒可将对氨基水杨酸钠的血药浓度升高2～4倍（竞争肾小管主动分泌）。

⑫萘啶酸：丙磺舒可使萘啶酸的血药浓度升高3倍（竞争肾小管排泄）。

⑬别嘌醇：丙磺舒可能增加别嘌醇的肾分泌物和活性代谢物。别嘌醇可抑制丙磺舒代谢，使其半衰期延长约50%，但临床意义不显著。

⑭氯贝特：丙磺舒可增高氯贝特的血药浓度近1倍，这可能是由于丙磺舒抑制了氯贝特与葡萄糖醛酸的结合，从而降低氯贝特的肾清除率和代谢率。

⑮苯磺唑酮：丙磺舒可减少苯磺唑酮的尿排泄，但不改变苯磺唑酮的促尿酸排泄作用。

（2）别嘌醇（别嘌呤醇）

①抗肿瘤药：别嘌醇可延长巯嘌呤和硫唑嘌呤的半衰期，使其疗效增加2～4倍，但同时毒性也增大，联用时应减少抗肿瘤药剂量至1/4～1/3。别嘌醇与环磷酰胺联用，

可发生严重骨髓抑制。

②利尿药：可降低别嘌醇控制痛风的效力，并使痛风症状加重。

③氢氧化铝：可阻止别嘌醇在胃肠道的吸收，可使别嘌醇的药效下降。两药不可同时服用，联用时别嘌醇可早于氢氧化铝3小时服用。

④阿糖腺苷：别嘌醇抑制阿糖腺苷代谢物阿拉伯糖次黄嘌呤的代谢，导致蓄积，毒性增强，表现为严重的神经症状（肌肉震颤）。

⑤他莫昔芬：与别嘌醇联用，可发生严重的肝症状（体温升高、血浆乳酸脱氢酶和碱性磷酸酶升高）。停用别嘌醇后24小时后可恢复正常。

⑥华法林：别嘌醇可抑制华法林的代谢，延长半衰期。两药联用时出现抗凝过度，凝血酶原时间延长，则发生出血性并发症。

⑦红霉素：与别嘌醇联用可出现黄疸及肝功能损害，停药后恢复正常。机制：两药的肝细胞毒性作用相加。

⑧抗结核药（吡嗪酰胺、乙胺丁醇）：可降低别嘌醇的疗效。

⑨铁盐：与别嘌醇联用可使铁在组织中过量积蓄，引起铁血黄素沉着症，故两药禁忌同服。

⑩氨茶碱：别嘌醇可使茶碱清除率降低，血药浓度升高，联用时易发生茶碱中毒反应。

⑪有机酸类药物（阿司匹林及某些中药）：与别嘌醇联用，使尿液酸化，易并发尿结石症，原则上不宜联用。

⑫肾上腺素类：可降低别嘌醇的疗效。

⑬乙醇：可影响别嘌醇控制痛风的效力，降低疗效。

⑭口服抗凝剂：别嘌醇可增强口服抗凝剂的抗凝作用。

⑮口服降血糖药：别嘌醇可使甲苯磺丁脲等降糖药活性增强，导致血糖过低。

⑯卡托普利（巯甲丙脯酸）：与别嘌醇联用可引起史-约综合征（多形性红斑的严重类型），避免两药联用。

⑰乙胺丁醇：可能降低别嘌呤醇的药效，故两药应避免联用。丁苯氧酸、依他尼酸可增高血中尿酸浓度。

⑱其他抗痛风药：别嘌醇不宜与保泰松联用（不良反应大）。秋水仙碱可缓解急性痛风的关节疼痛、炎症和肿胀，降低痛风的严重程度和发作频率，与别嘌醇联用可有效抑制痛风的发作。

⑲茶、咖啡：可降低别嘌醇的药效。

⑳6-巯嘌呤：与别嘌醇联用可致毒性增强（抑制代谢），如需联用时6-巯嘌呤应减量3/4。

㉑氯化钙、维生素C、磷酸钾（或钠）：不宜与别嘌醇联用，否则可增加肾脏黄嘌呤结石的形成。

㉒布美他尼、呋塞米、美加明、吡嗪酰胺：不宜与别嘌醇同服，否则可增加血中尿酸浓度。

㉓氨苄西林：与别嘌醇联用时，过敏性皮肤反应的发生率增加。

（3）秋水仙碱（秋水仙素）

①氯丙嗪：可减弱秋水仙碱的作用。

②氯霉素：与秋水仙碱联用可加重血卟啉代谢障碍。

③维生素 B_{12}：秋水仙碱可使维生素 B_{12} 吸收不良。

④中枢神经系统抑制药：秋水仙碱可使中枢神经系统抑制剂的药效增强，并可使拟交感神经药的反应加强。

（4）磺吡酮（硫氧唑酮，苯磺唑酮）

①β 受体阻滞剂：磺吡酮可干扰其降压作用。

②水杨酸盐：与磺吡酮有拮抗作用，故不宜同服。

③华法林：磺吡酮开始可增强华法林的抗凝作用，随后则起拮抗作用。两药联用有时可致胃肠道大出血，故应减少华法林的用量。

④苯妥英钠：磺吡酮可使苯妥英的血药浓度增加近 1 倍，这可能是由于磺吡酮抑制了肝酶代谢及从血浆蛋白结合部位置换苯妥英。两药联用时应减少苯妥英剂量，以免发生中毒反应。

⑤维拉帕米：磺吡酮可使维拉帕米的清除率提高约 3 倍（促进肝代谢），故两药联用时，可能需要增加维拉帕米的剂量。

⑥茶碱：磺吡酮可使茶碱的总清除率增加 22%（增加肝代谢和减低肾清除的总和结果），但降低血茶碱浓度并不明显。

⑦甲苯磺丁脲：磺吡酮可使甲苯磺丁脲的半衰期加倍，并使血浆清除率降低 40%（抑制肝脏代谢）。

（5）忌酸性药物：酸性强的药物能使尿酸盐浓度增高，加重痛风症状。该类药物有维生素 C、阿司匹林等。

（6）忌用收涩类药物：本病患者不宜使用酸性收涩类中药如乌梅、五味子、山茱萸等。

（7）忌用热性药物：本病不宜用附子、干姜等大辛大热之品，以免伤阴，加重病情。

（8）忌服人参：人参含有大量的人参皂苷等活性成分。痛风是由于体内产生过多的尿酸所致，患者体液和组织内尿酸浓度较高，人参进入体内与之相遇后，有效成分被尿酸破坏而失去作用。

（9）忌服用抑制尿酸排泄的药物：氢氯噻嗪、呋塞米、利尿酸、吡嗪酰胺可引起药源性高尿酸血症。水杨酸钠大剂量应用时有利尿酸作用，而在小剂量时抑制肾小管排泄尿酸而使血尿酸增加。慢性铅中毒时由于肾脏损害也可发生高尿酸血症。

（10）慎用糖皮质激素：在病情严重而秋水仙碱治疗无效时，应用激素能迅速缓解急性发作，但停药后易于"反跳"复发，且长期服用可导致糖尿病、高血压等并发症，因此应尽量不用。

其余参见风湿及类风湿关节炎。

五、红斑狼疮性关节炎

【概述】

系统性红斑狼疮（SLE）是一种自身免疫性结缔组织病。由于患者体内有大量致病性自身抗体和免疫复合物，造成组织损伤，临床上可以出现各个系统和脏器损害的症状。其中80%～100%出现关节痛及关节炎，故称为红斑狼疮性关节炎。本病女性约占90%，常为育龄妇女。有色人种比白人种发病率高，患病率约为70/10万。

1. 病因

病因未明，可能与遗传、环境和性激素有关。

（1）遗传素质：下述内容提示本病与遗传有关：①同卵双胎者发病率约为40%，而异卵双胎者仅约3%。②患者家族中患SLE者，可高达约13%。③本病的发病率在不同人种中有差异。④SLE的易感基因，如HLA-DR2、HLA-DR3等，在患者中的发生频率明显高于正常人。

（2）环境因素：日光、紫外线、某些化学药品（如肼屈嗪、青霉胺、磺胺类等）、某些食物成分（如苜蓿芽）都可能诱发SLE。

（3）性激素：下述内容提示雌激素可能会促发SLE：①本病育龄妇女与同龄男性之比为9∶1，而在绝经期男女之比仅为3∶1。②女性的非性腺活动期（<13岁，>55岁），SLE发病率显著减少。③SLE患者不论男女，体内的雌酮羟基化产物皆增加。④妊娠可诱发SLE，与妊娠期性激素水平改变有关。有人认为雄激素与雌激素的作用相反，因阉割后的雄性SLE小鼠病情加重。

2. 临床表现

本病临床表现呈多样性，变化多端。病程迁延，反复发作，可有多个系统同时受累，也可以某一系统受累为早期表现，起病隐匿或急剧。早期多为非特异性全身症状，如发热、乏力和体重下降等。一般常见的临床表现为皮疹、脱发、光过敏、口腔炎、雷诺现象、关节痛或关节炎、黏膜炎、肾炎及血液和神经系统损害。幼年发病者一般病情较重，而老年发病者病情较轻。

（1）早期症状

①发热：90%的患者在SLE病程中伴有发热，其中65%作为首发症状。

②乏力：多发生在SLE的早期，但无论活动期还是缓解期几乎均存在，发生率为80%～100%。

③体重变化：60%～80%的SLE患者有体重减轻，消瘦。

（2）关节和肌肉病变：约88%～100%的患者有关节疼痛、关节炎，以膝、腕、手指关节非对称性发作，可为游走性。如关节疼痛同时伴白细胞减少、抗核抗体阳性，应高度考虑SLE的可能。绝大多数患者关节病变不留关节畸形，关节积液不多见。5%～10%的患者因长期使用糖皮质激素可发生股骨头、肱骨头、胫骨粗隆、舟状骨缺血性坏死，通常是双侧受累，可没有症状，需放射性核素扫描、CT、MRI检查确诊。

约有69%的患者有肌痛、肌肉压痛、肌无力。

（3）常伴有皮肤、内脏及其他损害。

3. 辅助检查

（1）一般检查：血、尿常规的异常如前所述。血沉增快。

（2）自身抗体

①抗核抗体（ANA）：对SLE的敏感性为95%，是目前最佳的SLE筛选试验，如多次为阴性，则SLE的可能性则不大，目前本试验已代替了狼疮细胞检查。由于可见于多种结缔组织病和其他慢性炎症，故对SLE的特异性较差，仅约65%。血清效价≥1∶80者，对结缔组织病的诊断有很大的意义。

②抗双链DNA（dsDNA）抗体：特异性高达95%，敏感性仅70%，对确诊SLE和判断狼疮的活动性参考价值大。本抗体滴定度高者常有肾损害。

③抗Sm抗体：特异性高达99%，但敏感性仅为25%，在SLE不活动时亦可阳性，故可作为回顾性诊断的重要根据。

④抗RNP抗体：阳性率约40%，对SLE特异性不高，其他结缔组织病亦会呈阳性。

⑤抗SSA（Ro）抗体：阳性率约30%，特异性低，在ANA阴性SLE、合并干燥综合征者、老年人或新生儿狼疮，本抗体均可呈阳性。

⑥抗SSB（La）抗体：阳性率约10%，特异性低。

⑦抗Rib-P（rRNP）抗体：即抗核糖体P蛋白抗体，阳性率约15%，特异性较高。阳性者常有狼疮神经系统损害。

⑧抗磷脂抗体：阳性率约50%，包括狼疮抗凝物质、抗心脂抗体、梅毒试验假阳性，其抗原均为磷脂。有此抗体者，容易发生动脉与静脉的血栓形成、习惯性流产、血小板减少，称为抗磷脂综合征。

⑨其他自身抗体：包括抗组蛋白、抗红细胞膜（与溶血有关）、抗血小板膜、抗淋巴细胞膜、抗神经元（与狼疮脑损害有关）等抗体均可阳性。此外，约15%的患者血清类风湿因子阳性。

（3）补体CH50（总补体）、C3、C4：降低，有助于SLE的诊断，并提示狼疮活动，其阳性率约为80%，特异性比较高。

（4）狼疮带试验：用免疫荧光法检测皮肤的真皮和表皮交界处是否有免疫球蛋白沉积带。SLE的阳性率约为70%，IgG沉着诊断意义较大。取腕上方伸侧部位的正常皮肤做检查，可提高本试验的特异性。

（5）肾活检：对狼疮肾炎的诊断、治疗和估计预后，均有价值。肾组织示以慢性病变为主而活动性病变少者，对免疫抑制治疗反应差，反之，治疗反应好。肾组织活动性病变为：肾小球坏死、细胞性新月体、透明血栓、肾间质炎症浸润、坏死性血管炎等。慢性病变为：肾小球硬化、纤维性新月体、肾间质纤维化、肾小管萎缩等。

（6）其他：CT对狼疮梗死性、出血性脑病，X线对肺部浸润、胸膜炎，超声心动图对心包积液、心肌病变、心瓣膜病变均有利于早期发现。

【饮食宜忌】

1. 饮食宜进

（1）饮食原则

①宜清淡饮食：红斑狼疮患者中约有 3/4 继发肾脏损害，因而饮食应以清淡为宜。

②宜食谷类：如小麦、小米、薏苡仁、玉米等，经常调配食用是维持患者基本热能所必需的。

③宜食富含维生素的蔬果：如豆类、新鲜蔬菜、水果等。

④宜食香油、鱼油：这些油不仅对动脉硬化和继发淀粉样变有良好疗效，而且还含有大量的维生素 E，对红斑狼疮的治疗有良好的辅助作用。

⑤在日常饮食中应注意食用有助于养肝补肾和养阴凉血之品：补养又分为清补、平补和温补三大类。针对此病以阴虚为多，故应以清补和平补为主，参合温补。对部分脾肾两虚、气血两亏的患者，才可以温补、平补为主，参合清补。清补的食物有甲鱼、乌龟、鸭、海蜇、甘蔗、百合、银耳、西瓜、生梨、香椿；平补的食物有粳米、小米、山药、毛豆、白扁豆、白果、莲子、花生、鸽子、芝麻；温补的食物有猪肝、羊肝、猪肾、羊肾、鸡、鹅、紫河车、枸杞、龙眼肉、海虾、韭菜、桃、栗子。若疾病不断演变，则针对相应受累脏器予以补养，如心脏受累，则予以人参、丹参、红花等；眼部受累，则加配菊花。同时，饮食注重荤素结合，合理搭配，既要补益肝肾，又不要厚腻伤脾。脾胃受损，则易聚湿生痰，日久化火成毒，加重病情。

（2）药膳食疗方

①炙羊肾：羊肾 1 对，藏红花 3g，玫瑰花适量。首先将羊肾去掉外膜，切成两半，水洗去其尿臊味；水煎玫瑰花取汁 1 勺，浸泡藏红花，并加食盐少许；然后用铁叉子叉住羊肾，在火上不断翻烤，边烤边往羊肾上涂抹玫瑰花、藏红花、食盐的混合液，直至汁液用完，以羊肾烤熟为度，然后食之。具有养肝补肾之功。

②双蛇酒：将乌梢蛇 20g、金钱蛇 20g、枸杞 30g、藏红花 5g 浸入 500mL 白酒中，日服 25mL。具有祛毒养血之功。

③参芪精：党参 250g，黄芪 250g，白糖 500g。将党参、黄芪洗净，以冷水泡透，加水适量煎煮。每半小时取煎液 1 次，加水再煮，共煎 3 次，合并煎液，再继续以小火煎煮浓缩，到黏稠如膏时，撤火，待温，拌入干燥的白糖粉，把煎液吸净，混匀，晒干，压碎，装瓶备用。每日 2 次，每次 10g，以沸水冲化，顿服。具有补益心气、健脾之功。

④补气活血粥：党参 15g，黄芪 15g，当归 10g，酸枣仁 10g，丹参 12g，桂枝 5g，甘草 10g，麦片 60g，龙眼肉 20g，大枣 5 枚。先将党参、黄芪、当归、酸枣仁、丹参、桂枝、甘草以清水浸泡 1 小时，捞出加水 1000mL，煎汁去渣，入麦片、龙眼肉、大枣，共煮为粥。每次 1 小碗，每日 2 次。具有益心、通阳、活血之功。

⑤枸杞菊花粥：枸杞 120g，菊花 30g，粳米 120g，食醋少许。将枸杞、菊花、粳

米分别洗净。先将菊花加入适量水，置武火上煎开，以文火略熬，滤去渣，然后放入粳米、枸杞共入菊花汤里熬制，待成软粥后略凉，加入少许食醋，即可食用。本品有滋肝补肾明目之功。

⑥糖大枣：大枣 50g，花生米 100g，红砂糖 50g。将洗净的大枣用温水浸泡；将花生米加水略煮，待凉取其红皮；将大枣和花生皮放入煮花生的水中，再加清水 500mL，用文火煎煮 30 分钟，捞取花生米的红皮，加入红砂糖，搅拌溶化，浓缩收汁即可。具有补气健脾生血之功。

⑦玄参炖猪肝：玄参 30g，猪肝 250g，香油适量，食盐少许。先将玄参洗净，放入砂锅中煎煮，取药汁备用；再将新鲜猪肝放入盛有玄参药液的砂锅中，文火煨炖，加入盐少许；炖好后，加入少许香油，即可食用。每剂分 3 次，1 日服完。具有补肝滋肾之功。

⑧蜜饯双仁饮：杏仁 250g，胡桃仁 250g，蜂蜜 500g。将杏仁洗净，放入锅内，加水适量，先用武火烧沸，后用文火煎熬 1 小时；将胡桃仁切碎，倒入盛白糖的锅中，待黏稠时，加入蜂蜜，搅匀，再烧沸即可；最后将蜜饯双仁放入糖罐内备用。每次 3g，每日 2 次。具有补肾益肺之功。

2. 饮食禁忌

（1）直接促发红斑狼疮的食物：如牛奶、乳制品、豆腐皮、鱼干及蚕豆、豌豆、大豆等豆类食物，可诱发和促进疾病恶化。

（2）饮酒：酒为刺激之品，容易诱发或加重红斑狼疮，造成多脏器损害。

（3）肥腻、厚味的食物：肥腻、厚味的食物会使体内热能增加，导致肥胖症，从而加重动脉硬化和高血压，对患者的治疗极为不利。

（4）忌过食温补之品：温补之品多为热性，常可伤阴耗血。若过多应用，则能引起阴血亏虚，加重病情。

（5）油炸食物：红斑狼疮患者由于消化、吸收功能降低，食用油炸食物会刺激胃肠黏膜，导致消化不良和腹泻、腹痛。

（6）食盐过多：若盐摄入过量，就会增加体内水钠潴留，加重肾脏负担，严重者还会引起急性尿毒症。

（7）人参、西洋参：含多种人参皂甙，能增加免疫球蛋白、免疫复合物，激活抗核抗体，从而加重或诱发红斑狼疮。

（8）菠菜：中医认为，菠菜发疮。菠菜能加重狼疮性肾炎蛋白尿，还能引起尿混浊和结石。

（9）香菇、芹菜：香菇能加重光敏感，芹菜能加重红斑狼疮患者脱发。

【药物宜忌】

1. 西医治疗

SLE 目前虽不能根治，但合理治疗后可以缓解病情，尤其是早期患者，故宜早期诊断，早期治疗。治疗原则是：活动期且病情重者，予强有力的药物控制，病情缓解后，则接受维持性治疗。

（1）轻型 SLE：约占 25%。虽有轻度活动性，但症状轻微，如疲倦、关节痛、肌肉痛、皮疹等，而无重要脏器损伤。如以关节肌肉疼痛为主，可用非甾体类抗炎药如双氯芬酸（双氯灭痛）每次 25mg，每日 3 次。如以皮疹为主，可用抗疟药如氯喹每次 0.25g，每日 1~2 次，治疗 2~3 周，可望改善。氯喹对光过敏和关节症状也有一定疗效。皮疹还可用含糖皮质激素的软膏，如 1% 醋酸氢化可的松软膏外涂。如上述治疗无效，应及早服用小剂量糖皮质激素治疗，泼尼松 0.5mg/（kg·d）。

（2）重型 SLE：SLE 活动程度较高，病情较严重，患者每有发热、乏力等全身症状，实验室检查有明显异常。按病情需要，可应用下述治疗。

1）糖皮质激素：对不甚严重的患者，可先试用大剂量泼尼松或泼尼松龙 1mg/（kg·d），晨起顿服。若有好转，继续服用 8 周，然后逐渐减量，每 1~2 周减 10%，减至小剂量时如 0.5mg/（kg·d），不良反应已不大，在能控制 SLE 活动的前提下，激素应更缓慢地继续减量，一直减至最小量做维持治疗。如用大剂量激素未见效，宜及早加用细胞毒性药物。长期使用激素会出现以下不良反应，如肥胖、血糖升高、高血压、诱发感染、股骨头无菌性坏死、骨质疏松等，应予以密切监测。

激素冲击疗法：用于急性暴发性危重 SLE，如急性肾衰竭、狼疮脑病的癫痫发作或明显精神症状、严重溶血性贫血等，即用甲泼尼龙 1000mg，溶于葡萄糖注射液中，缓慢静脉滴注，每天 1 次，连用 3 天，接着使用大剂量泼尼松如上述，这样能较快地控制 SLE 暴发。

2）细胞毒性药物：活动程度较严重的 SLE，应给予大剂量激素和细胞毒性药物，后者常用的是环磷酰胺（CTX）和硫唑嘌呤。加用细胞毒性药物有利于更好地控制 SLE 活动，减少 SLE 暴发，以及减少激素的需要量。狼疮肾炎用激素联合 CTX 治疗，会显著减少肾衰竭的发生。

①环磷酰胺：CTX 冲击疗法，每次剂量 10~16mg/kg，加入 0.9% 氯化钠溶液 200mL 内，静脉缓慢滴注，时间要超过 1 小时。除病情危重每 2 周冲击 1 次外，通常 4 周冲击 1 次，冲击 6 次后，改为每 3 个月冲击 1 次，至活动静止后 1 年，才停止冲击。冲击疗法比口服疗效好。CTX 口服剂量为 2mg/（kg·d），分 2 次服。CTX 有不少不良反应，如胃肠道反应、脱发、肝损害等，尤其是血白细胞减少，应定期做检查，当血白细胞 $<3 \times 10^9$/L 时，暂停使用。

②硫唑嘌呤：激素联合使用硫唑嘌呤也有疗效，但不及 CTX 好，仅适用于中等度严重患者、脏器功能恶化缓慢者。硫唑嘌呤不良反应相对较 CTX 少，主要是骨髓抑制、肝损害、胃肠道反应等。口服剂量为 2mg/（kg·d）。在 SLE 活动已缓解数月后，本药应减量，酌情继续服用一段时间后，可停服。

大剂量激素联用细胞毒性药物治疗 4~12 周，如病情获得改善，激素在疾病允许情况下，宜尽快减至小剂量。

3）环孢素：如果大剂量激素联合细胞毒性药物使用 4~12 周，病情仍不改善，应加用环孢素，5mg/（kg·d），分 2 次服，服用 3 个月，以后每月减 1mg/kg，至 3mg/

（kg·d）做维持治疗。其主要不良反应为肾、肝损害，使用期间应予以监测。在需用CTX 的患者，由于血白细胞减少而暂不能使用者，亦可用本药暂时替代。

近年有学者报告霉酚酸酯（MMF）治疗本病有效，用量为 0.5～1.5g/d，分 2～3次口服，但仍需进一步验证。

4）雷公藤总甙：每次 20mg，每日 3 次，病情控制后可减量或间歇疗法，1 个月为1 个疗程。本药对 SLE 有一定疗效，但不良反应较大，如对性腺的毒性，可发生停经、精子减少，尚有肝脏损害、胃肠道反应、白细胞减少等，使用时要小心监测。

5）静脉注射大剂量丙种球蛋白：适用于某些病情严重而体质极度衰弱者或（和）并发全身性严重感染者。本疗法是一种强有力的辅助治疗措施，对危重的难治性 SLE颇有效。一般 0.4g/（kg·d），静脉滴注，连用 3～5 天为 1 个疗程。

（3）一般治疗

①进行心理治疗，使患者对疾病树立乐观情绪。

②急性活动期要卧床休息，病情稳定的慢性患者可适当工作，但注意勿过劳。

③及早发现和治疗感染。

④避免使用可能诱发狼疮的药物，如避孕药等。

⑤避免强阳光曝晒和紫外线照射。

⑥缓解期才可做防疫注射。

（4）缓解期的治疗：病情控制后，尚需接受长期的维持性治疗。应使用不良反应最少的药物和用最小的剂量，以达到抑制疾病复发的目的，例如可每日清晨服泼尼松 7.5mg。

（5）妊娠：如果没有中枢神经系统、肾脏或心脏严重损害，而病情处于缓解期达半年以上，一般能安全地妊娠，并产出健康的婴儿。非缓解期 SLE 易于流产、早产或死胎（发生率约 30%），故应避孕。妊娠可诱发 SLE 活动，特别在妊娠早期和产后 6周。有习惯性流产史或抗磷脂抗体阳性者，妊娠时应服低剂量阿司匹林（50mg/d）。激素通过胎盘时被灭活（但地塞米松和倍他米松是例外），不会对胎儿有害，妊娠时及产后 1 个月内可按病情需要给予激素治疗，必要时可加用硫唑嘌呤，但要避免哺乳。

2. 中医治疗

（1）中医辨证治疗

①热阻经络

主症：关节红肿疼痛，触之灼热，屈伸不利，面部红斑隐隐，口渴烦躁，尿黄，舌质红，苔黄，脉滑数。见于 SLE 活动期以关节炎表现为主者。

治法：清热和营，祛风通络。

方药：白虎桂枝汤加味。

生石膏 30g，知母 10g，桂枝 10g，忍冬藤 30g，全蝎 3g，桑枝 10g，牛膝 10g，赤芍 15g，丝瓜络 10g，甘草 10g。

②阴虚内热

主症：五心烦热，低热不退，红斑不泽，关节疼痛，盗汗，耳鸣腰酸，脱发，月经不调，小便黄，舌质红，少苔，脉细数。见于疾病中晚期，长期服用泼尼松的患者。

治法：养阴清热，凉血解毒。

方药：青蒿鳖甲汤加减。

青蒿 10g，鳖甲 10g，知母 10g，黄柏 10g，赤芍 10g，白芍 10g，金银花 10g，玄参 10g，生石膏 30g，土茯苓 20g。

③肝肾阴虚

主症：长期低热，手足心热，心烦不安，面部潮红，斑疹隐隐，关节酸楚，月经不调，头昏耳鸣，目眩，舌红少津，苔薄黄，脉细数。见于疾病后期，病情相对稳定者。

治法：滋补肝肾，清热凉血。

方药：知柏地黄汤合大补阴丸加减。

知母 10g，黄柏 10g，生地黄 15g，山药 20g，山萸肉 10g，牡丹皮 10g，龟甲 10g，女贞子 10g，墨旱莲 10g，虎杖 15g。

④脾肾阳虚水停

主症：颜面及双下肢浮肿，面色苍白，恶寒肢冷，腰酸腿软，神疲乏力，纳呆，便溏，关节酸胀不适，遇冷加重，舌嫩淡胖有齿痕，苔白腻，脉沉细或沉迟无力。

治法：温补脾肾，利水消肿。

方药：理中汤合济生肾气丸加减。

党参 10g，干姜 10g，白术 10g，熟地黄 10g，山萸肉 10g，怀山药 10g，猪苓 10g，泽泻 10g，牛膝 10g，车前子 10g，麦冬 10g，赤小豆 15g，大腹皮 15g。

⑤肾虚血瘀

主症：肢体浮肿，小便短少，腰膝关节酸软，头昏耳鸣，口唇色暗，眼眶发黑，面部蝶斑，色暗，指甲紫暗，腰腹胀痛或刺痛，舌淡暗，脉细涩。

治法：补肾益气，活血化瘀。

方药：右归饮合少腹逐瘀汤。

熟地黄 10g，怀山药 10g，山萸肉 10g，枸杞 10g，杜仲 10g，肉桂 3g，制附子 6g，小茴香 10g，干姜 6g，延胡索 10g，没药 10g，川芎 10g，五灵脂 10g，蒲黄 10g，官桂 3g，赤芍 10g。

加减：以上各证中，口腔溃疡加黄连、栀子；光过敏加蝉蜕、乌梢蛇；蛋白尿加黄芪、苏叶、石韦、益母草；关节疼痛较甚加蜈蚣、全蝎、海风藤、安痛藤；脱发加首乌、当归、桑叶；并发心包积液、胸腔积液可酌用舟车丸或方中加牵牛子、葶苈子；鼻衄、肌衄加阿胶、墨旱莲；血小板减少加羊蹄草、花生衣，重用何首乌；白细胞减少加生黄芪、白术、女贞子。

（2）验方

①SLE 热毒炽盛证验方：生玳瑁 12g，生地黄 30g，金银花 30g，白茅根 30g，牡丹皮 10g，天花粉 15g，玄参 30g，黄柏 15g，知母 10g，石斛 15g。每日 1 剂，水煎服。

②SLE 邪毒攻心证验方：紫石英 30g，石莲子 10g，白人参 10g，北沙参 30g，生黄

芪 30g，当归 10g，秦艽 15g，乌梢蛇 10g，川黄连 6g，远志 10g，丹参 15g，合欢花 10g。每日 1 剂，水煎服。

③红斑狼疮方：党参 30g，黄芪 30g，沙参 30g，生地黄 30g，玄参 30g，牡丹皮 12g，赤芍 12g，当归 12g，桃仁 6g，红花 15g，郁金 6g，川黄连 6g，莲子心 6g，血竭 3g，甘草 6g，墨旱莲 10g，女贞子 10g，蚤休 6g，白花蛇舌草 10g，丹参 10g。每日 1 剂，水煎服。

3. 药物禁忌

（1）能诱发或加重红斑狼疮的药物：如普鲁卡因酰胺、苯妥英钠、肼苯哒嗪、异烟肼和保泰松等，可引起狼疮综合征；青霉胺、磺胺类药物和口服避孕药，可使本病病情加重。

（2）突然停用激素：糖皮质激素仍是目前治疗红斑狼疮的主药。适用于急性或暴发性狼疮或有主要脏器受累者等。应用较多的有泼尼松、氢化可的松。本类药物可迅速缓解症状，有较好的疗效，但服用时应严格遵守医嘱，切记不可突然停药，否则易出现反跳现象，使原有病情加重或恶化。

（3）雌激素：系统性红斑狼疮发病与雌激素有一定关系，雌激素水平越高，发病率越高，所以本病患者应慎用雌激素。

（4）系统性红斑狼疮发病，多有毒邪内侵、邪毒内滞，所以祛毒攻邪是主要方法之一。但攻毒之品常易损伤正气，具有一定的肝肾毒性，因此，应用攻毒之时，要兼顾肝肾，补益正气，也要适可而止，不可攻邪太过。同时，在肾病阶段忌用含有汞成分的中药及中成药。

（5）皮质激素药的应用必须抓好最佳治疗时机，早期、足量、迅速给药，以抑制病情。病情稳定后，及时配合应用清热解毒、凉血护阴的中药，为激素的撤减创造条件，以免长期激素的应用引起机体代谢和内分泌紊乱、水和电解质平衡失调，甚至出现继发感染、出血、精神症状及糖尿病等不良反应。

其余参见类风湿关节炎。

六、骨和关节结核

【概述】

骨和关节结核是继发病变，约 80% 以上原发病灶在肺和胸膜。原发灶中的结核分枝杆菌通过血流到骨与关节，少数由邻近结核病灶蔓延而来，如胸膜纵隔淋巴结核可侵犯邻近的肋骨、胸骨或胸椎。

骨和关节结核的一半为脊柱结核，其中 99% 为椎体结核，1% 为椎弓结核。脊柱结核中以腰椎的患病率最高，其次为胸椎，颈椎和尾椎结核较少见。骨和关节结核中居第 2 位的为膝关节结核；第 3 位为髋关节结核；然后是腕关节、肘关节、大转子、手部的短骨干、肱骨近端、桡尺骨及股骨远端结核；距小腿关节结核发病率低，骶髂关节、长骨干结核比较少见。儿童期是骨和关节结核的好发年龄。

1. 病因

骨和关节结核是由结核杆菌所引起的常见病，常继发于肺脏和胸膜、消化道、腹膜、淋巴结结核，由于患者抵抗力较弱，结核杆菌侵入所致。主要通过血液循环到达骨与关节，少数由邻近的软组织病灶直接侵入，细菌繁殖破坏组织，形成病灶。

2. 临床表现

（1）发病缓慢。

（2）病灶多为单发，常可发现其他器官的结核，如肺、胸膜、肠、腹膜、泌尿系和淋巴结等。

（3）全身症状：早期全身症状不明显，当病变继续发展，或结核病变活动时，临床可出现食欲减退、四肢倦怠、午后低热、面颊潮红、盗汗、病儿夜啼等症状。

（4）局部肿胀：受累关节周围肿胀，但无发红现象，故有"白肿"之称，这是表浅关节结核的特征之一。

（5）寒性脓肿：脓肿没有急性炎症的红、肿、热等表现。

（6）窦道：寒性脓肿从皮肤体表破溃形成窦道，流出米泔样脓液、死骨及干酪样或豆渣样物质。窦道较复杂，需要做碘油造影方可明确病灶部位。

（7）压痛和叩击痛：受累关节周围均有压痛和叩击痛，疼痛轻微，病位较深。

（8）肌肉痉挛。

（9）功能障碍。

（10）畸形。

（11）关节病变附近淋巴结肿大。

3. 辅助检查

（1）实验室检查：病变活动期红细胞沉降率（血沉）明显加快，因此定期检查血沉可以判断病变的活动程度。白细胞计数正常或可稍高，合并感染时明显增高。可有轻度贫血。

（2）X线检查：对本病有诊断意义。在松质骨的结核有坏死型及溶骨型两种。坏死型病变多发生在松质骨中心，表现为骨小梁模糊、密度增加呈磨砂玻璃样改变及出现死骨，死骨吸收后形成骨空洞。松质骨边缘型结核主要表现为溶骨性破坏，一般不出现死骨。皮质骨结核骨干周围有广泛的新生骨呈葱皮样改变，骨干中心髓腔内有破坏性空洞。干骺部结核则兼有松质骨和骨干结核的特点。滑膜结核仅见滑膜肿胀和骨质疏松。早期全关节结核关节间隙多狭窄，少数增宽，软骨下骨质有少量破坏。由滑膜结核演变而来的关节肿胀和骨质疏松都十分明显，滑膜附着处有破坏不严重、程度大致相等的骨质破坏；由骨结核演变而来的则骨质疏较轻、破坏较重，而且有接触性破坏。晚期全关节结核，软骨骨板大部分或全部模糊，关节间隙狭窄或消失，关节功能基本丧失；关节呈纤维或骨性强直。

（3）结核杆菌培养：行结核菌培养或动物接种确诊，其中以脓汁阳性率最高，依次为肉芽组织、干酪样物质、关节液、死骨。

（4）活组织检查：对确诊困难的滑膜结核可以采取滑膜病变组织或附近肿大的淋

巴结做活检；必要时做豚鼠接种试验，阳性率高。

【饮食宜忌】

1. 饮食宜进

（1）饮食原则

①充足的热能：结核病是慢性消耗性疾病，因长期发热、盗汗，消耗大量热能，故热能供给应超过正常人。若患者毒血症不明显，消化功能处于良好状态时，每天供给热能为 168～210 千焦/kg。若患者因严重毒血症影响消化功能，应根据患者实际情况，循序渐进地提供既富有营养又易消化的饮食。

②富含优质蛋白质的食物：病灶修复需要大量的蛋白质，提供足量的优质蛋白有助于体内免疫球蛋白的形成和纠正贫血症状。每日蛋白质适宜供给量为 1.5～2g/kg，优质蛋白应占总量的 1/3～2/3。宜食肉类、奶类、蛋类、禽类及豆制品等。应注意尽量多选择含酪蛋白高的食物，因酪蛋白有促进结核病灶钙化的作用。牛奶和奶制品至今仍然被认为是结核病患者的良好食物，因其含有丰富的酪蛋白和较多的钙，这两种营养素都有利于结核病灶的钙化。

③含钙丰富的食物：结核病痊愈过程中出现的钙化，需要大量钙质。因此，结核病患者应供给高钙饮食，如各种脆骨、贝类、豆制品等。钙在代谢过程中与磷有关，因此在补钙的同时，应注意增加含磷丰富的食物。

④富含维生素的食物：维生素 C 可以帮助机体恢复健康；维生素 B_1、维生素 B_6 能减少抗结核药物的不良反应；维生素 A 可增强上皮细胞的抵抗力；维生素 D 可帮助钙的吸收。应多选用新鲜的蔬菜、水果、鱼、虾、动物内脏及鸡蛋等。

⑤适量的无机盐和水：骨结核患者有可能出现贫血，因此要注意补给含铁丰富的食物。肉类、蛋黄、动物肝脏、绿叶蔬菜、食用菌等，都是铁的良好来源。长期发热、盗汗的患者，应及时补充钾、钠和水分。适量给予水分，可稀释和冲淡炎性产物，但伴严重结核和有肾功能衰竭时，应限制水分和钠盐的摄入。

⑥有益病变修复的食物：鳗鱼含有十四酸等抗结核成分，是结核病的食疗佳品，常食可获意外之效。蛤蜊含磷酸钙，用蛤蜊肉加韭菜制作菜肴对结核病有良好的疗效，且有预防咯血之功效。茶叶含有硅酸，能抑制结核菌扩散，促使结核病灶形成瘢痕。大蒜有抑制结核菌的作用，可以熟食但不宜过多。百合是治肺痿、肺痈的良药，煮熟及磨粉煮粥吃均佳。

⑦补血养血的食物：肺结核患者由于肺部小血管的损伤，时常会咯血，久而久之造成贫血。另外，因结核病本身对人体造血功能有抑制作用，故要多食补血养血的食物。动物肝是供给造血的基本原料，其富含的叶酸、铁和维生素 B_{12}，并能调节造血功能。排骨含有直接生血的原料，每根排骨的髓腔间都集存大量补血成分，或煮或烧均可，以小火炖汤最为可取。淡菜是滋阴补血佳品，可经常食用。

⑧其他：伴咯血的患者可饮新鲜藕汁、百合莲子汤、清炖银耳，有降火止血的作用；潮热盗汗的患者，可常食鸭肉、甲鱼、鸡蛋、丝瓜、百合、藕、甘蔗、梨、荸荠、

山药、莲子、苹果、橘子等，因这些食物均有养阴增液的作用，并能补充损失的蛋白质和维生素；咳嗽的患者，可常食枇杷、梨、罗汉果、核桃、柿子、百合、白萝卜、豆浆、牛奶，猪肺亦可配制药膳，取以脏补脏之义。

（2）药膳食疗方

1）成人适用

①将百合60g、粳米100g，洗净加水煮粥，粥熟时加入蜂蜜30g服食。

②将白及粉6g、大蒜30g（剥皮洗净）、粳米60g（洗净）同放锅内加适量清水煮粥，熟后服食。

③将花生仁50g、粳米100g、百合15g，同入砂锅煮粥，待粥欲熟后，放少许冰糖，再稍煮片刻即可服食。

④生梨（去核）2个，鲜藕（去皮）500g，柿饼（去蒂）1个，大枣（去核）10枚，鲜茅根50g。用水泡过后，煮开再煮半小时，饮汤。每日1剂，分2~3次服。

⑤将羊髓100g、生地黄30g加水适量，文火炖煮，熟后滤去药渣，加入羊油20g、白蜜30g及葱、盐水许，煮沸。每日1剂，分2~3次服用，连服半个月。

⑥浮小麦30g，生甘草10g，大枣5枚，黄芪200g，生牡蛎30g。水1000mL，煎剩600mL即可，1日分3次服完。

⑦猪肺200g洗净，挤出泡沫，切成小块；雪梨2个去皮，切成小块；川贝15g洗净，共置砂锅内，加入冰糖、清水适量，置武火上烧沸，用文火炖3个小时即成，每日佐餐食用。

⑧嫩鸡肉500g或1000g，切成肉丁，放入锅内，加入蛋清2枚、盐3克、生粉10g拌或上浆；白果200g，剥去硬壳，放热油内爆至六成熟时捞出，剥去薄衣洗净待用；烧热锅放猪油，烧至油六成热时，将鸡丁下锅炒散，再放白果炒匀，炒至鸡丁熟后，捞出沥去油；原锅内留猪油，投葱段15g，开锅随即烹黄酒3g，加鲜汤50g、盐3g、味精2g及鸡丁、白糖翻炒几下，用生淀粉勾芡，淋上麻油，再翻炒几下，即可佐餐食用，每日1次。

⑨鸡蛋1枚，打入碗内搅开，以煮沸的豆汁冲熟，并加入白糖搅匀，每日早晨当点心服食。

⑩鸡蛋若干枚，煮熟，去白留黄，将蛋黄置不锈钢锅内在火上熬之，以筷子搅炒至油出，滤出蛋黄油服食。每服20mL，每日3次，空腹服用，连服3周为1个疗程。

2）儿童适用

①干白及、何首乌各30~60g，共研为细末备用，再将粳米50~100g入水中熬粥，粥将成时加入前末10g，继续熬至粥熟，调入白糖后食之。每日1次，可代作早餐或晚餐食之。

②生地黄、枣仁各30g，分别加水细研，各取汁100mL，再将粳米100g入清水中熬粥，粥成之后兑以上二汁，继续用文火熬至粥熟即可食之。

③枸杞100g入水中煎煮片刻，去渣取汁，再入粳米60g于汁中熬粥，粥成之后佐以咸豆豉适量，代作早餐或晚餐，经常服食。

④将生黄芪30g、浮小麦30g、生甘草6g，一同入水中煎煮30分钟左右，去渣取汁，再将粳米50～100g、大枣5枚入汁中熬粥，当早餐或晚餐，经常服食。

2. 饮食禁忌

（1）辛辣的食物：中医认为，结核病是由于患者抵抗力低，多因阴虚火旺而发病。辛辣的食物易助火伤阴，加重病情。

（2）高糖的食物：高糖饮食可使体内白细胞的杀菌作用受到抑制，吃糖越多，抑制就越明显，不利于肺结核的控制。糖类食物还可与抗结核药物异烟肼形成复合物，减少初期药物的吸收速度，降低药物的疗效。

（3）生冷之物：西瓜汁、黄瓜、苦瓜、丝瓜等生冷之物有伤脾胃，不利于其他营养成分的吸收，造成患者食欲降低而影响疾病的康复。

（4）营养不足：结核病是消耗性很强的疾病，患病之后营养状况下降，体重迅速减轻，而结核病灶的恢复又有赖于蛋白质做原料，因此必须供给高蛋白饮食，并辅以适量脂肪。饮食应营养丰富、易于消化，要少量多餐，不要过饱。伴咯血多者可给半流质饮食，待病情好转后改为软食或普通饮食。

（5）肥腻、油炸的食物：结核病患者消化功能低下，食欲较差，若过多食用动物油、羊肉、狗肉、肉桂、火烤及油炸的食物，更不利于消化吸收，使必需的营养素得不到补充，从而影响疾病的恢复。

（6）滋补的食物：核桃仁、羊肉、狗肉、鹿肉、麻雀肉、虾、枣等补阳类食物，食用后加重阴虚症状，对疾病不利。其他补阴、补气、补血的食物，可作为结核病患者的基本滋补品而交替食用，但过多的滋补类的食物会引起胃肠道不适。若过分强调滋补，患者往往难以耐受。

（7）腥发之物：对于骨结核伴有咯血的患者，应少吃或不吃黄鱼、带鱼、鹅肉、菠菜、毛笋、公鸡、鸭等腥发之物，以免加重咯血症状。

【药物宜忌】

1. 西医治疗

治疗原则：骨与关节结核是全身结核的继发病变，治疗必须有整体观念，强调全身与局部并重的综合治疗。贯彻早期诊断、早期治疗的原则，以缩短疗程、防止畸形、减少疾病、低复发率。

（1）全身治疗：休息、营养是改善全身情况的主要措施。休息使机体代谢降低，消耗减少，体重增加，体力恢复；改善营养状况，使抗病能力增强，有利于结核病的恢复。一般患者给维生素 B、维生素 C 和鱼肝油。贫血患者可供给铁剂、叶酸、维生素 B_{12} 等，或间断输血，每周1～2次，每次100～200mL。肝功能有损害者可进行保肝疗法。活动根据病灶部位、病变进展情况和临床表现而定。适当的活动可以改善机体的代谢，增强抗病能力，促进病灶的修复。结核中毒症状明显，病变不稳定或多发结核以休息和局部固定为主；如病变稳定，全身症状较轻，除病变局部固定外，其余部位应适当活动。

（2）抗结核药物的应用：目前国际上公认的抗结核药有 12 种之多，包括异烟肼（INH）、链霉素（SM）、对氨基水杨酸（PAS）、乙胺丁醇（EMB）、利福平（RFP）、氨硫脲（TB）、紫霉素（VM）、吡嗪酰胺（PZA）、环丝氨酸（CS）、乙硫异烟胺（1314th）、卡那霉素（KM）、卷曲霉素（CMP）。其中以异烟肼、链霉素、对氨基水杨酸三药疗效好，毒性反应较低，称之为首选药（一线药），其他抗结核药由于抑制作用较弱或毒性反应较大，称为次选药物（二线药）。利福平、乙胺丁醇是疗效较好的新抗结核药。常用药物用法为：

①异烟肼：抗菌作用强，口服吸收快，对细胞内的结核菌起作用。成人每日 300mg，分 3 次，口服。大剂量应用时，应合用维生素 B_6 以防毒性反应。一般可连续服用 1~2 年。

②链霉素：每日 1g，肌内注射，3 个月为 1 个疗程，或根据病情每日 0.75g，或每周 2 次，每次 1g。常与异烟肼同用，效果较好，但常因对第 8 对脑神经损害而慎用。

③对氨基水杨酸：一般采用口服法，每日 6~12g，分 3 次，口服，3 个月为 1 个疗程，连续服用 1~3 个疗程。本药对胃肠道有刺激作用，如不能口服，可静脉给药，每日 1 次，每次 6~12g，先由小剂量（4~6g）开始，逐渐增加剂量。每次药量溶于 5% 葡萄糖注射液 500~1000mL 中，避光滴入。和异烟肼同用，可增强抗菌作用，减少耐药性。单独使用不如异烟肼和链霉素。

④乙胺丁醇：为较新的抗结核药物，开始用量为 75mg/（kg·d），半年后改为 15mg/（kg·d），均为口服，但对视神经有损害，可出现视神经类疾病。

⑤利福平：为较新的抗结核药物，一般用法为 1 日量 0.6~0.9g，分 2 次，口服（间隔 12 小时），每周用 2 天；儿童 1 日量为 10~20mg/kg，1 次或分 2 次服，每周用 2 天。宜在饭前 1 小时服用，便于吸收。

抗结核药物的应用原则：早期用药，联合用药，坚持全疗程规则用药和适宜剂量。目前多数医院的用药方法是：在疾病的活动期，异烟肼和链霉素合并使用。手术前和手术后用药方法基本相同，病变稳定后，链霉素可改为隔日或每周 2 次，每次 1g。有毒性反应出现，或已用过 1~3 个疗程后，可改用异烟肼和对氨基水杨酸合并使用，或三药同时使用，或选二线抗结核药。骨关节结核术后用药时间要足够。一般脊柱结核病灶清除术后用药 1 年至 1 年半，四肢保留活动关节。术后用药 6 个月至 1 年，关节切除固定术后，用药 3~6 个月，视病情需要，必要时延长使用抗结核药的时间。

（3）局部治疗

①患部固定：局部固定可以减少局部负重和活动，减轻疼痛，防止和矫正畸形，促进病灶修复，预防和治疗病理性骨折和脱位。患部一般用石膏绷带固定或持续皮牵引。颈椎结核可用颅骨牵引或颈托、石膏领固定。胸、腰椎结核早期应绝对卧木板床或石膏床，后期用金属条或木板制的背心或围腰固定。

②关节穿刺抽液、注射抗结核药：单纯滑膜结核在严格无菌操作下行关节穿刺，抽出渗液，注入异烟肼 200mg 或链霉素 1g，每周 1~2 次，3 月为 1 个疗程，可用 1~3 个疗程。

③寒性脓肿穿刺抽脓：当脓肿较大、张力较高、压迫症状明显时，可行潜行穿刺抽出脓液减压，同时注入链霉素 1g 和异烟肼 100mg，加压包扎，以防止混合感染。

④手术治疗：在抗结核药物和其他支持疗法的配合下，如有手术指征，要及时地施行病灶清除术。采用手术方法直接进入病灶、清除死骨、坏死椎间盘、关节软骨、脓液、肉芽组织、干酪样物质。在关节内病灶尚需切除肥厚的滑膜组织和硬化的病骨，并切除硬化、纤维化的瘘管。根据病情，同时可行植骨术或关节融合术；有脊髓压迫症状者可行减压术；腔内放入抗结核药，以缩短疗程，加速病灶修复，提高治愈率，减少复发率。

2. 中医辨证治疗

（1）脾肾亏虚

主症：神疲乏力，纳差，盗汗，腰膝酸软，身痛，舌红，少苔，脉细数。

治法：补脾益肾，活血通络。

方药：地黄白芍汤加减。

党参、生地黄各 20g，白芍、连翘、枸杞各 12g，茯苓、当归、女贞子、骨碎补、菟丝子、芍药各 15g，川芎、甘草各 10g，蒲公英、紫花地丁各 30g。

（2）肾虚瘀结

主症：腰膝酸痛，乏力，骨节疼痛，触之碍手，舌淡红，苔薄，脉涩。

治法：补肾通络。

方药：地黄鳖甲汤加减。

熟地黄 15~24g，山药、狗脊、昆布、海藻、地鳖虫各 12g，鳖甲 30g，羌活 4.5g

（3）肝阴不足

主症：骨节疼痛，胁肋隐痛，盗汗，潮热，口干，舌红，少苔，脉细涩。

治法：清虚热，通经络。

方药：青蒿鳖甲汤加减。

青蒿 9g，鳖甲、金银花、紫花地丁各 15g，银柴胡、牡丹皮、红花、苏木各 6g，地骨皮、牛膝、续断、桃仁各 10g。

加减：潮热重者加胡黄连、白薇；虚汗加浮小麦、碧桃干、糯稻根须。

（4）瘀血阻络

主症：骨节疼痛剧烈，痛处固定，关节活动障碍，口渴不欲饮，舌红，苔黄燥，脉涩。

治法：活血通络，祛瘀止痛。

方药：当归饮加减。

当归 12g，赤芍、乳香、没药、穿山甲 4.5g，金银花、连翘、鳖甲、龟甲各 15g，山药 30g，甘草 3g。

加减：胸、腰椎结核，加黑杜仲、狗脊、续断、鹿角胶、骨碎补各 9g；髋关节结核，加牛膝、木瓜各 12g。

（5）肾阳不足

主症：骨节疼痛，腰痛乏力，喜卧，畏寒，面色白，舌淡，苔薄白，脉细弱。

治法：温阳补肾，通络止痛。

方药：黄芪当归参附汤加减。

红参、鹿角片、肉桂、陈皮各6g，熟地黄、黄芪各30g，当归、牛膝、山药、附片各15g，苍术、炒白术、炙甘草各10g。

3. 药物禁忌

（1）异烟肼（雷米封）

①对氨基水杨酸钠、磷霉素：异烟肼加对氨基水杨酸钠静脉滴注，继用磷霉素静脉滴注，可发生寒战、高热等不良反应。机制：可能是药液少量混合，进入体内发生某种特殊化学反应，其产物导致人体出现寒战、高热以及原有皮疹增多。

②苯二氮䓬类药物：异烟肼可减少地西泮和三唑仑的体内消除；对其他麻醉药（乙醚、普鲁卡因、镇痛性麻醉药和氯化琥珀胆碱等）亦可增效或延长作用时间。

③卡马西平：可增加异烟肼的肝毒性；异烟肼使卡马西平血药浓度迅速升高，可发生中毒（意识模糊、共济失调等），联用时应减少卡马西平的用量。

④乙琥胺：与异烟肼联用，个别患者出现精神症状和乙琥胺中毒征象。

⑤苯妥英钠：异烟肼可提高苯妥英钠血药浓度，使作用强度和毒性反应显著增强。两药联用有10%~20%的患者发生苯妥英钠中毒，故应予减量。

⑥抗凝血药：异烟肼可使抗凝效应加强，易发生出血反应。

⑦氨茶碱：异烟肼可使氨茶碱的血药浓度升高达22%，也有报道称其清除率增加16%。

⑧降血糖药：异烟肼可引起糖代谢紊乱，使胰岛素用量增加，联用时需调整降糖药的剂量。

⑨氯丙嗪、巴比妥类：异烟肼具有单胺氧化酶抑制作用，可抑制氯丙嗪、巴比妥类的代谢，使其治疗作用与毒性均增强。

⑩麻黄碱、肾上腺素：与异烟肼联用可使不良反应增多，中枢兴奋症状加重，可发生严重失眠、高血压危象等。

⑪肼苯哒嗪：可使异烟肼血药浓度升高，疗效增强，但不良反应明显增多。另外，肼苯哒嗪与异烟肼的化学结构相似，均可致体内维生素 B_6 减少而易诱发周围神经炎。

⑫长春新碱：异烟肼可能增加长春新碱的神经毒性。

⑬环丝氨酸：异烟肼能使环丝氨酸对中枢神经系统的不良反应增加。

⑭抗酸药：可减少异烟肼在肠道中的吸收，可在服抗酸药前1小时服用异烟肼。

⑮利福平：能促使异烟肼转变成乙酰肼，两药联用时增加肝毒性并增强疗效（特别是慢乙酰化者）。若两药必须联用，可早、晚分别空腹顿服。两药联用有诱发低血糖的报道。

⑯对氨基水杨酸钠：可使异烟肼的血药浓度升高，可增强药效和肝毒性。

⑰乳酸钙：可使异烟肼血药浓度降低30%。

⑱酪胺类食物（红葡萄酒、奶酪、海鱼等）：与异烟肼联用可发生潮红、头痛、呼吸困难、恶心呕吐和心动过速等类似组胺中毒的症状（单胺氧化酶抑制作用）。

⑲双硫醒：与异烟肼联用可出现共济失调和行为异常及昏睡等不良反应。

⑳乙胺丁醇：异烟肼可加重乙胺丁醇对视神经的损害。

㉑进食：饭时服用异烟肼则吸收明显降低。

㉒乳糖类食物：能完全阻碍消化道对异烟肼的吸收。

㉓左旋多巴：与异烟肼联用可发生高血压、心动过速、皮疹、震颤等不良反应。

㉔哌替啶：异烟肼可改变哌替啶代谢，使中间产物去甲哌替啶增多，两药常用量联用即可发生昏迷、低血压休克和呼吸抑制等严重反应。

㉕心得安：可使异烟肼的清除率下降21%。

㉖茶、咖啡因：服用异烟肼期间饮茶或咖啡，可发生失眠和高血压。

㉗华山参片：与异烟肼联用可引起口干、头晕、视力模糊、瞳孔散大、尿闭等不良反应。

㉘黄药子酒：与异烟肼联用可加重肝损害。

㉙富含鞣质的中药（虎杖、大黄、诃子、五倍子、地榆等）：异烟肼可与鞣质结合，形成鞣酸盐沉淀，减少吸收，影响疗效。

㉚含多价金属离子（钙、镁、铁、铝、铋等）的药物：可与异烟肼在胃肠道形成螯合物，影响吸收，降低疗效。

㉛昆布、海藻、含碘的药物：在胃酸的作用下可与异烟肼发生氧化反应，使异烟肼丧失抗菌活性。

㉜阿托品、普鲁本辛：异烟肼能增强抗胆碱药的不良反应，使老年患者发生眼压增高及尿潴留等。

㉝苯妥英钠：异烟肼可抑制苯妥英钠代谢，苯妥英钠蓄积可引起中毒（头晕、运动失调、胃肠障碍等）。

㉞泼尼松：具有药酶诱导作用，可加快异烟肼的乙酰化过程而加重肝损害。

㉟阿司匹林：具有强乙酰化作用，可使异烟肼部分乙酰化，减少吸收和排泄，导致血药浓度下降，疗效降低。

㊱含组胺量较高的鱼类：异烟肼抑制单胺氧化酶，使组胺不易分解，可发生组胺中毒反应（头痛、心悸、皮肤瘙痒、潮红、胸闷等），故服用异烟肼期间不宜食用含组胺较多的鲐鱼、金枪鱼、沙丁鱼等。

㊲不可配伍的药物：氨茶碱，维生素C，维生素B₂，维生素B₁，对氨基水杨酸钠，苯巴比妥钠，异戊巴比妥钠，溴化钙，碳酸氢钠，脑垂体后叶素，磺胺嘧啶钠。

（2）对氨基水杨酸钠（PAS）

①环丝氨酸：和PAS两药联用可增加对中枢神经系统的毒性症状，出现头痛、眩晕、嗜睡，重者可有精神症状（抑郁、兴奋、惊厥等）。

②不可配伍的药物：氯丙嗪，止血芳酸，碳酸氢钠，维生素B₆，葡萄糖酸钙，苯甲酸钠，咖啡因，丁卡因，土霉素，万古霉素，甲氨蝶呤，四环素，异丙嗪，多黏菌

素 E，利血平，谷氨酸钙，磺胺嘧啶钠。

③强心苷：PAS 可降低强心苷的吸收达 20%。

④抗凝药：PAS 可使抗凝作用明显加强（减少肝凝血酶原形成），联用可发生出血反应。

⑤甲氨蝶呤：PAS 可增强甲氨蝶呤的毒性反应。

⑥乙醇：可完全消除 PAS 的降血脂作用。

⑦阿司匹林、水杨酸盐：与 PAS 合用对肠道的刺激作用相加，可导致胃溃疡。

⑧苯海拉明：略减少肠道对 PAS 的吸收（约 10%）。

⑨丙磺舒：能使 PAS 血药浓度升高 2~4 倍（排出减慢）。

⑩利福平：含有皂土（硅）的 PAS 颗粒剂与利福平联用，可使利福平血药浓度减半。为避免这种相互作用，应间隔 6~8 小时给药或应用不含皂土的 PAS 制剂。

⑪苯妥英钠：PAS 可增强苯妥英钠的作用。

⑫鹿茸：鹿茸中含有肾上腺皮质激素样物质，可加重水杨酸盐的胃肠道反应，甚至诱发消化道溃疡。

⑬氯化铵、维生素 C：可酸化尿液，与 PAS 联用可引起 PAS 结晶尿。

⑭异烟肼：与 PAS 可竞争乙酰转移酶（在慢代谢型），PAS 可增加异烟肼在组织中的浓度，两药联用可提高疗效，并可明显地延缓耐药性的产生，但同时亦有可能增强肝毒性。

（3）利福平

①对氨基水杨酸钠：可降低利福平的吸收达 50%，两药联用时服药应间隔 6~8 小时。

②抗酸药：可使利福平的吸收减少 36%。

③醋竹桃霉素：与利福平联用可引起黄疸。

④含抗组胺剂的药物（感冒清、抗感冒片、克感宁片等）：不宜与利福平、胍乙啶、巴比妥等联用，以避免降低疗效。

⑤钙通道阻滞剂：利福平具有药酶诱导作用，可降低维拉帕米和硝苯啶的作用。

⑥异烟肼：与利福平联用对结核杆菌有协同的抗菌作用，可提高治愈率。但利福平具有肝药酶促进作用，可加速异烟肼在肝脏的乙酰化过程，有可能造成肝细胞大片坏死。已有肝炎或肝功能损害者更易发生严重肝损害。为避免两药联用产生肝脏毒性，可采用间歇疗法，并进行血药浓度监测和肝功能随访。利福平可使异烟肼转为具有肝毒性的联胺，导致严重的肝炎。

⑦糖皮质激素：利福平可加快其代谢，使激素浓度降低。

⑧乙胺丁醇：与利福平联用可防止或延缓结核杆菌耐药性的产生，增强疗效，但同时有增加视神经损害的可能性。

⑨氨茶碱：利福平可加速氨茶碱的肾清除和肝代谢，导致氨茶碱的血浓度下降，使半衰期缩短，降低生物效应。因此，两药联用时应监测氨茶碱的血药浓度，以保证用药安全有效。

⑩洋地黄毒苷类药物：利福平可促进肝药酶活性，提高羟基药物的代谢率；洋地黄毒苷类药物属于多羟基化合物，在利福平的作用下可被迅速分解降效。对于结核病患者伴有运动性呼吸困难症状的心功能不全，两药不宜联用。机制：利福平诱导配糖体代谢；利福平促进胆汁分泌，增加地高辛排泄；利福平减少地高辛吸收。

⑪环孢菌素：利福平可增加环孢菌素的清除率，降低血药浓度，使药效减弱。两药必须联用时，需增加环孢菌素剂量达3倍，才能维持疗效。

⑫吡嗪酰胺：利福平对吡嗪酰胺引起的关节痛具有显著疗效；利福平可抑制尿酸吸收，加速尿酸排泄，减轻吡嗪酰胺的不良反应。但是，利福平与吡嗪酰胺主要的不良反应为肝损害，多表现为一过性转氨酶升高及胃肠道反应。个别报道，两药联用发生严重过敏反应。

⑬酮康唑：利福平可使其血药浓度降低（促进代谢），而酮康唑通过影响吸收可降低利福平的血药浓度达50%，因而两药联用时均应降低疗效。

⑭口服抗凝血药：利福平可与双香豆素类抗凝药华法林等竞争蛋白结合部位，使其血浆中游离型药物增加，并能促进肝药酶对抗凝药的代谢灭活，因而降低抗凝药的血药浓度和疗效。两药联用时，应按凝血酶原时间检查结果调整抗凝药的剂量。

⑮中枢神经系统抑制药：巴比妥类和利眠宁（氯氮䓬）可减少利福平的肠道吸收，降低血药浓度。两药必须联用时，应间隔6~8小时。

⑯口服避孕药、降血糖药：利福平具有肝药酶诱导作用，可促进这些药物的代谢，因而降低这些药物的作用。利福平可降低避孕药的效力，引起月经紊乱，导致避孕失败。

⑰含鞣质较多的中成药：如七厘散、四季青片、虎杖浸膏片、复方千日红片、感冒宁片等，均能使利福平失去活性，降低疗效，两药不宜联用。

⑱食物：牛奶、豆浆、米汤等可使利福平吸收减少及减慢，故服用利福平应在饭前1小时顿服。牛奶、豆浆、米汤、麦乳精、茶等均可降低利福平、甲硝唑、西咪替丁等药物的吸收。

⑲含乙醇的药酒：与利福平联用可加剧肝损害。

⑳有机酸类中药（山楂等）：可增加利福平在肾小管的重吸收，加重肾毒性。

㉑丙磺舒：可提高利福平的血药浓度，延长半衰期，毒性加大，两药不宜联用。机制：两药被肝脏摄取有竞争受体的作用。

㉒巴比妥类：可降低利福平的血药浓度。

㉓奎尼丁：利福平可使肝细胞色素P450酶活性增高，可加速奎尼丁代谢，使半衰期缩短（从6.1小时降到2.3小时），以及稳态血药浓度减少。两药联用可降低奎尼丁的疗效。

㉔美西律：用药过程中加用利福平，可加速美西律代谢，缩短其半衰期，降低疗效。因此开始或停用利福平时，应调整美西律的剂量。

㉕常咯啉（常心定）：利福平可使常咯啉的疗效降低。

（4）链霉素

①氯霉素：与链霉素联用有拮抗作用，且神经系统毒性（耳聋、颅神经麻痹）也

明显增加。

②汉肌松：与链霉素联用可发生协同性箭毒样作用，引起呼吸困难，甚至呼吸停止。汉肌松与氨基糖苷类抗生素（链霉素、庆大霉素、新霉素、卡那霉素等）均有非去极化型神经肌肉接头阻断作用，两药联用产生协同作用，可致呼吸困难甚至呼吸停止。手术麻醉中使用汉肌松，禁忌在胸腹腔内留置或注射链霉素、新霉素、庆大霉素或紫霉素等氨基糖苷类抗生素。

③茶苯海明（乘晕宁）：可能掩盖链霉素及其他氨基糖苷类抗生素的耳毒性症状。

④吲哚美辛：可能提高氨基糖苷类抗生素的血药浓度。

⑤万古霉素：与氨基糖苷类抗生素联用时肾毒性相加，肾毒性发生率达35%，明显高于单用时的发生率（2%～10%）。

⑥有耳毒性的药物及强利尿药：不宜与氨基糖苷类抗生素联用（包括链霉素、卡那霉素、庆大霉素、丁胺卡那霉素、妥布霉素及核糖霉素等）。速尿（呋塞米）与氨基糖苷类抗生素联用，可出现肾毒性和（或）耳毒性。利尿酸（依他尼酸）与氨基糖苷类抗生素联用，可增强耳毒性。

⑦头孢菌素：与氨基糖苷类抗生素联用可对某些病原菌起增效作用。例如，第三代头孢菌素与庆大霉素联用可加强对绿脓杆菌的抗菌作用，但肾毒性亦增强。必要时氨基糖苷抗生素也可与磺胺类、四环素、氯霉素或红霉素联用，用于大肠杆菌、产碱杆菌、布氏杆菌、变形杆菌或草绿链球菌的感染。

⑧安宫牛黄丸、至宝丹、紫金锭等含雄黄的中药：硫酸链霉素、新霉素中的硫酸根可使雄黄中的硫化砷氧化，增加毒性作用。

⑨碱性药物、碱性中药、硼砂及其中成药（痧气散、通窍散等）：可碱化尿液，使氨基糖苷类抗生素的排泄减少，抗菌作用增强，但同时毒性也增强，两类药物长期联用可加剧耳毒性。

⑩厚朴：其所含的木兰箭毒与链霉素、卡那霉素、多黏菌素有协同作用，加重其抑制呼吸的毒性反应。

（5）乙胺丁醇

①氢氧化铝：可使个别患者对乙胺丁醇的吸收减少，但有的患者无此相互作用。机制不详。

②异烟肼：乙胺丁醇不影响异烟肼的血药浓度，但异烟肼能加重乙胺丁醇对视神经的损害。

③乙醇：乙醇中毒者禁用乙胺丁醇。

（6）温热辛燥、伤阴动血的药物：中医认为，结核病以阴虚为本，并多伴有咯血，因此在选用补药时，要避免温热辛燥、伤阴动血的药物，如鹿茸（精）、犬参（精）、苍术、肉桂、附子等，而应选用既能养阴润肺，又能清虚火的药物，以加速病愈。

（7）糖皮质激素：结核病患者在未进行抗结核药物治疗时应用糖皮质激素，易引起结核扩散。另外，糖皮质激素还能掩盖结核病症状，易使患者丧失警惕而失去及时治愈的机会。

（8）单味抗结核药物：结核病早期，肺部结核炎性病灶以渗出性病变为主，同时结核菌代谢旺盛，药物亦最能发挥其杀灭结核菌的作用。因此，结核病早期应主张联合足量应用抗结核药物，以迅速杀死结核杆菌，使病情好转以至痊愈。

（9）用药半途而废：若症状改善后就停止治疗，或肺部原发病灶消失后就停止用药，当营养不良和机体抵抗力降低时，这些病灶内的结核杆菌就会重新活跃起来，使病情进一步恶化，甚至发生急性粟粒性肺结核或结核性脑膜炎等严重病变。

七、化脓性关节炎和骨髓炎

【概述】

化脓性关节炎和骨髓炎是化脓菌经血行或关节、骨开放性损伤，或手术直接将细菌带入引起关节腔内化脓菌感染，或骨质、骨膜及周围组织同时或先后发炎。

1. 病因

急性化脓性关节炎的致病菌多为葡萄球菌，其次为链球菌。淋病双球菌、肺炎双球菌则很少见。细菌侵入关节的途径可为血源性、外伤性或由邻近的感染病灶蔓延。血源性感染亦可为某些急性发热性疾病的并发症，如麻疹、猩红热、肺炎等，多见于儿童。外伤性引起者，多属开放性损伤，尤其是伤口没有得到适当处理的情况下容易发生。邻近感染病灶如急性化脓性骨髓炎可直接蔓延至关节，若治疗不彻底，可形成慢性骨髓炎。

2. 临床表现

（1）发病前常有关节外伤史或原发病灶。

（2）初期有轻度全身不适，发热，关节肿胀疼痛，沿关节压痛，关节不能完全伸直，关节内为浆液性渗出。进而发展为浆液纤维蛋白性渗出、脓性渗出，全身出现明显的毒血症反应，高热，关节剧痛，局部红、肿、热及压痛明显，周围肌肉痉挛，关节呈半屈曲位。

3. 辅助检查

（1）关节穿刺液可能为浆液性或脓血性，涂片镜检可找到致病菌，抽出液做细菌培养呈阳性。

（2）细菌培养阳性者应做药敏试验。

（3）周围血白细胞计数增高，多形核细胞增高，ESR 增快，尿蛋白阳性。

（4）X 线检查一般为阴性，或关节内致密的脓液与周围软组织间可显示出膨胀呈球状的关节囊，或关节软骨下骨质稀疏，骨影模糊或颗粒状骨质破坏，骨膜反应性增厚，其周围有新骨增生，提示有骨髓炎。

【饮食宜忌】

1. 饮食宜进

（1）饮食原则

①饮食中要做到三低：低脂肪、低糖、低盐。

②膳食结构要合理：最好以清、淡、素、全为主，如主食以米、面为主，占每餐全部饮食总量的1/3，蔬菜占1/3，水果占1/3，荤食易产酸，会加重局部组织的负担与损害，应避免食用。小儿与老年要根据生理特点与要求，要更细心地从饮食上向偏碱性的食物加以调节。

③减少酸性食物的摄入：正常人的血液呈弱碱性，pH值在7.35至7.45之间，在这个范围内，各组织的生理功能得到正常发挥。

食物的酸碱性不是指食物的味道是酸或是甜，而是指食物在体内新陈代谢的最终产物是酸性或是碱性。米、麦、糖、酒、鱼、肉、禽、蛋及动植物油脂属酸性食物，它们在体内经生物氧化的最终产物是碳酸；某些含硫磷较多的食物，如含蛋氨酸和胱氨酸的蛋白质及磷脂，因在体内会氧化分解成硫酸和磷酸，故也属酸性食物。

碱性食物有蔬菜、水果、薯类和海藻（紫菜、海带和海菜等），它们含有丰富的钾、钠、钙、镁等碱金属元素，体内代谢后以离子状态与血液中的碳酸铵根结合，从而增加血液的碱性。

④补钙：因患者本身长期卧床，限制了户外活动，阳光照射不足，减少了利用光能转化为身体所需要的维生素D；另外，由于饮食差，从食物中摄取的维生素D和钙质不足，很易造成钙的缺乏。如患者长期的缺钙得不到纠正，就会使血钙的自稳系统受损，通过各种机制的作用后，以病变部位为主出现"钙搬家"的异常反应，临床上一般称为废用性脱钙或骨质疏松。

（2）药膳食疗方

①木瓜生姜蜂蜜粥：粳米100g，木瓜10g，姜10g，蜂蜜10g。将木瓜片装入布袋中，与淘净的粳米、洗净的生姜片同入锅中，加水适量，煮成稠粥，粥将成取出药袋，趁温加入蜂蜜，调匀即成。

②野葡萄根500g，捣烂，加入麻油30g、鸡蛋清4枚、75%酒精15mL，调匀后入瓷缸中备用。每日1次，外敷患处。

③蜈蚣1条、全蝎1.5g、土鳖虫1.5g，同焙干研末，再加入鸡蛋搅匀，入锅蒸熟即可。每日早、晚空腹服食，小儿用量酌减。

④芫花15g、鸡蛋3枚，同煮至蛋熟，去汤食蛋。每日1次，空腹服食，小儿用量酌减。

2. 饮食禁忌

（1）忌食辣椒、辣油、咖喱、韭菜、蒜苗、芥末等辛辣之品：上述辛辣之物入口后会使病情犹如火上浇油，使炎症扩散。

（2）忌酒类：白酒、葡萄酒、黄酒、啤酒及酒酿有助长湿热之势，易导致细菌扩散，加重病情。

（3）忌油煎、油炸、烧烤之物：油煎、油炸烧烤之物难以消化，并能助长湿热，使炎症不易消退，故炸猪排、炸牛排、油炸花生、油条、油炸鸡、烤羊肉等食品不宜食用。

（4）忌海鲜：海鲜有很强的催发之力，即人们所说的发物，本病早期不宜食用。

(5) 忌食猪头肉。

【药物宜忌】

1. 西医治疗

治疗应遵循以下原则：早期有效的抗生素治疗；充分有效的局部引流；积极的全身支持治疗。

(1) 抗生素治疗：抗生素应早期而及时地应用，在感染的微生物确定之前即应开始。根据关节液的外观、性状、理化性质、涂片和临床特征初步估计致病菌。青霉素适用于怀疑淋球菌感染的患者；广谱抗生素适用于免疫功能低下的患者，特别是老年人。一旦确定了细菌，有了抗生素敏感试验结果，应重新调整抗生素及剂量。早期应用抗生素治疗不仅可以迅速控制感染，还可以使病变逆转，减少后遗症。治疗急性感染性关节炎时，抗生素应静脉给药，剂量要足够，疗程要充分，每天分次进入。研究表明，抗生素很容易从血液循环渗透到关节内，使关节液中达到有效的抗菌浓度，而不需将抗生素直接注入关节腔内。关节腔注射可能注入新的感染因子及产生化学性滑膜炎，必要时才考虑此种给药途径。治疗过程中应反复进行关节液的细菌培养，静脉给药维持到临床体征和关节症状转向正常为止。感染控制后可改口服抗生素治疗，持续到症状消失后 2 周。如果治疗效果不好，如治疗 48 小时后临床表现与关节液培养均无好转，应重新安排治疗方案。

①甲氧西林敏感金黄色葡萄球菌（MSSA）：首选：苯唑西林（2g/次，静脉滴注，每日 2 次）或氯唑西林（2g/次，静脉滴注，每日 2 次），单用或联合利福霉素（0.5g/次，静脉滴注，每日 2～3 次）。替代：头孢唑啉（2g/次，静脉滴注，每日 2 次）或头孢呋辛（2.25g/次，静脉滴注，每日 2 次），克林霉素（1.2g/次，静脉滴注，每日 1 次），复方磺胺甲噁唑（2 片/次，口服，每日 2 次），喹诺酮类（如左氧氟沙星 0.4g/次，静脉滴注，每日 1 次；莫西沙星 0.4g/次，静脉滴注，每日 1 次等）。

MRSA（耐甲氧西林金黄色葡萄球菌）：首选（去甲）万古霉素单用（1g/次，静脉滴注，每 12 小时 1 次）或联合利福霉素（0.5g/次，静脉滴注，每日 2～3 次）。替代（须经体外药敏试验）：喹诺酮类（如左氧氟沙星 0.4g/次，静脉滴注，每日 1 次；莫西沙星 0.4g/次，静脉滴注，每日 1 次等），碳青霉烯类（如亚胺培南/西司他丁钠 1g/次，静脉滴注，每 12 小时 1 次）。

②肠杆菌科（大肠杆菌、克雷白杆菌、变形杆菌、肠杆菌属等）：首选：第二、三代头孢菌素（如头孢替安 2g/次，静脉滴注，每日 2 次；头孢呋辛 3g/次，静脉滴注，每日 2 次；头孢噻肟 4g/次，静脉滴注，每日 2 次；头孢曲松 2g/次，静脉滴注，每日 1 次）单用或联合氨基糖苷类（如阿米卡星，成人每次 7.5mg/kg，静脉滴注，每日 2 次）。替代：喹诺酮类，氨曲南（2g/次，静脉滴注），亚胺培南/西司他丁钠（1g/次，静脉滴注，每 12 小时 1 次），β内酰胺类/β内酰胺酶抑制剂（如头孢哌酮舒巴坦钠 4g/次，静脉滴注，每日 2 次）。

③流感嗜血杆菌：首选：第二、三代头孢菌素，大环内酯类（如阿奇霉素 0.5g/次，

静脉滴注，每日 1 次），复方磺胺甲噁唑（2 片/次，每日 2 次），喹诺酮类。替代：β内酰胺类/β内酰胺酶抑制剂（哌拉西林/他唑巴坦 4.45g/次，静脉滴注，每日 2 次；阿莫西林/克拉维酸 3.6g/次，静脉滴注，每日 2 次）。

④铜绿假单胞菌：首选：氨基糖苷类（如丁胺卡那霉素，成人每次 7.5mg/kg，静脉滴注，每日 2 次），抗假单胞菌 β 内酰胺类（如哌拉西林/他唑巴坦 4.45g/次，静脉滴注，每日 2 次；替卡西林/克拉维酸 3.2g/次，静脉滴注，每日 2 次；美洛西林 3g/次，静脉滴注，每日 2 次；头孢他啶 2g/次，静脉滴注，每日 2 次；头孢派酮/舒巴坦钠 4g/次，静脉滴注，每日 2 次）及喹诺酮类。替代：氨基糖苷类联合氨曲南、亚胺培南/西司他丁钠。

⑤不动杆菌：首选：亚胺培南或喹诺酮类联合丁胺卡那霉素或头孢他啶、头孢哌酮/舒巴坦钠。

⑥军团杆菌：首选：红霉素（成人 0.5g/次，口服，每日 2 次）或联合利福平（0.45g/次，口服，每日 1 次），环丙沙星（0.2g/次，静脉滴注，每日 2 次），左氧氟沙星（0.4g/次，静脉滴注，每日 1 次）。替代：新大环内酯类联合利福平，多西环素（如强力霉素 0.1g/次，口服，每日 2 次）联合利福平、氧氟沙星。

⑦厌氧菌：首选：青霉素（400 万 U/次，静脉滴注，每日 2 次）联合替硝唑（100mL/次，静脉滴注，每日 2 次），克林霉素（1.2g/次，静脉滴注，每日 1 次），β内酰胺类/β 内酰胺酶抑制剂。替代：氨苄西林（0.5～1g/次，口服，每日 3～4 次），阿莫西林（0.5～1g/次，口服，每日 3 次），头孢西丁（2g/次，静脉滴注，每日 2次）。

（2）关节引流：感染性关节炎的治疗原则之一是迅速而完全地引流脓性渗出物，因为它们能很快破坏关节。充分的引流可以减少关节的压力，减轻疼痛及防止关节破坏。

关节引流分为穿刺引流即手术引流及关节镜下的引流。

（3）受累关节用石膏托固定，牵引制动，以减少疼痛及解除关节软骨的压力。

（4）关节穿刺抽尽关节内渗出液，然后注入适量的抗生素溶液，1 次/d，直到关节液澄清和细菌培养阴性为止。

（5）骨髓炎经保守治疗短期观察效果不明显，或局部穿刺抽得脓液者应手术治疗，如髓腔减压、病灶清除，使脓液及时引流。

2. 中医治疗

（1）中医辨证治疗

①热毒壅盛

主症：局部红肿灼热，疼痛彻骨，患肢功能障碍。高热寒战，面红唇赤，口渴喜冷饮，小便短赤，大便干结，舌质红绛，脉洪数。

治法：清热解毒。

方药：五味消毒饮合黄连解毒汤。

黄连 10g，黄芩 10g，黄柏 10g，栀子 10g，金银花 15g，连翘 10g，紫花地丁 15g，

冬葵子 10g, 蒲公英 15g, 野菊花 10g, 赤芍 10g, 牡丹皮 10g, 生甘草 10g。

②阳虚寒凝

主症：局部漫肿无头，酸痛，无热或微热，皮色不变，按之硬实，深压痛，溃后肉色灰暗，脓液清稀。饮食少思，口中不渴，舌质淡，苔白，脉沉细或沉紧。

治法：温阳补虚，散寒通滞。

方药：阳和汤加减。

熟地黄 30g, 鹿角胶 10g（烊化兑服），干姜 6g, 肉桂 3g, 麻黄 5g, 白芥子 10g, 炙甘草 10g, 乌梢蛇 10g, 当归 10g。

③正虚邪实

主症：患者体质一般较差，全身不适，发热恶寒。局部红肿热痛，已闭合的瘘管口又溃破，或从别处出现新的瘘管口，流出黄稠脓液。

治法：托里解毒。

方药：内托消毒汤加减。

党参 15g, 黄芪 15g, 葛根 10g, 白芷 10g, 桔梗 10g, 川芎 10g, 当归 10g, 连翘 15g, 升麻 3g, 柴胡 6g, 金银花 30g, 生甘草 10g。

④气血两亏

主症：消瘦乏力，面色少华，舌质淡白，脉细弱或虚大。局部瘘管形成，疮面肉芽灰白，脓汁稀薄。

治法：补益气血，健脾生肌。

方药：十全大补汤加减。

黄芪 30g, 肉桂 1.5g, 党参 15g, 当归 10g, 川芎 10g, 熟地黄 30g, 白芍 20g, 云苓 10g, 白术 10g, 炙甘草 10g, 鹿角胶 10g（烊化冲服）。

⑤脾肾阳虚

主症：畏寒肢冷，神疲纳差，大便时溏，舌质淡，苔润，脉沉细无力。局部皮色不变，漫肿无头，或溃后脓液清稀。

治法：温补脾肾，通络解毒。

方药：右归饮加减。

熟地黄 30g, 山药 15g, 山茱萸 15g, 当归 10g, 附片 10g, 肉桂 3g, 枸杞 10g, 菟丝子 15g, 杜仲 10g, 鹿角胶 10g（烊化兑服）。

⑥肝肾阴虚

主症：形体消瘦，头晕耳鸣，腰膝酸软，肢倦气短，自汗盗汗，舌红，少苔，脉细数。局部肌肉萎缩，脓汁稀少。

治法：滋养肝肾，补益气血。

方药：左归饮加减。

熟地黄 30g, 山萸肉 15g, 山药 10g, 牛膝 10g, 菟丝子 10g, 鹿角胶 10g（烊化冲服），龟甲 10g, 当归 20g, 白芍 10g。

（2）验方

①以补肾壮骨、温经活血、通经止痛为法。药用熟地黄150g，鹿角胶50g，白芥子50g，肉桂30g，麻黄15g，炮姜炭50g，乳香30g，没药30g，菟丝子150g，白芷50g，皂角50g，生甘草30g。诸药共研细末，炼蜜为丸，10g/丸，3次/日。

②复方守宫散，治局部红肿、疼痛，久则破溃流脓，形成瘘管，久治不愈者。以化瘀生肌、清热解毒为法。药用守宫60g，丹参、牡丹皮、紫花地丁各30g，人工牛黄1.5g。共研细末，装入胶囊，制成46粒，每次服3粒，2次/日。

③采用较大的蟾蜍1只，取耳后腺及周围皮肤为主，切割一圆形块，用竹刀将其上腺体刮开，当白色乳状液体流出时，即敷患部。24小时换药1次，3次为1个疗程。

3. 药物禁忌

（1）头孢菌素类

①香豆素类抗凝药：头孢菌素类抗生素可降低维生素K的肠道吸收，使抗凝药作用增强。

②丙磺舒：可降低头孢噻啶、头孢噻吩的肾清除率，使抗生素血药浓度升高，但可增加肾损害，联用时应适当减少抗生素的剂量。

③乙醇：头孢菌素类抗生素可使乙醇氧化被抑制，发生"戒酒硫样反应"，故用药期间及停药3日内不要饮酒。本类药与乙醇联用时，体内乙醛蓄积而呈醉酒样反应，表现为面红、胸闷、血压下降、恶心、呕吐、呼吸困难、心跳、头痛、痉挛等。

④强利尿药：与头孢噻啶或头孢噻吩联用时增加肾中毒的可能性。机制：阻碍头孢菌素的肾排出，使血清和组织中药浓度升高。呋塞米可增加头孢噻啶的肾毒性，并降低头孢噻啶在脑中的浓度。甘露醇可降低头孢唑啉的血药浓度，加重肾毒性。必须联用时抗生素应减少剂量。

⑤氨基糖苷类抗生素：与头孢菌素类联用可起协同作用，但肾毒性也会加重，故肾功能不良者慎用；并且要避免在同一容器中使用，以免相互降低效价。庆大霉素与头孢噻啶联用，可使肾毒性相加，多黏菌素E与头孢噻吩联用，可引起肾功能衰竭。妥布霉素、卡那霉素、多黏菌素、链霉素等与头孢霉素类联用均可导致肾毒害。

⑥非甾体类抗炎药：尤其是阿司匹林、二氟尼柳或其他水杨酸制剂，与头孢哌酮联用时，由于血小板的累加抑制作用可增加出血的危险性。

⑦考来烯胺（消胆胺）：可降低头孢氨苄的血药浓度，因而降低其抗菌活性。消胆胺与头孢羟氨苄或头孢氨苄可在肠道结合，使后者吸收减慢，但总吸收量不受影响。

⑧青霉素：预先应用可阻止头孢噻啶在肾皮质区蓄积，预防其引起急性肾小管坏死。美洛西林可降低头孢噻肟清除率达40%。哌拉西林与头孢唑林抗菌谱相同，联用时应分别减少剂量。

⑨乙酰螺旋霉素：其快速抑菌作用可使头孢唑林的快速杀菌效能受到明显抑制。

⑩环孢菌素：与头孢呋辛、头孢曲松合并用药，对患者的肾功能无不良影响，亦不改变环孢菌素的血药浓度。与头孢他啶联用，虽然不改变环孢菌素的血药浓度，但有一定的肾毒性，血清肌酐、尿素氮水平较合并用药前分别增加2.6%和27.1%，较停

药后分别增加 6.6% 和 29.9%。

⑪林可霉素：与头孢菌素有拮抗作用，不宜联用。

（2）β 内酰胺类

目前临床常用的 β 内酰胺类抗生素有青霉素，半合成青霉素，第一、二、三、四代头孢菌素及其他类 β 内酰胺类抗生素。

①氨基糖苷类抗生素：与 β 内酰胺类抗生素可相互灭活。在 β 内酰胺类抗生素中，使庆大霉素灭活的能力依次为氨苄西林 > 羧苄西林 > 青霉素 V > 青霉素 > 氯唑西林，而头孢噻吩和头孢噻啶则未见明显作用。灭活程度与两药的相对血药浓度、注射时所用溶剂以及患者肾功能状态有关。羧苄西林或替卡西林均可使庆大霉素、妥布霉素、丁胺卡那霉素以及乙基紫苏霉素等灭活，而且羧苄西林的灭活能力较强。如果患者肾功能不全而又急需联用这两类抗生素时，应选用替卡西林与丁胺卡那霉素或乙基紫苏霉素为宜。可根据患者的肾功能状态推算出灭活程度，当肌酐清除率（Ccr）不低于 40mL/min 时，氨基糖苷类抗生素的半衰期不会出现明显变化。许多 β 内酰胺类抗生素可使氨基糖苷类抗生素不同程度的灭活，其机制尚未完全阐明。一般认为，β 内酰胺环与氨基糖苷类分子中的糖氨基发生交联，导致 β 内酰胺环的亲核性断裂，同时生成无活性的氨基酰胺化合物。但也有人持不同意见，因在血清中加入青霉素酶后，并存的氨基糖苷类抗生素仍可被灭活。此外，灭活后的产物对耳、肾有无潜在毒性尚待研究，如无毒性则羧苄西林等有可能成为庆大霉素的解毒剂。动物实验证实，以 100mg/kg 的羧苄西林对庆大霉素的肾毒性的保护作用最大，不仅改善肾小球滤过率，而且也减轻庆大霉素对肾组织的损伤。其机制有人认为是促进庆大霉素的排泄，降低其在肾脏的浓度所致，也有人认为是钠离子的作用。总之，这两类药物的相互作用很复杂，既有协同作用，又有拮抗作用。目前两类药并用的情况较普遍，有的医疗单位可达全部联合用药的 50%，应予注意。

②升压药或维生素 C：与青霉素联用均可引起化学反应而致效价减低或失效。由于配伍禁忌表上未标明禁忌，故目前临床上仍常有盲目配用现象。

③碱性药物：如碳酸氢钠与青霉素联用可使混合液 pH 值大于 8，而导致青霉素失去活性。

④含醇类药物：因为醇类药物可加速 β 内酰胺环水解，故需分开应用，其他如辅酶 A、细胞色素 C、催产素等，与青霉素及头孢类均应分开使用。

（3）氨基糖苷类

①神经肌肉阻断药：氨基糖苷类抗生素具有神经肌肉阻断作用，如果与肌肉松弛药或具有此种作用的药物（如地西泮等）联用，可致神经肌肉阻滞作用加强。机制：氨基糖苷类可能减少或阻止神经肌肉接头释放乙酰胆碱（与 Ca^{2+} 内流的损害有关），同时也能降低突触后膜的敏感性，因而减少传递。这些作用与常规神经肌肉阻断药对突触后膜的作用相加。根据动物实验研究，氨基糖苷类的神经肌肉阻断作用强度依次为：庆大霉素 > 链霉素 > 丁胺卡那霉素 > 西索米星 > 卡那霉素 = 妥布霉素 > 卡那霉素 B = 地贝卡星。如在术中给予这类抗生素，由于有复箭毒化的危险，应严密监护。原有

肾脏疾病和低钙血症的患者（抗生素血浓度可升高），或者原有肌无力的患者，用药时危险性加大，可引起呼吸抑制。处理：应用抗胆碱酯酶药如新斯的明和钙剂治疗，均可拮抗氨基糖苷类抗生素所致的神经肌肉阻滞作用。

②强心苷：新霉素可降低地高辛的血药浓度。机制：口服新霉素可抑制和延迟胃肠道对地高辛的吸收达50%。可能的原因是新霉素可引起吸收不良综合征，从而影响许多药物的吸收。有些患者的这一作用可被新霉素抑制肠道细菌对地高辛的分解作用而部分抵消。处理：服用地高辛的患者加服新霉素时可能出现疗效降低，有时要适当调整剂量。分开服药不能防止此相互作用。卡那霉素和巴龙霉素可能也有类似的相互作用，但仍需证实。

③抗凝药：如果维生素 K 的摄入量正常，联用新霉素、卡那霉素或巴龙霉素，不会产生相互作用，或者口服抗凝药的作用略有加强（肠内细菌被杀灭或吸收不良综合征，使维生素 K 合成或吸收减少），但无临床意义。

④甲氨蝶呤：巴龙霉素及其他口服氨基糖苷类抗生素有可能减少甲氨蝶呤在胃肠道的吸收，但卡那霉素能增加其吸收。机制：口服氨基糖苷类抗生素可以引起吸收不良综合征，从而使药物吸收减少。卡那霉素较少引起吸收不良，而可降低分解甲氨蝶呤的肠道菌丛的活性，从而增加其从肠道的吸收，临床用药应予注意。

⑤5－氟尿嘧啶：新霉素、巴龙霉素和卡那霉素引起吸收不良综合征，可延迟5－氟尿嘧啶在胃肠内的吸收，但一般不降低疗效。

⑥环孢菌素：与庆大霉素、妥布霉素或新霉素 B 联用将增加肾毒性，可使肾毒性的发生率从5%增至67%。因而环孢菌素与氨基糖苷类抗生素应避免联用或谨慎使用。

⑦头孢菌素类：与氨基糖苷类抗生素联用可致肾毒性加强。处理：高危患者尽可能避免这种联合用药。在监测肾脏功能的条件下，将药物剂量减少至最低限度方可联合用药。为减少肾毒性，可供参考选择的联合用药方法有：庆大霉素或妥布霉素＋甲氧西林；妥布霉素＋头孢呋辛或头孢噻肟。

⑧右旋糖酐：可增强氨基糖苷类抗生素的肾毒性。

⑨茶苯海明（乘晕宁）：可能掩盖链霉素及其他氨基糖苷类抗生素所致的耳毒性症状。

⑩强利尿剂（呋塞米、依他尼酸等）：与氨基糖苷类抗生素联用可增加耳毒性，静脉注射及患者肾功能不良也是加重耳毒性的因素，即使间隔用药也不安全。机制：氨基糖苷类抗生素和强利尿剂均可引起听力损害或耳毒，前者损害毛细胞，后者损害血管纹。动物实验表明，新霉素能使利尿酸盐在耳蜗中的浓度增加5倍。氨基糖苷类抗生素也有使利尿酸更易渗透到组织中去的作用。呋塞米可降低庆大霉素清除率，使庆大霉素、妥布霉素的血药浓度升高。处理：为防止发生永久性耳聋，应避免合用或间隔使用这两种药物。对于肾功能不良的患者，因其清除药物较慢，联合用药危险性更大。大部分耳聋是静脉给药后出现，但口服给药也可引起耳聋。如果必须联用这两种药物，应使用最小剂量，并连续监测听功能。

⑪广谱青霉素：氨基糖苷类抗生素（庆大霉素、奈替米星、妥布霉素、西索米星）

与羧苄西林、替卡西林、阿洛西林、哌拉西林、美洛西林在输液中配伍可发生化学反应，使前者的活性降低。如果两药用于严重肾功能不良的患者或正在进行肾透析的患者，可使药物活性降低；但对肾功能正常的患者，这两种药物没有明显的相互作用。机制：氨基糖苷类的氨基与青霉素的 β 内酰胺环发生化学反应生成无生物活性的酰胺，使两种抗生素的生物活性均降低。据报道，妥布霉素、庆大霉素、丁胺卡那霉素可被羧苄西林、替卡西林、青霉素、氨苄西林灭活，使活性降低 20% ~ 25%，其中对妥布霉素的影响较大，对庆大霉素、丁胺卡那霉素的影响较小。处理：肾功能正常的患者由于在体内没有明显的失活作用，因此可以合用这两种药物。肾功能不良的患者，如果必须联用这两种抗生素，应根据肾功能状况调整剂量，并监测血药浓度。青霉素类对某些链球菌的抗菌作用可因联用氨基糖苷类而得到加强，但对其他细菌感染这种联用是否有增效作用尚未肯定，因此两药联用必须遵循其适应证。新霉素可使口服青霉素 V 的血药浓度降低 50%。

⑫吲哚美辛（消炎痛）：其能否使庆大霉素、丁胺卡那霉素的血药浓度升高一直有争论。

⑬镁盐：应用庆大霉素后，有的小儿血镁浓度高，导致呼吸停止。机制：镁离子和氨基糖苷类抗生素均有神经肌肉阻滞作用，两药合用使这一作用相加，可引起呼吸肌阻断。处理：高镁血症的小儿应避免应用氨基糖苷类抗生素，如果必须使用，应监测药物对呼吸的影响。

⑭万古霉素：与氨基糖苷类抗生素联用时肾毒性增加。两药联用时肾毒性的发生率为 35%，比单用时的发生率（2% ~ 10%）明显增高，故两药联用时应监测肾毒性和耳毒性。氨基糖苷类抗生素之间联用，其对耳和肾脏的毒性会成线性增加，因而不宜联用。

⑮亚胺培南/西司他丁：与氨基糖苷类抗生素的肾毒性有相加作用。联用时应监测肾脏功能。

⑯硼砂：与链霉素、卡那霉素、庆大霉素、新霉素或妥布霉素联用后，可使上述抗生素的吸收增加，排泄减少，提高疗效；但同时也增加脑组织中的药物浓度，使耳毒性作用增强，影响前庭功能，形成暂时性或永久性耳聋及行动蹒跚。处理：应避免两药联用，或减少抗生素的剂量。

⑰碱性药物：如碳酸氢钠、氨茶碱等与氨基糖苷类抗生素联用，抗菌效能可增强，但同时毒性也相应增强，必须慎用。

⑱其他耳毒性药物：如红霉素等与氨基糖苷类抗生素联用，耳毒性可能加强。

⑲维生素 A：新霉素可明显减少维生素 A 的肠道吸收。机制：可能是由于在肠道中，新霉素与胆汁和脂肪酸直接的化学干扰，影响了脂肪和脂溶性维生素的吸收。

⑳维生素 C：酸性尿可使氨基糖苷类的抗菌作用减弱。

㉑咪康唑：可使妥布霉素的血药浓度降低。

㉒下列药物可增强氨基糖苷类抗生素的耳毒性和损害作用：阿司匹林，水杨酸钠，奎宁，氯喹，氮芥，顺铂。

（4）卡那霉素

①本品以尽量不与其他抗生素配伍为宜。

②不可配伍的药物：两性霉素 B，氨苄西林，羧苄西林，头孢唑啉钠，噻孢霉素钠，头孢匹胺钠，氯苯那敏（扑尔敏），多黏菌素，林可霉素，甲氧苯青霉素，巴比妥钠，苯妥英钠，磺胺嘧啶钠，氨茶碱，强的松龙，葡萄糖酸钙，氯丙嗪，新生霉素，硫喷妥钠，碳酸氢钠，维生素 C，水解蛋白，万古霉素，回苏灵，肌醇，美解眠，毒毛花苷 G 或 K，利血平，氢化可的松，能量合剂，罗通定，辅酶 A，氯霉素，氯化钙，增压素。

（5）庆大霉素

1）头孢噻啶：与庆大霉素联用可使肾毒性相加，头孢菌素 I、II 均可使肾毒性加重。

2）细胞毒性药物：庆大霉素与阿霉素、硫鸟嘌呤或阿糖胞苷联用可以引起低镁血症。

3）两性霉素 B：与庆大霉素联用可加重肾毒性。

4）β 内酰胺类抗生素：均可破坏庆大霉素的抗菌活性，其对庆大霉素的灭活能力为：氨苄西林 > 羧苄西林 > 甲氧苯青霉素 > 青霉素 G > 氯唑西林 > 邻氯青霉素。

5）其他氨基糖苷类抗生素：均不宜与庆大霉素联用，联用不能增强疗效但增加毒性作用。庆大霉素与卡那霉素并用有致无动性缄默的报道。

6）氨茶碱：与庆大霉素联用抗菌效力增强，但存在配伍禁忌（酸碱中和反应）。碱性庆大霉素对前庭神经的毒性增强。两药如需联用应分别注射，并相应减少庆大霉素的用量。

7）异丙嗪：可掩盖庆大霉素所致耳损害的早期症状。

8）氯霉素：与庆大霉素存在条件性配伍禁忌（氯霉素水溶性低，只有溶剂 >1：400 时才能完全溶解），并且抗菌活性拮抗，联用后毒性增强，可致呼吸衰竭。两药分别或合用静脉滴注或肌内注射，均有致死的报道，两药混合静脉滴注则更易致死。许多实验和临床报告表明，庆大霉素和氯霉素联用可降低抗菌活性和药物的疗效，并增加死亡率，死亡的主要原因是呼吸衰竭，其毒理机制被认为是，庆大霉素诱发外周性神经肌肉阻滞和氯霉素中枢性抑制膈神经放电。钙盐及新斯的明可拮抗神经肌肉阻滞和呼吸抑制；4 - 氨基吡啶是更佳的解毒剂，联用钙盐时解毒效果尤佳。

9）克林霉素：与庆大霉素联用可以引起急性肾功能衰竭。

10）广谱青霉素：包括羧苄西林、替卡西林、阿洛西林、哌拉西林、美洛西林等，在大输液中配伍可发生化学反应，使氨基糖苷类抗生素（庆大霉素等）活性降低，但用于肾功能正常者无明显影响。

11）速尿（呋塞米）、利尿酸：与氨基糖苷类抗生素的耳毒性具有协同作用。可加强庆大霉素的肾毒性，两药不宜并用。

12）碳酸氢钠：尿碱化可使庆大霉素的作用增强，但易发生中毒反应，两药联用时庆大霉素宜减量。

13）复方氨基比林（安痛定）：与庆大霉素联用可致严重的毒副反应和变态反应，甚至可致死亡，死亡原因可能是过敏性休克所致。庆大霉素与安痛定混合注射亦强化其毒副反应。预防措施：①两药不混合注射。②避免反复间歇用药。③过敏体质患者慎用。④提高药物的纯度。⑤可选用过敏反应较少的中药。

14）耳毒性的药物（水杨酸盐、保泰松、氯喹等）：可增强庆大霉素的耳毒性，故应避免联用。

15）柴胡注射液：与庆大霉素混合肌内注射，可产生严重的过敏性休克。两药混合肌内注射，亦可发生少尿、水肿，甚至急性肾衰而致死。

16）含钙的中药：可降低血浆蛋白与庆大霉素的结合率，增加毒性反应。钙剂能与庆大霉素竞争血浆蛋白的结合部，可使游离型的庆大霉素增多，而致使药物作用和毒性均增强。

17）酸性中药（山楂、山萸肉、五味子等）：酸化尿可使庆大霉素、卡那霉素、链霉素等在泌尿系中的抗菌效价降低，疗效降低。

18）高蛋白食物：可增加庆大霉素在机体内清除率达70%。

19）镁盐：庆大霉素可使血镁浓度升高，导致呼吸停止。

20）复方丹参注射液：与庆大霉素先后输入可致静脉剧痛。

21）地塞米松：与庆大霉素联用有致软瘫的文献报道。

22）穿琥宁注射液：与硫酸庆大霉素注射液不宜配伍应用。

23）复方氨基酸注射液：不可与庆大霉素配伍应用。

24）不可配伍的药物：两性霉素B，氨苄西林，羟苄西林及其他青霉素，头孢菌素类，氯霉素，红霉素，多巴胺，肝素钠，磺胺嘧啶钠，碳酸氢钠，含维生素C的复合维生素B。

25）避免与下列药物联用或相继使用：顺铂，头孢噻啶，卡那霉素，新霉素，多黏菌素B，抗敌素，巴龙霉素，链霉素，妥布霉素，万古霉素，紫霉素，强利尿剂。

（6）异帕米星

①血浆代用品：异帕米星与右旋糖酐、葡聚糖、藻酸钠等血浆代用品联用可加重肾损害和耳毒性。

②肌松药：与异帕米星联用可加重神经肌肉阻滞作用，甚至有发生呼吸肌麻痹的危险。

③祥利尿药（呋塞米等）：与异帕米星联用，可加重肾损害和听觉损害。

④青霉素类、头孢菌素类：与异帕米星同置一容器中，可降低异帕米星的活力，必需联用时应分别给药。

（7）阿米卡星（丁胺卡那霉素）

①不可配伍的药物：两性霉素B，氨苄西林，甲氧苯青霉素，头孢噻吩钠，头孢唑啉钠，肝素钠，红霉素，新霉素，呋喃妥因，苯妥英钠，磺胺嘧啶钠，硫喷妥钠，华法林，含维生素C的复合维生素B。条件性不宜配伍的药液有：羧苄西林，盐酸四环素类，氨茶碱，地塞米松。

②环丙沙星：与阿米卡星联用，会产生变色沉淀。

（8）万古霉素

①氨基糖苷类抗生素：与万古霉素联用，两药的肾毒性相加。

②钙通道阻滞剂：已经应用钙通道阻滞剂扩张血管者，再快速静脉输注万古霉素更容易产生降血压的作用。

③肝素：禁与万古霉素混合应用。

④硫酸镁：可加重万古霉素的肌肉神经阻滞作用，静脉或腹腔给药时反应尤为严重。

⑤氯霉素、甾体激素、甲氧苯青霉素：与万古霉素配伍可产生沉淀。含有万古霉素的注射液中不得加入其他药物。

⑥盐酸万古霉素不可与下列药物配伍：氨茶碱，异戊巴比妥钠，戊巴比妥钠，苯巴比妥钠，青霉素，氯霉素，氯噻嗪钠，地塞米松，肝素钠，苯妥英钠，呋喃妥因，碳酸氢钠，磺胺嘧啶钠，含维生素 C 的复合维生素 B，华法林。

（9）林可霉素（洁霉素）

①白陶土、果胶：可使克林霉素和林可霉素的胃肠吸收减少，抗菌效果降低。

②环己基氨基磺酸：可降低克林霉素和林可霉素的吸收，降低抗菌作用。

③红霉素：与林可霉素性质相近，可产生拮抗作用，不宜联用。

④食物、饮料：饭后服药可减少吸收，可使林可霉素的血药浓度降低 2/3；但克林霉素不受影响。

⑤卡那霉素、新生霉素：与洁霉素有配伍禁忌，不可联用。

⑥磺胺嘧啶：与洁霉素可产生沉淀，不可配伍联用。

⑦麦迪霉素：与林可霉素的作用部位相同，可干扰或破坏林可霉素，降低抗菌效果，增强胃肠道不良反应。

⑧氨苄西林：属于快效杀菌剂，如与快效抑菌剂林可霉素联用可发生相互拮抗，且注射液混合后发生沉淀。

⑨维生素 C：可与林可霉素发生氧化还原作用，生成新的复合物，使林可霉素失去抑菌活性，故两药不宜联用。

⑩庆大霉素：属于慢性杀菌剂，与林可霉素联用可增强抗链球菌的作用，两药具有协同作用；但同时林可霉素可增加庆大霉素的肾毒性。

⑪大环内酯类抗生素、头孢菌素类：在试管内可见林可霉素与大环内酯类相拮抗。林可霉素也可能影响青霉素及头孢菌素的杀菌作用。

⑫盐酸林可霉素不可与下列药物配伍：羧苄西林，多黏菌素，卡那霉素，苯妥英钠，新生霉素，青霉素 G，头孢菌素 I，氯唑西林，链霉素，复合维生素 B。

⑬林可霉素有神经肌肉阻断作用，与有类似作用的药物联用时应注意。

（10）克林霉素（氯洁霉素，氯林霉素）

①肌肉松弛剂：与克林霉素联用可使神经肌肉阻断作用增强。

②红霉素：与克林霉素有拮抗作用，不可联合应用。

③不可配伍的药物：氨苄西林，苯妥英钠，巴比妥盐类，氨茶碱，葡萄糖酸钙，硫酸镁。

④本品不能与红霉素联用。

其他：参考林可霉素。

（11）喹诺酮类

1）非甾体类抗炎药（NSAIDs）：与喹诺酮类药物联用可增加神经系统毒性，诱发惊厥或痉挛表现。惊厥表现的机制为：喹诺酮类药物抑制 GABA（氨酪酸）与受体的结合，而 NSAIDs 及其代谢产物能显著增加喹诺酮类药物抑制 GABA 受体的作用。喹诺酮类药物在体外可减少 GABA 50% 的结合剂量为 300mg/L，而在 NSAIDs 存在时将减少到 1/1000，故癫痫或有既往史的患者以及急性脑血管障碍的患者应当避免联用这两类药物（阿司匹林除外）。安替比林可使喹诺酮类药物总清除率下降，半衰期延长；在严重肝功能损害患者中，抑制作用更加明显。

2）口服避孕药：长期用药的妇女如需服抗菌药时，选用环丙沙星比较安全。

3）尿碱化剂：降低某些喹诺酮类的抗菌作用。

4）氨茶碱：喹诺酮类抗菌药能抑制茶碱代谢，其中依诺沙星是最强的茶碱抑制剂，可使茶碱清除率下降 40%～75%；环丙沙星、诺氟沙星可使茶碱清除率下降 20%～30%。依诺沙星可使茶碱的血药浓度升高近 2 倍，可导致出现不良反应；环丙沙星、诺氟沙星可增加茶碱血药浓度 1～2 倍。故联用时应检测茶碱浓度，调整剂量。氧氟沙星对于茶碱的血药浓度几乎无影响。机制：甲基黄嘌呤生物碱（咖啡因、茶碱、可可碱等）主要以肝细胞色素 P450 酶系为介导，通过脱甲基、羟化等代谢，故凡是抑制 P450 系同工酶的药物均可影响茶碱的代谢。

5）咖啡因：其体内的代谢可被喹诺酮类抑制，可产生神经兴奋症状（焦虑、失眠、头痛等），还可致心律失常和恶心，联用时应减少剂量。依诺沙星、环丙沙星可使咖啡因半衰期延长，总清除率降低 33%，这种抑制作用随剂量而增大。诺氟沙星和氧氟沙星无明显影响。

6）钙剂、铁剂、抗胆碱药、H_2 受体阻滞剂、碳酸氢钠等抗酸剂：均可降低喹诺酮类药物的吸收，应避免同时服用。

7）其他抗菌药物

①氨基糖苷类：与喹诺酮类均有肾毒性，联用时应监测肾功能并注意掌握剂量。

②两性霉素 B、美帕曲星：其抗菌作用被环丙沙星所拮抗。氨基糖苷类或两性霉素与喹诺酮类药物联用，可发生急性肾衰，因前两药能损害肾小管。

③万古霉素：与环丙沙星联用可增强肾毒性。

④利福平：可加速环丙沙星代谢，使其血药浓度下降。

⑤氯霉素、强力霉素、氯洁霉素、大环内酯类抗生素：与环丙沙星联用时导致抗菌活性降低，增加造血系统、神经系统不良反应。

⑥阿洛西林：可延长和提高环丙沙星的血药浓度，使不良反应发生率增加。两药联用时应减少环丙沙星剂量和延长给药间歇时间。

8）磷酸盐结合剂：可降低血清和透析液中环丙沙星浓度达 76% ~92% ，故应避免联用。

9）抗酸剂、碳酸钙、硫糖铝：某些抗酸药可减少喹诺酮类药物的吸收。氢氧化铝、氢氧化镁、硫酸铁、硫酸锌等药物可使尿中诺氟沙星的排泄量减少 50% ~ 90% 。环丙沙星与含铝、镁的抗酸药联用时，可使血浆中的环丙沙星几乎完全丧失活性。碳酸钙抗酸药可使环丙沙星的吸收平均减少 40% 。硫糖铝可使诺氟沙星、环丙沙星及依诺沙星的生物利用度降低。机制：镁、铝、钙、铁、锌等多价阳离子与喹诺酮类分子中的 4 - 氧基和邻近羧基发生螯合作用，降低吸收和药物活性。两类药物联用时应间隔 2 ~6 个小时服用，可以对吸收无明显影响。

10）丙磺舒：可降低肾清除率，使喹诺酮类的血药浓度升高。

11）联苯丁酮酸、芬布芬：与氟哌酸联用有诱发惊厥的危险。

12）免疫抑制剂

①环孢菌素：与喹诺酮类联用，可引起急性肾功能不全，应注意肾功能监测。喹诺酮类可通过抑制环孢菌素的代谢，使其血药浓度升高，肾毒性增高。

②卡氮芥：氟哌酸、氟嗪酸可使卡氮芥的 DNA 毒性加重。氧氟沙星可抑制卡氮芥的代谢，使其血药浓度增高，联用时可增强卡氮芥对 DNA 的损害，使细胞毒性增大。

13）呋喃妥因、阿霉素：环丙沙星可增加呋喃妥因和阿霉素的毒性，呋喃妥因、阿霉素也可使环丙沙星毒性增加，对于肾功能不全者损害更大。

14）牛奶、酸奶：可使环丙沙星的吸收减少，血药浓度降低。

15）苯妥英钠、卡马西平：环丙沙星具有酶抑制作用，可使抗癫痫药代谢受阻，作用加强，肝毒性增加，导致中毒反应，联用时宜进行药物监测。

16）配伍禁忌：环丙沙星与克林霉素配伍立即产生沉淀；与氨茶碱配伍 24 小时内产生沉淀；与速尿、肝素、苯妥英钠配伍产生沉淀；与碳酸氢钠、氢化可的松产生反应。

17）华法林：喹诺酮类可影响华法林等抗凝剂的代谢，联用可使凝血酶原时间延长，故联用时应注意监测并调整抗凝剂用量。

（12）甲硝唑

①氯霉素：可使甲硝唑的半衰期明显延长，消除速度常数及清除率降低。机制：氯霉素抑制肝药酶活性，使甲硝唑代谢延缓。临床上两药长期联用时应予注意，停药 2 周后方可恢复正常。

②氨苄西林钠：不宜直接与甲硝唑针剂配伍（混浊、变黄）。

③蜂蜜、蜂胶：与甲硝唑有协同性抗菌和抗原虫作用。

④乙醇：甲硝唑抑制乙醛脱氢酶阻滞乙醇代谢，服药期间饮酒可发生胃肠功能紊乱、腹痛、恶心、呕吐、颜面潮红及头痛等不良反应，即戒酒硫样反应。

⑤双硫醒（戒酒硫）：与甲硝唑联用可显著加剧饮酒后的乙醛蓄积反应，部分人尚可发生精神障碍及幻觉等不良反应。

⑥华法林：甲硝唑抑制华法林代谢，使抗凝作用增强。两药联用时应监测凝血酶

原时间，调整华法林剂量，可降低用量 1/3 ~ 1/2。

⑦苯妥英钠：与甲硝唑联用时，少数人血清苯妥英可达到中毒水平。

⑧氯喹：与甲硝唑联用可出现肌张力障碍。两药交替应用，可治疗阿米巴肝脓肿。

⑨西咪替丁：可减少甲硝唑从体内排泄，使总清除率下降约 30%，使血药浓度提高，增加神经毒性。但有人认为，西咪替丁等肝酶诱导剂可使甲硝唑加速消除而降效。

⑩氢氧化铝、考来烯胺：可略降低甲硝唑的胃肠吸收，降低生物利用度 14.5%。

⑪庆大霉素：与甲硝唑针剂配伍后 4 小时药物浓度降至 70%，建议在 2 小时内用完。输液稀释后才能与甲硝唑配伍的注射剂有庆大霉素、维生素 C、乳酸红霉素。

⑫糖皮质激素：加速甲硝唑从体内排泄，可使血药浓度降低 31%，联用时需加大甲硝唑用量。

（13）替硝唑

①西咪替丁：可减少替硝唑从体内的排泄，使血药浓度升高 40%，半衰期延长 47%。机制：西咪替丁抑制肝脏对替硝唑的代谢和从体内的清除。两药联用时替哨唑的疗效及毒性均可能增高，其临床意义尚不清楚。

②利福平：可加快替硝唑从体内的排泄，降低其血药浓度达 30%，半衰期缩短 27%。机制：可能是由于利福平增加肝脏对替硝唑的代谢，并加快从体内的排泄。两药联用时替硝唑的疗效可能降低，临床意义未明。

③含乙醇的饮料：与替硝唑同服可引起腹部痉挛、灼热感及呕吐等不良反应。因此，用药期间应避免饮酒。

④抗凝剂：替硝唑可增强抗凝药的作用，而两药联用时应注意观察凝血酶原时间，并调整抗凝药剂量。

八、退变性骶髂关节炎

【概述】

骶髂关节具有稳定的耳状关节面，在其周围有坚强的韧带保护，当发生退行性改变时，而易发生退变性骶髂关节炎。

1. 病因

中年以后，由于韧带松弛，关节面错位，骶髂关节发生退行性变，形成退变性骶髂关节炎。

2. 临床表现

本病多见于中老年妇女，可双侧发病。主要表现为骶髂关节局部疼痛和压痛，疼痛可向股骨粗隆外侧、大腿上 1/3 放射，站立、步行时疼痛加重，坐位时疼痛减轻，伴有跛行。

Piedallu 征阳性：患者坐位，患侧的髂后上棘位置偏低；而腰前屈时，患侧的髂后上棘升高较健侧明显。髋在抗阻力外展时可诱发患侧骶髂关节疼痛。

3. 辅助检查

骶髂关节正、斜位 X 线检查显示骨质增生，骨刺形成，关节间隙变窄。

中年患者骶髂关节部疼痛、局部压痛，骶髂关节 X 线检查显示退变征，即可诊断为骶髂关节炎。

【饮食宜忌】

1. 饮食宜进

（1）饮食原则：荤素得当，防止肥胖。本病多见于肥胖者，所以患者的饮食应当荤素搭配，避免肥甘厚味，保持一定数量的蔬菜、水果，摄取足量的维生素。这对于防止大便干结，避免因便秘而加重症状有一定的意义，同时有利于减轻体重。

（2）药膳食疗方

①虎杖根 250g，白酒 750mL，砂糖适量。将上药洗净，切片，置白酒中浸泡，密封，半个月即可饮用。可加少量砂糖使酒着色。每次饮用 15mL，每日 2 次。

②丝瓜 100g，淡竹叶 20g，薏苡仁 60g。将丝瓜洗净，切片，与淡竹叶加适量清水共煎，取汁备用；再将薏苡仁加水煮粥，待粥成时趁热加入丝瓜、淡竹叶汁。随意食用，每日 1 次。

③桃仁 5g，薏苡仁 30g，粳米 100g。桃仁洗净，捣烂如泥，加水研汁，去渣，与薏苡仁、粳米同煮为粥。随意食用，每日 1 次。

④人参 3g，黄芪 20g，当归 10g，五加皮 15g，粳米 200g，冰糖 200g。将人参、黄芪、当归、五加皮洗净，加适量清水，放入砂锅内煎煮，取汤与粳米同煮为粥，待粥成时，加入冰糖，再煮一二沸即可。每日 1 次，分餐食用。

⑤桃仁 10g，薏苡仁 30g，粳米 100g。取桃仁 10g 洗净，捣烂如泥，加水研去渣，与薏苡仁 30g、粳米 100g 同煮为粥。随意食用，每日 1 剂。

⑥冬瓜 500g，薏苡仁 50g。冬瓜 500g 连皮切片，与薏苡仁 50g 加适量水共煮，小火煮至冬瓜烂熟为度，食时酌加食盐调味。每日 1 剂，随意食之。

⑦葛根 15g，赤小豆 20g，粳米 30g。葛根水煎去渣取汁，与赤小豆 20g、粳米 30g 共煮。每日 1 剂，随意食之。

⑧当归 6g，伸筋草 15g，板栗适量，鲳鱼 1 条。当归、伸筋草、板栗与鲳鱼一条共煮汤，食鱼饮汤。

2. 饮食禁忌

（1）避免生冷寒凉的食物：本病临床症状多以疼痛为主，过食生冷寒凉的食物对痛证都是不利的。中医认为，寒则血凝不畅，不通则痛。所以，生冷瓜果要少吃，特别是柠檬、柑橘之类的酸物，更不要多吃。应避免吃冰激凌或饮用冰冻饮料。

（2）不可多食糖：糖类，特别是白糖，几乎不含维生素，其代谢中还需要消耗不少维生素 B_1。而退行性关节炎多伴有各类神经压迫产生的神经痛，常见于颈椎和腰椎骨质增生，可产生臂丛神经及坐骨神经的疼痛，致使维生素 B_1 更加缺乏，因此最好少吃糖。实验研究结果表明，在同样药物治疗的条件下，连续 1 个月，每天吃 6 块奶糖的人症状没有任何改善，有的病情反而有加重趋势，而未吃奶糖的患者症状明显得以缓解。由此可见，骨性关节炎患者还是以少吃、不吃甜食品（如糖果、甜饼、巧克力等）为好。

（3）忌海产品：海参、海鱼、海带、海菜等海产品中含有较高的嘌呤，被身体吸收以后，能在关节中形成尿酸结晶，会使骨性关节炎的症状加重。所以，骨性关节炎的患者要少吃或不吃海产品。

（4）忌肥腻的食物：现代科学研究分析，肥腻的食物在体内氧化过程中能产生一种酮体，过量的酮体会引起物质代谢失调，从而强烈地刺激关节。因此，骨性关节炎患者应忌吃肥腻的食物。在日常烹调菜肴过程中，宜用植物油；尽量不吃肥肉、奶油及油炸食品。

（5）忌酒和含酒精的饮料：喝酒可引起 B 族维生素缺乏，成为神经炎的诱因，所以应忌酒为好。

（6）忌食辛辣刺激的食物：加入胡椒、咖喱粉、辣椒的食物，可使疼痛加剧，故应尽量少吃。

【药物宜忌】

1. 西医治疗

（1）一般治疗：目前骨性关节炎治疗的目的在于缓解疼痛，减轻炎症，延缓软骨退化，改善功能，避免或减少畸形。以休息、保护关节功能和物理治疗等一般性治疗为主。在药物治疗方面，最近几年进展较快，也取得了较好的成效。另外，关节腔内外科治疗也显示了良好前景。

（2）药物治疗

①氨基葡萄糖：为构成关节软骨基质中聚氨基葡萄糖（GS）和蛋白多糖的最重要的单糖，正常人可通过葡萄糖的氨基化来合成 GS，但在骨关节炎者的软骨细胞内 GS 合成受阻或不足，导致软骨质软化并失去弹性，胶原纤维结构破坏，软骨表面腔隙增多，使骨骼磨损及破坏。氨基葡萄糖可阻断骨关节炎的发病机制，促使软骨细胞合成具有正常结构的蛋白多糖，并抑制损伤组织和软骨的酶（如胶原酶、磷脂酶 A_2）的产生，减少软骨细胞的损坏，改善关节活动，缓解关节疼痛，延缓骨关节炎症的病程。口服，每次 250～500mg，每日 3 次，就餐服用最佳。

②非甾体类抗炎药：外用贴剂可抑制环氧化酶和前列腺素的合成，对抗炎症反应，缓解关节水肿和疼痛。可选用布洛芬，每次 200～400mg，每日 3 次；或氨糖美辛，每次 200mg，每日 3 次；尼美舒利，每次 100mg，每日 2 次，连续 4～6 周。

（3）关节腔内注射透明质酸：在欧洲关节腔内注射透明质酸治疗骨性关节炎已有十多年的历史，加拿大 1992 年就已经开始应用。关节基质中的透明质酸（HA）具有高度亲水性，使软骨具有弹性。剂量每次 2mL（1 支），每周 1 次，5 周为 1 个疗程。据报道，77% 的患者治疗后关节功能获得改善，持续时间平均为 8 个月。接受第 2 个疗程的治疗后，则 87% 的患者关节功能可获进一步改善。

（4）封闭治疗：在关节周围明显压痛点处，用 2% 盐酸普鲁卡因 2mL 加醋酸泼尼松 12.5mg 做痛点封闭，每周 1 次，连续 3 次。

（5）物理治疗：可采用超短波、磁疗、蜡疗、光疗、热疗等，以减轻疼痛，促进恢复。

2. 中医治疗

（1）中医辨证治疗

①寒湿阻络

主症：腰骶部冷痛绵绵，腰部负重感，遇热痛减，阴雨天加重，活动不便，舌质淡，苔白或腻，脉沉紧或濡缓。

治法：散寒除湿，温经通络。

方药：独活寄生汤加减。

独活 12g，桑寄生 12g，秦艽 9g，防风 9g，当归 9g，赤芍 9g，川芎 9g，熟地黄 9g，杜仲 9g，牛膝 9g，茯苓 9g，细辛 3g，桂心 3g，甘草 3g。

②肝肾亏虚

主症：腰骶痛以酸软为主，绵绵不绝，下肢麻木无力，劳累后加重，休息后减轻，夜尿多，小便清长，舌质淡，苔薄白，脉细弱。

治法：补益肝肾，壮骨强筋。

方药：杜仲丸加减。

杜仲 10g，补骨脂 12g，枸杞 10g，菟丝子 12g，牛膝 10g，当归 12g，鹿茸 6g，木瓜 10g，续断 12g，五加皮 9g，黄芪 9g。

③血瘀阻滞

主症：腰骶疼痛如刺，痛有定处，轻则俯卧，重则疼痛剧烈而不能动，局部有明显压痛点，舌质紫暗，或有瘀斑，脉弦紧。

治法：活血化瘀，行气止痛。

方药：活络效灵丹加减。

当归 12g，丹参 12g，乳香 6g，没药 9g，赤芍 10g，川芎 6g，牛膝 12g，威灵仙 10g，鸡血藤 12g，甘草 3g。

④湿热痹阻

主症：腰骶部疼痛，痛处伴有热感，口干苦，小便短赤，舌质红，苔黄腻，脉弦数。

治法：清热利湿，宣痹通络。

方药：苍柏散加减。

苍术 12g，黄柏 12g，牛膝 12g，木防己 12g，木瓜 9g，川芎 9g，薏苡仁 10g，桑寄生 10g，骨碎补 10g，川芎 6g，鸡血藤 10g，地龙 10g。

（2）验方

①活血通络汤：赤芍、白芍各 30g，木瓜 20g，牛膝、红花、生黄芪各 12g，杜仲、地骨皮 15g，僵蚕 9g，全蝎、细辛各 2g，制川乌 6g。水煎服，开始时每日 1 剂；疼痛减轻后，2 日 1 剂。

②电渗方：生川乌 9g、生草乌 6g、杜仲 10g、骨碎补 10g、续断 12g、川牛膝 9g、

刘寄奴10g、威灵仙9g、马钱子6g。煎煮并沉淀，取净药液1000mL，兑入98%的乙醇1000mL。用骨质增生治疗仪离子导入骶髂关节局部。每次30分钟，1次/日。

3. 药物禁忌

（1）解热镇痛药

1）药物种类及组成：解热镇痛药主要有以下三类；水杨酸类如阿司匹林，对氨基酚类如非那西丁，吡唑酮类如氨基比林。这三类药物主要作用于中枢神经系统体温调节中枢，通过皮肤血管扩张的方式散热，从而使体温恢复正常，并对头痛、牙痛、肌肉痛、关节痛及痛经等有效。除以上主要成分外，还含有以下主要辅助成分：巴比妥类（如巴比妥或苯巴比妥）、咖啡因、抗组胺药（如氯苯那敏），以及某些中药成分（如人工牛黄等），可以增强解热镇痛药的效果。这类药物临床应用广泛，药物相互作用和不良反应复杂多变。

2）影响药物吸收的联用

①物理化学性作用：在胃肠道中，解热镇痛药中的某些成分可以和其他药物发生化学反应，生成新的化合物，使其吸收减少或吸收后发生不良反应。如去痛片、散利痛、优散痛、氨非咖等均不宜与含有亚硝酸类的药物同服，因为这些药物中含有氨基比林，能与亚硝酸发生化学反应，生成亚硝胺，使氨基比林的吸收量减少，致使解热镇痛作用降低。应当注意的是亚硝胺具有强烈的致癌作用，如同服维生素C可阻止亚硝胺的形成。

②胃肠运动：在解热镇痛药中含有巴比妥或苯巴比妥，可增强胃肠蠕动，缩短某些药物在胃肠道中的停留时间，从而减少其吸收，使疗效降低。如去痛片、散利痛等均含巴比妥或苯巴比妥，可使灰黄霉素、利福平、双香豆素等在吸收部位停留时间缩短，从而导致吸收减少，故不宜同服。

③胃肠道酸碱度：一般来说，胃肠道pH值低时，能增加酸类药物不解离比例，故有利于酸性药物的吸收；反之，则有利于碱性药物的吸收。如优散痛、米格来宁含有弱碱性药物安替比林，在小肠呈碱性（pH值8左右）条件下易被吸收，在同酸性药同服时（如稀盐酸），可降低其在肠道的吸收。如复方阿司匹林片含有酸性药物阿司匹林，制酸剂如碳酸氢钠、碳酸钙、氢氧化铝等可减少阿司匹林的吸收速度。

3）影响药物分布的联用：两种药物同时进入血浆，由于与血浆蛋白（主要为白蛋白）的结合能力不同，对蛋白结合能力高的药物能从蛋白结合部位将结合能力低的药物置换出来，故可增加被置换药物的血浆游离浓度。如阿司匹林与对氨基水杨酸联用，前者可置换后者，导致对氨基水杨酸的毒性增加，同时也可使阿司匹林中毒。阿司匹林还可置换甲苯磺丁脲，使其降血糖作用增大，易发生低血糖反应。阿司匹林与氨甲蝶呤竞争蛋白结合部位，导致后者游离药物浓度增加。故阿司匹林片与上述药物联用时要慎重，一般不宜联用。

4）影响药物代谢方面的联用

①酶促作用：解热镇痛药中的巴比妥、苯巴比妥具有很强的酶促作用，因而可增加许多药物的代谢速度，加速这些药物的灭活，缩短半衰期，降低血药浓度，使药理

作用减弱。如苯巴比妥可使双香豆素类抗凝剂代谢增加，减弱其抗凝作用。苯巴比妥也能增加苯妥英钠的代谢，使其作用减弱。苯巴比妥对氢化可的松、洋地黄毒苷、睾丸酮、灰黄霉素、保泰松等均有使其代谢增加的作用。故含有苯巴比妥的解热镇痛药应避免与上述药物合并应用。

②酶抑作用：一些药物通过减弱药物代谢酶的活性而抑制另一些药物的代谢，导致后者的药理及毒性作用增强。如复方阿司匹林片、去痛片、散利痛片、优散痛片、氨非咖片、米格来宁片等，不宜与单胺氧化酶抑制剂如痢特灵、优降宁、苯乙肼等同服。单胺氧化酶抑制剂可致去甲肾上腺素贮积，上述解热镇痛药中均含有咖啡因，可使去甲肾上腺素大量释放，可致高血压危象。

5）影响药物排泄的联用

①复方阿司匹林片为酸性药物，可竞争地抑制磺胺、保泰松、青霉素、先锋霉素、对氨基水杨酸、呋喃妥因等弱酸性药物的肾小管排泌，故而增加这些药物的作用。

②尿 pH 值影响药物的肾小管吸收。在碱性尿中，酸性药物将有较大的清除率，而碱性药物将迅速地被排出。因此，碳酸氢钠等碱性药物可增加阿司匹林、苯巴比妥等弱酸性药物的排泄，使其作用降低。故含有阿司匹林的解热镇痛药以及含有苯巴比妥的解热镇痛药一般不宜与碳酸氢钠同服。为了减少胃肠道刺激症状，可配伍不易被吸收的制酸剂如碳酸钙、氢氧化铝等。此外，服用复方阿司匹林片时不宜联用磺胺类药物，因为在酸性条件下，磺胺类药物可从尿中析出结晶。

6）单胺氧化酶抑制剂：与康泰克联用可能产生累加的升压反应。康泰克已禁止生产和销售。

7）拟肾上腺素药：与康泰克联用可发生致命性高血压。

8）病毒灵：与康泰克联用出现心悸、胸闷、哮喘、面色苍白、口唇发绀等症状（个例报道）。

9）甲硫哒嗪：与卡马特灵联用治疗精神分裂症和心脏 T 波异常，加服康泰克后 2小时发生室颤死亡（个例报道）。

10）消炎痛：与苯丙醇胺（PPA）联用可发生严重高血压。消炎痛抑制前列腺素的合成而增强苯丙醇胺的拟交感反应。

11）抗高血压药：甲基多巴和心得安联用控制高血压，但加服苯丙醇胺后发生严重高血压反应（个例报道）。

（2）布洛芬

①碳酸锂：联用布洛芬（2400mg/d）后血锂浓度增高 25%，并伴有恶心和困倦，但有的患者不发生这种相互作用。

②西咪替丁：可引起布洛芬血药浓度轻度增加（14%），似无临床意义。

③地高辛：与布洛芬联用 1 周后，血清地高辛浓度升高约 10%，可能是由于布洛芬降低了肾清除率的缘故；但联用 1 个月后，地高辛浓度降至联用药以前的水平。

④降压药：布洛芬可使各种降压药的降压作用减低。

⑤苯妥英钠：布洛芬可抑制苯妥英钠的降解。

⑥呋塞米：布洛芬能降低呋塞米的利尿作用，这可能是由于低钠血症和低血容量所致。

⑦华法林：布洛芬使血清中华法林浓度降低14%，似无临床意义。

⑧甲氨蝶呤：与阿司匹林、水杨酸盐或酮洛芬联用，血清甲氨蝶呤浓度升高并伴有毒性增加，少数联用阿扎丙宗、双氯芬酸、布洛芬、吲哚美辛、萘普生和保泰松的患者可发生急性中毒，有时也可致命。

⑨巴氯芬：个例报道，加服布洛芬后出现巴氯芬毒性反应，如精神恍惚、定向力障碍、心动过缓、视力模糊、低血压、体温过低。这种巴氯芬蓄积引起的毒性反应，是布洛芬引起的急性肾功能不全所致。

（3）吡罗昔康（炎痛喜康）

①口服抗凝血药：吡罗昔康可增加华法林和醋硝香豆素的抗凝效应，联用时华法林剂量可减少20%。

②心得安：与吡罗昔康联用可使血压升高。

③消胆胺：可增加吡罗昔康和替诺昔康的消除率，降低药效。

④呋塞米：吡罗昔康可减弱速尿的抗高血压作用和利尿作用，两药联用时吡罗昔康用量从20mg/d减少至10mg/d，速尿的疗效方能较好发挥。

⑤碳酸锂：吡罗昔康可使血浆锂浓度升高1/3，接近中毒水平。

第四章　脊柱疾病

一、颈椎病

【概述】

颈椎病是指由椎间盘变性所造成的颈椎骨、软骨、韧带等多种退行性改变，使颈脊髓、神经根及血管等邻近组织受损而产生的临床症状群，是中老年人的常见病和多发病。

1. 病因

颈椎因长期劳损及随年龄增长的生理变化而发生进行性椎间盘退变，又因在某种外力的影响下出现纤维环破裂及髓核突出，或椎间盘的髓核逐渐失去弹性而萎缩，纤维环外膨及椎间隙变窄等。久而久之可出现反应性椎体边缘、后关节、钩椎关节骨质增生，黄韧带肥厚或钙化及椎间孔和椎管管腔狭窄等改变。颈椎病最大的致病因素是骨质增生，常是造成神经根和椎动脉受压的主要原因。

2. 诊断要点

由于各型颈椎病受累的组织不同，各型颈椎病患者的主诉和临床表现特点自然不同。

（1）颈型颈椎病：其症状和体征局限于颈部，又称局部型颈椎病。以青壮年发病居多，绝大多数患者有长期低头工作史。主要表现为枕颈疼痛，颈肌僵硬，静息后重，活动后稍缓解，活动受限，颈部酸胀不适，并伴有相应的压痛点。少数患者可有一过性上肢麻木，但无肌力下降及感觉异常。

X 线检查可以发现颈椎的生理曲度变直或消失，颈椎椎体轻度退行性变。侧位伸屈动力摄片可发现约 1/3 患者椎间隙松动，表现为轻度梯形变或伸屈活动变大。

（2）神经根型颈椎病：根性痛是最常见的症状，疼痛范围与受累椎节的颈脊神经分配的区域相一致。与之相伴的是该神经分布区域的感觉障碍，以麻木、感觉过敏或减弱为多见。根性肌力障碍主要表现为肌无力和肌萎缩，在手部以大、小鱼际肌及骨间肌最为明显。当有颈椎间盘突出时，可出现压头试验或臂丛牵拉试验阳性。腱反射早期活跃，后期逐渐减弱甚至消失。如出现病理反射则提示脊髓本身有损害。

侧位 X 线片可见生理前凸减小、变直甚或成"反曲线"，椎间隙变窄，病节椎体退行性变，前后缘有骨刺形成。侧位伸屈动力摄片可见椎间不稳。

CT、MRI 检查可发现病变节段椎间盘侧方突出或椎体后方骨质增生，也可以发现硬膜囊有无压迫。如合并脊髓损害，MRI 检查尚可看到脊髓相关改变。

（3）脊髓型颈椎病：起病缓慢，部分患者有颈部外伤史。一般先是双侧或单侧下肢出现发沉、发麻，随之出现行走困难，步态不稳，不能跨越障碍物，易跌倒。手部动作笨拙，精细动作失灵，协调性差。胸腹部可有束带感。早期感觉障碍较轻，重症时出现片状或条状感觉减退。四肢腱反射亢进，肌张力增高，Hoffmann 征阳性，可出现踝阵挛和髌阵挛，重症则 Babinski 征可能阳性。

侧位 X 线片多能显示颈椎生理前凸减小、变直甚或成"反曲线"，椎间隙变窄，大多数病节椎体退行性变，前后缘有骨刺形成。侧位伸屈动力摄片可显示受累节段椎间不稳，相应平面的项韧带有时可有骨化。

CT 检查对椎体后缘骨刺、椎管矢状径大小、后纵韧带钙化、黄韧带骨化，以及椎间盘突出方向判断比较准确和迅速，而且能够发现椎体后缘致压物是位于正中还是偏移，对术前评价、制定手术方案有重要意义。

MRI 的分辨力更高，能从矢状面显示多切段的颈椎、椎间盘、脊髓、前后纵韧带、黄韧带等结构，直接观察到硬膜囊是否受压。脊髓型颈椎病在 MRI 图像上常表现为脊髓前方呈弧形压迫，多平面的病变可使脊髓前缘呈波浪状。病程长者，椎管后缘也压迫硬膜囊，从而使脊髓呈串珠状。脊髓有变性者可见病变部位脊髓信号增强，严重者有空洞形成。值得注意的是，X 线片上退行性变最严重的部位有时不一定是脊髓压迫最严重的部位，MRI 的定位较 X 线片更准确可靠。

（4）椎动脉型颈椎病：头颈旋转引发眩晕是本病最显著的特点，眩晕可为旋转性、浮动性或摇晃性。头痛部位主要在枕部，也可放射至两侧颈部深处，以跳痛和腹痛多见，常伴有恶心、呕吐、汗出等症状。头颈部过度旋转或伸屈可诱发猝倒，逆回方向活动后恢复正常。旋颈诱发试验阳性。

侧位 X 线片多能显示颈椎生理前凸减小、变直甚或成"反曲线"，椎间隙变窄，大多数病节椎体退行性变，前后缘有骨刺形成。侧位伸屈动力摄片可显示受累节段椎间不稳，相应平面的项韧带有时可有骨化。

数字减影血管造影技术（DSA）主要用于椎动脉的观察，影像清晰，较常规的椎动脉造影效果较好，但对其细小分支，尤其是椎管内行走之分支则难以判定。

【饮食宜忌】

1. 饮食宜进

（1）饮食原则

①合理搭配：饮食要合理搭配，不可单一或偏食。粗细、干稀、主副食搭配，营养全面，可促进患者的康复和满足机体的需要。

②对症进食：对症进食是饮食疗法中的关键。如由颈椎椎体增生、骨质退化疏松等原因引起的颈椎病，应多吃鱼、鸡蛋、黑豆、黄豆等具有补肾益精作用及含钙、磷丰富的食物。如颈椎病属湿热阻滞经络者，应多吃些苦麦菜、丝瓜等清热解肌通络的食物。如属寒湿阻滞经络者，应多吃些羊肉等温经散寒的食物。如属血虚气滞者，应多进食鲤鱼、黑豆等食物。

中医认为，肾主骨，脾主肌肉，肾中精气充盈，骨质才免于疏松、退化；脾血充足，肌肉才强壮有力。因此，颈椎病患者的食疗要从补肾着手。常用的补肾药物有菟丝子、枸杞、杜仲、续断、山萸肉、桑椹、金樱子、鹿茸、党参等。

（2）药膳食疗方

①葛根五加粥：葛根、薏苡仁、粳米各50g，刺五加15g。将原料洗净，葛根切碎，刺五加先煎取汁，与余料同放锅中，加水适量，武火煮沸，文火熬成粥。可加冰糖适量。早晚服食。本方有祛风除湿止痛之功。适用于风寒湿痹阻型颈椎病，颈项强痛。

②山丹桃仁粥：山楂30g，丹参15g，桃仁（去皮）6g，粳米50g。将原料洗净，丹参先煎，去渣取汁，再放山楂、桃仁及粳米，加水适量，武火煮沸，文火熬成粥。佐餐食用。本方有活血化瘀、通络止痛之功。适用于气滞血瘀型颈椎病。

③芎归蚕蛹粥：川芎10g，当归、蚕蛹各15g，粳米50g。将原料洗净，加水适量，先煎川芎、当归，去渣取汁，再加蚕蛹、粳米，武火熬成粥。早晚服食。本方有养血活血之功。适用于气滞血瘀型颈椎病，体质虚弱者。

④木瓜陈皮粥：木瓜、陈皮、丝瓜络、川贝母各20g，粳米100g。将原料洗净，木瓜、陈皮、丝瓜络先煎，去渣取汁，加入川贝母（打碎）、粳米熬粥，加冰糖适量即成。早晚各服1次，每次50g。本方有化痰除湿通络之功。适用于痰湿阻络型颈椎病。

⑤天麻炖猪脑：天麻10g，猪脑1个。将原料洗净，天麻切碎，与猪脑一同放入炖盅内，加水、食盐适量，隔水炖熟。每日1次，连服3~4次。本方有平肝养脑之功。适用于颈椎病头痛眩晕，肢体麻木不仁。

⑥壮骨汤：猪骨（最好是猪尾骨）200~300g，杜仲、枸杞各12g，桂圆肉15g，牛膝10g，怀山药30g，调料适量。将原料洗净，猪骨斩碎，共入锅内，加水适量，武火煮沸，文火煎40~60分钟，加适量花生油、食盐、葱、姜等配料即成。取汤，随餐食用。本方有补肝肾、强筋骨之功。适用于肝肾不足型颈椎病。

⑦颈病复康粥：羌活、川芎、葛根、秦艽、威灵仙、苍术、丹参、白芍、地龙、红花、乳香、黄芪各10g，粳米100g，白糖少许。将诸药洗净，放入锅中，加清水适量，水煎取汁，加粳米煮粥，待熟时调入白糖，再煮一二沸即成。每日2剂，7日为1个疗程，连续用2~3个疗程。本方有疏风散寒、祛湿通络之功。适用于颈椎病颈背强痛，肢体串痛麻木，遇寒加重，入夜尤甚，舌淡，苔薄白，脉沉弦或沉细等。

⑧九味羌活粥：羌活、防风、苍术、川芎、白芷、生地黄、黄芩各3g，细辛、甘草各1g，粳米30g，白糖适量。将诸药洗净，放入锅中，加清水适量，水煎取汁，再加粳米煮粥，待熟时调入白糖，再煮一二沸即成。或将九味羌活丸9g研细，调入稀粥中服食。每日2剂，7日为1个疗程，连续用2~3个疗程。本方有疏风散寒、祛湿通络之功。适用于颈椎病项背冷痛，肢体麻木等。

⑨根痛平粥：白芍、葛根、续断、狗脊、伸筋草、桃仁、红花、乳香、没药、牛膝各10g，粳米100g，白糖适量。将诸药洗净，放入锅中，加清水适量，水煎取汁，加粳米煮粥，待熟时，调入白糖，再煮一二沸即成。每日2剂，7日为1个疗程。本方有活血化瘀、通络止痛之功。适用于颈椎病颈项强痛，其痛多为刺痛，痛点固定不移，

甚者肢端麻木，舌质红，脉弦等。

⑩二藤活血粥：鸡血藤、钩藤、白芍、附片、独活、川芎、当归、生地黄、白芷、防风、羌活、桃仁、红花各 10g，细辛、麻黄各 5g，粳米 100g，白糖适量。将诸药洗净，放入锅中，加清水适量，水煎取汁，加粳米煮粥，待熟时，调入白糖，再煮一二沸即成。每日 2 剂，7 日为 1 个疗程，连续用 2~3 个疗程。本方有活血化瘀、通络止痛之功。适用于颈椎病颈项刺痛，痛点固定不移等。

⑪狗脊川断粥：狗脊、川续断、五加皮、姜黄、葛根、羌活各 10g，粳米 100g，白糖适量。将诸药洗净，放入锅中，加清水适量，水煎取汁，加粳米煮粥，待粥熟时下白糖，再煮一二沸即成。每日 2 剂，7 日为 1 个疗程，连续用 2~3 个疗程。本方有补益肝肾、强筋壮骨之功。适用于颈椎病项背酸沉，时有眩晕，视物不清，腰膝酸软无力，步履不稳，肌肉萎缩，舌红少苔或无苔，脉沉弦细等。

⑫天胡杞阳粥：天麻、胡芦巴、枸杞、锁阳各 10g，粳米 100g，白糖适量。将诸药洗净，放入锅中，加清水适量，水煎取汁，加粳米煮粥，待粥熟时下白糖，再煮一二沸即成。每日 2 剂，7 日为 1 个疗程，连续用 2~3 个疗程。本方有补益肝肾、强筋壮骨之功。适用于颈椎病时有眩晕，腰膝酸软等。

2. 饮食禁忌

（1）忌寒凉生冷之品：忌食绿豆、冬瓜、黄瓜、芹菜等凉性食物，冷饮、生冷瓜果亦应少食，因寒凉生冷之品不利于疾病的康复。

（2）忌酗酒及忌大量饮用咖啡及浓茶。

（3）忌油腻之品：如肥肉、油炸猪肉、牛肉、羊肉及肉类炙烤而成的食品，食后会使脾胃运化失常，导致病情加重。

（4）忌辛辣之品：不宜食用辣椒、辣酱、咖喱等。

（5）忌多食猪骨、羊骨、牛骨。

【药物宜忌】

1. 西医治疗

（1）药物治疗

1）解热镇痛药：此类药物可抑制前列腺素合成酶，使前列腺素合成减少而产生镇痛效应，适用于颈型和神经根型颈椎病有颈、肩及臂疼痛者。常用药物有布洛芬、吲哚美辛、双氯灭痛等。

①布洛芬缓释胶囊（芬必得）：每粒剂量 300mg。常用剂量是每次 300mg，口服，每日 2 次。

②吲哚美辛（消炎痛）：每片剂量 25mg。常用剂量每次 25mg，口服，每日 3 次。

③双氯灭痛缓释片（扶他林）：每片剂量 75mg。常用剂量每次 75mg，口服，每日 1 次。

此类药物的不良反应有恶心、呕吐、腹痛、粒细胞减少。溃疡病、肾功能不全、孕妇和儿童忌用。

2）其他止痛剂

①强痛定：每片剂量 60mg。常用剂量每次 60mg，口服，必要时应用。

②泼尼松：每片剂量 5mg。常用剂量每次 30mg，口服，每日 1 次，症状改善后逐渐减量。

③卡马西平：每片剂量 100mg。常用剂量每次 100 ~ 200mg，口服，每日 2 ~ 3 次。

这些药物用于疼痛明显者。不良反应有腹痛、腹泻、皮疹、肝功能损害等，故宜短期应用。

3）血管扩张剂：此类药物可扩张血管，改善脑部供血，适用于椎动脉型患者。

①氟桂利嗪（西比灵）：每片剂量 5mg。常用剂量每次 5 ~ 10mg，口服，每晚 1 次。

②尼莫地平（尼膜同）：每片剂量 20mg、30mg。常用剂量每次 20 ~ 60mg，口服，每日 3 次。

③甲磺酸倍他司汀（敏使朗）：每片剂量 6mg。常用剂量每次 6 ~ 12mg，口服，每日 3 次。

这类药物不良反应为偶有胃肠道反应及嗜睡。

4）神经营养剂：此类药能促进神经细胞代谢，改善神经细胞功能。

①γ 氨酪酸：每片剂量 0.5g。常用剂量每次 0.5 ~ 1mg，口服，每日 3 次。

②维生素 B_1：每片剂量 10mg。常用剂量每次 10 ~ 20mg，口服，每日 3 次。

③维生素 B_{12}（弥可保）：每片剂量 500μg。常用剂量每次 500μg，口服，每日 3 次。

（2）硬膜外封闭治疗：患者侧卧，选第 7 颈椎与第 1 胸椎棘突间进行穿刺，也可移至其上一个间隙或下一个间隙；确定针在硬膜外后，先注入上述泼尼松龙（1%）、利多卡因等比例的混合液 2mL，若无反应，5 分钟后再注入混合液 5 ~ 7mL。观察 15 分钟后，患者可出手术室，休息 1 ~ 2 小时后回家。一般 2 周 1 次，至多注射 3 次。

（3）物理治疗：是治疗颈背疼痛的传统疗法，可消炎镇痛，松解粘连，促进临床恢复，对多数患者有疗效。常用的颈部物理治疗有超短波、磁疗、蜡疗、红外线疗法、低中频脉冲电刺激疗法等。

（4）局部制动：急性发作期间，可用颈围领固定制动，以减轻局部无菌性炎症反应，消肿止痛。但颈围领应用时间不宜过长，以 2 周为宜，症状好转即可去除颈围领，并进行颈部练功活动，以免长期制动造成颈部肌肉萎缩，颈肌力下降反而影响治疗。

（5）手术治疗：当颈椎病发展到一定程度，必须采用手术治疗方可中止对神经组织的损害。

2. 中医治疗

（1）中医辨证治疗

①寒湿阻络

主症：因感受风寒而发病，颈项强痛，活动不利，肢端麻木疼痛，肢体酸冷，得热则舒，舌质淡紫，苔薄白，脉沉弦或沉迟。

治法：祛风除湿，除湿通络。

方药：温经除痹汤加减。

桑枝30g，豨莶草24g，狗脊24g，荆芥穗12g，姜黄12g，枳壳12g，蜈蚣12g，全蝎6g，土鳖虫15g，乌梢蛇15g，两面针15g，鸡骨草20g，桂枝12g，甘草9g。

②气滞血瘀

主症：因颈部外伤而发病，颈项强痛，动则加剧，痛点固定不移，常伴肢体麻木，舌质淡红，或紫暗有瘀斑，脉弦或涩。

治法：活血理气，通经止痛。

方药：防风归芎汤加味。

防风12g，当归12g，川芎6g，荆芥6g，羌活6g，白芷6g，细辛3g，丹参12g，乳香6g，没药6g，苏木6g。

③气虚血痹

主症：颈项胀痛沉重，眩晕，头痛，膝软，耳鸣，心悸，气短，夜尿频，舌淡，苔白，脉沉细弱。

治法：益气养血，舒筋通络。

方药：黄芪桂枝五物汤加味。

黄芪15g，桂枝6g，白芍12g，党参9g，白术9g，当归12g，茯苓9g，木香6g，鸡血藤12g，红花5g，炙甘草3g。

④肝阳上亢

主症：眩晕，头痛，目赤，舌淡苔白，急躁易怒，面红，口干，便秘，尿赤，舌红，苔黄，脉弦数。

治法：平肝潜阳，活血通络。

方药：天麻钩藤饮加减。

天麻10g，钩藤12g，生地黄10g，杜仲10g，牛膝9g，生龙骨10g，生赭石9g，石决明9g，桑寄生12g，桑寄生12g，当归9g，丹参9g，菊花10g，川芎6g。

⑤痰瘀互结

主症：颈项疼痛，头重如裹，眩晕，恶心或呕吐，纳呆，舌淡红，苔白或腻，脉弦滑。

治法：化痰祛瘀，通络止痛。

方药：温胆汤加减。

法半夏10g，竹茹12g，枳壳10g，陈皮10g，云苓9g，桂枝10g，白术9g，当归9g，川芎12g，白芷9g，丹参9g。

（2）验方

①灵仙冰片散：威灵仙300g，续断60g，透骨草80g，伸筋草80g，川芎50g，白芷50g，川乌30g，冰片6g，米醋400mL。将上药为粗末装入布袋中，用米醋浸湿药袋，放入锅内蒸10分钟，取出凉至40℃～50℃，热熨颈部，1～2小时1次，每天1～2次，15日为1个疗程。

②活血通络汤：祖师麻、千年健各20g，火麻根30g，伸筋草、桂枝各10g，丹参、

川芎、鹿衔草各15g，甘草5g。水煎服，每日1剂，分2次服。

③白芍巴戟汤：当归、白芍各15g，鸡血藤30g，甘草、通草各6g，桂枝、姜黄、淫羊藿、巴戟天各10g。水煎服，每日1剂，分2次服。

④葛根西虫散：葛根、全蝎、僵蚕、地龙、鳖甲各60g，蜈蚣30条，丹参、白芍、牛膝各30g，姜黄15g，羌活、独活、桔梗、桂枝各10g。研细末，过筛为散剂，分成45包，每次1包，口服，3次/日，15日为1个疗程。

⑤二灵补肾汤：葛根、熟地黄、淫羊藿、威灵仙、木瓜、白芍各30g，肉苁蓉、自然铜、川芎各15g，补骨脂、乌梢蛇、全蝎、甘草各10g，蜈蚣2条，天麻12g。水煎服，每日1剂，分2次服。

⑥复方龙马自来胶囊：马钱子、地龙、全蝎、蜈蚣、土鳖虫、水蛭各10g。烘干研末，以0.3g胶囊分装。2粒/次，2次/日，饭后温水送服。

3. 药物禁忌

（1）维生素 B_{12}

①氯霉素：可拮抗维生素 B_{12} 的抗贫血作用。

②维生素C：可破坏维生素 B_{12}，两药若联用应相隔2~3个小时。

③抗肿瘤药：可减弱维生素 B_{12} 的抗贫血作用，并可降低维生素 B_{12} 的吸收。

④降糖灵、对氨基水杨酸钠、消胆胺、氯化钾：均可阻碍维生素 B_{12} 在胃肠道的吸收。

⑤新霉素、多黏菌素B、卡那霉素、杆菌肽：均可阻碍维生素 B_{12} 和铁剂胃肠道的吸收。

⑥奥美拉唑：可影响维生素 B_{12} 的吸收，引起维生素 B_{12} 缺乏症。

⑦乌梅：可降低维生素 B_{12} 的生物利用度，两药若联用时应相隔2~3个小时。

（2）维生素 B_1

①含鞣质的中药：可降低维生素 B_1 的消化道吸收（鞣酸沉淀结合作用），联用时应间隔2小时以上。含鞣质中药包括拳参、石榴皮、槟榔、诃子、大黄、地榆、仙鹤草、钩藤、茶叶、麻黄、贯众、儿茶、秦皮等。

②马兜铃：维生素 B_1 可拮抗其木兰碱的箭毒样神经节阻断作用。

③抗酸药：可破坏维生素 B_1（酸碱中和反应）。

④弱碱性的药物：氨茶碱、对氨基水杨酸钠等弱碱性的药物易与维生素 B_1 发生中和反应而使之失效。

⑤阿司匹林：与维生素 B_1 同时服用可增加对胃黏膜刺激性。

⑥酒精：可减少维生素 B_1 的吸收。酒精性肝硬化的患者，维生素 B_1 在体内不能转变为活性形式，故常伴发维生素 B_1 缺乏症。

⑦吡啶硫胺素（抗硫胺素）、氯乙基代硫胺素（硫胺素类似物）：可抑制盐酸硫胺在体内的转运。

⑧不可配伍的药物：氨茶碱、头孢菌素类、红霉素、卡那霉素、巴比妥钠等碱性液体。

（3）忌长期使用抗炎止痛药：阿司匹林、消炎痛、布洛芬等抗炎止痛药能比较迅速地缓解颈椎病的临床症状，减轻患者的痛苦。但本类药对病变本身却无治疗作用，长期服用，剂量需越来越大，而效果却越来越低，且有较大的不良反应，会导致许多并发症，如肾乳头坏死、间质性肾炎、血压升高、贫血、消化道溃疡、肝功能损害、白细胞和血小板减少等，其危险性远远大于颈椎病本身。

（4）忌长期大量服用中药活血剂：颈椎病患者，尤其是老年颈椎病患者，不宜长期大量服用活血化瘀的中药，否则可出现牙龈出血、眼球结膜出血、咯血等。这是因为所有活血化瘀的中药均会影响血液黏稠度，如果大量服用，易造成出血倾向，尤其是老年人动脉硬化，血管壁弹性差，更易出现严重的出血现象。

（5）有出血倾向者禁用阿司匹林：阿司匹林可抑制凝血酶原合成并阻断前列腺素代谢，降低血小板黏附性，故本病患者有出血倾向者应禁忌使用，以免引起或加重出血。

（6）妊娠期应慎用阿司匹林：妊娠期服用阿司匹林会抑制新生儿血小板的功能，长期服用阿司匹林可致多发性畸形，并能导致妊娠期延长，胎儿或新生儿死亡率增高。故妊娠前3个月最好避免大剂量使用本品。

二、腰椎间盘突出症

【概述】

腰椎间盘突出症是因腰椎间盘变性、破坏的髓核突（脱）出向后方或突至终板内，致使相邻组织遭受刺激或压迫而出现的一系列临床症状。依据髓核突出的部位与方向，可将其分为椎体型和椎管型两大类。前者可分为前缘型和正中型，后者可以分为中央型、中央旁型、侧型、外侧型和最外侧型等类型。本病多见于青壮年。发病部位以腰4、5之间最多，腰5、骶1次之，腰3、4较少见。

1. 病因

随着年龄的增长，以及不断地遭受挤压、牵拉和扭转等外力作用，使椎间盘逐渐发生退化变性，髓核含水量逐渐减少而失去弹性，继之使椎间隙变窄，周围韧带松弛，或产生裂隙，形成腰椎间盘突出症的内因。在突然遭受外力时，如弯腰负重下的旋转动作，纤维环外部纤维由于承受过大张力而断裂，致椎间盘向后外或后侧突出；或因腰部受凉，腰肌痉挛，促使已有退行性变的椎间盘突出。突出的椎间盘可刺激或压迫神经根、脊椎，使之发生水肿、充血、变性，日久与周围组织粘连，从而出现神经根激惹及功能丧失的表现。

2. 临床表现

由于髓核突出的部位与大小、椎管矢状径、机体状态和患者个体的敏感性的不同，腰椎间盘突出症患者的临床表现相差悬殊。

（1）腰痛：95%以上的腰椎间盘突出症患者出现腰痛症状。腰痛呈持续性钝痛，平卧位减轻，站立时加剧，腰椎能适度活动，且患者能慢步行走。这种腰痛系机械压迫所致，持续时间较长，临床较为常见。另一类腰痛为痉挛样剧痛，出现急骤，多难以忍受，非卧床休息不可。此种腰痛主要是由缺血性神经根炎引起，持续时间相对较短。

（2）下肢放射痛和麻木：表现为腰部至大腿、小腿后侧，直至足底的放射性疼痛和麻木感。轻者可以忍受，重者需卧床休息，喜采取屈髋、屈膝、侧卧位。凡能增加腹压的因素如咳嗽、大便等，均可使放射性痛加剧。少数中央型或中央旁型髓核突出者表现为双侧性放射痛。麻木部位与范围取决于受累脊神经根的序列。

（3）腰椎曲度改变和脊柱侧弯：一般表现出腰椎生理前凸变浅、消失，少数患者甚至出现后凸畸形。脊柱侧弯方向与髓核突出部位与神经根之间的关系有关。一般而言，如髓核突出的部位位于脊神经根内侧，腰椎凸向患侧可以使神经根的张力减低，减轻疼痛；如髓核突出的部位位于神经根外侧，腰椎则凸向健侧。

（4）压痛和叩痛：80%～90%的患者有腰部压痛和叩痛，其部位一般与病变的椎节一致。压痛点一般位于椎旁骶棘肌处，部分患者伴有下肢放射痛。叩痛以棘突处为明显，如叩击双侧足跟也可以引发腰部传导性疼痛。

（5）感觉障碍：早期多表现为受累脊神经支配区的皮肤过敏，渐而出现麻木、刺痛及感觉减退，但感觉完全消失并不多见。侧旁型突出受累的脊神经根为单侧单节，感觉障碍范围较局限；如为中央型突出，马尾神经受累，感觉障碍的范围则较广泛。

（6）下肢肌力减弱、肌萎缩和腱反射改变：视受累的脊神经根不同，其所支配的肌肉可出现肌力下降及肌萎缩。L3～L4 的腰椎间盘突出症出现伸膝肌力减弱，L4～L5 则为拇趾背伸无力，L5～S1 则为足跖屈及屈拇无力。腱反射改变也是腰椎间盘突出症的典型体征之一，早期表现为活跃，之后迅速表现为减退或消失。L3～L4 的腰椎间盘突出症，L4 脊神经根受累，膝反射障碍；L5～S1 则出现跟腱反射障碍。

（7）特殊体征：临床常用的有屈颈试验、直腿抬高试验及其加强试验、健腿抬高试验、股神经牵拉试验等。这些体格检查方法诊断的阳性率并不是 100%。

3. 辅助检查

（1）腰椎 X 线检查：正、侧位腰椎 X 线检查可显示出腰椎侧弯畸形、生理曲度改变、椎间隙狭窄、椎体边缘骨赘形成。斜位 X 线检查主要用于排除腰椎椎弓断裂、骶髂关节病变。

（2）CT 检查：腰椎间盘突出症在 CT 影像上的主要改变有以下几种：椎间盘后缘变形；硬膜外脂肪消失；硬膜外间隙中软组织密度增高；硬膜囊受压变形；神经根受压移位；突出髓核钙化等。

（3）MRI 检查：通过不同层面的矢状面影像及椎间盘横切面影像，可以观察病变椎间盘的形态改变及其与硬膜囊、神经根等组织的关系。尤其是在椎间盘突出的定位，分辨"膨出""突出"和"脱出"等方面有独到之处。

【饮食宜忌】

1. 饮食宜进

（1）饮食原则：腰椎间盘突出症腰痛的患者平时应多食一些含有增强骨骼强度与

肌肉力量、提高恢复功能的食物，即富含钙、蛋白质、B族维生素、维生素C、维生素E，这些营养素是不可缺少的。腰椎间盘突出症的患者由于生病而减少了一定的活动量，所以饮食的摄入量应适当减少，特别是在急性期卧床的患者，除活动减少外，消化功能也明显降低，胃肠蠕动慢，应多吃蔬菜、水果及豆类食品，尽量少吃肉及含脂肪较高的食物，避免大便干燥，排便用力。

①钙是骨的主要成分，所以要充分摄取。另外，钙还有使精神安定的作用，可以起到缓解疼痛的作用。钙含量多的食物有：牛奶、酸奶、芝麻、西兰花、小白菜、海藻类。

②蛋白质是形成肌肉、韧带、骨不可缺少的营养素。蛋白质含量多的食物有：猪肉、鸡肉、牛肉、肝脏、鱼类、贝类、干酪、鸡蛋、大豆、豆制品。

③维生素E有扩张血管、促进血流、消除肌肉紧张的作用，可用于缓解疼痛。维生素E含量多的食物有：大豆、花生、芝麻、杏仁、糙米、植物油。

④椎间盘的纤维环是由结缔组织形成的，结缔组织的形成离不开维生素C，要形成结实强健的纤维环，维生素C是不可缺少的。维生素C含量多的食物有：红薯、马铃薯、油菜、青椒、白萝卜缨、菜花、卷心菜、芹菜、鲜枣、沙棘、猕猴桃、草莓、甜柿子、柠檬、橘子。

（2）药膳食疗方

①丝瓜根及近根部的老藤适量，黄酒少许。将丝瓜根、藤焙干研末。每次取6g，用黄酒送服，每日2次。

②韭菜根、陈醋各适量。将韭菜根洗净，捣烂，加醋调和，敷于痛处。

③淡菜、黄酒、韭菜各适量。将淡菜浸入黄酒中，然后同韭菜共煮后服食。

④杜仲30g，白酒500g。将杜仲浸于白酒中，密封7日后开封饮服。每次10g，每日2次。

⑤老桑枝60g，老母鸡1只，精盐少许。将母鸡去毛及内脏，洗净；桑枝刷洗干净，切成小段，加水适量与鸡共煮，待肉烂汤浓时，加入精盐调味，食鸡肉饮汤。

⑥桂枝10g，牛膝15g，威灵仙20g，续断15g，桃仁10g，海风藤20g，全蝎3g，制没药3g，制乳香3g，白酒1000mL。将桂枝、牛膝、威灵仙、续断、桃仁、海风藤、全蝎、制没药、制乳香共浸入白酒中，密封，10日后开封饮服。每次10g，每日2次。

⑦枸杞10g，鲜鸡蛋2个。鸡蛋打入碗中搅散，加精盐、淀粉，用清水调成糊状；枸杞用温开水洗去泥沙；鸡蛋用大火隔水蒸约10分钟后撒上枸杞再蒸5分钟即成，每周服1次。

⑧将鸡蛋3~5个、白胡椒30粒、鲜五花肉100g加入适量食盐，置锅内用文火清蒸后进食。每晚食用1次，连食5~17天。可化瘀祛痛，对恢复腰部运动功能有利。

⑨当归生姜羊肉汤：将当归50g、生姜50g、羊肉500g，加盐适量，熬汤食用。可通阳活血止痛，适合寒重者。

⑩黑豆核桃猪肾汤：黑豆90g，核桃仁60g，猪肾1副。共煮熟后食用。有益肾填精、滋养椎间盘的作用。

⑪杜仲羊肾：杜仲50g，羊肾4个。羊肾去筋膜，切开洗净；将杜仲焙研细末，放羊肾内，外用荷叶包住，再包2~3层湿纸，慢火煨熟。可补肾阳、疏通经络。

⑫腰花粥：猪腰子1副，粳米100g，葱白、姜、盐、黄酒各适量。猪腰子洗净去筋膜，切成小块，入沸水中略烫备用；粳米洗净，加水适量，小火熬成粥，加入腰花及上述佐料，煮沸后食用。适用于腰椎间盘突出兼有腰膝软弱、步履艰难的患者。

⑬将杜仲20g、威灵仙55g，分别研粉后混合拌匀，再取猪腰子1~2个切开洗净，放入药粉，摊匀后合紧，共放入碗内，加水少许，放入锅内置火上久蒸。每日1剂，孕妇忌用。

⑭选取一截连根的丝瓜藤，在火上焙干后，研成末。每天2次，每次3g，用黄酒送服。

⑮茴香煨猪腰：茴香15g，猪腰1个。将猪腰切开，剔去筋膜，然后与茴香共置锅内加水煨熟，趁热吃猪腰。

⑯将穿山龙76g、草乌20g、威灵仙15g，加水500mL，煎取250mL；再加水250mL，煮成125mL；将先后煮好的药水放入煲内，再加小公鸡1只，同煮熟，临食时加酒适量（五加皮酒或当归酒更好），连肉及汤，分2次服完。适用于寒湿型腰痛。

2. 饮食禁忌

（1）避免高热量饮食：高热量饮食易致肥胖，而肥胖也是引起中老年人腰腿痛的重要原因之一，所以，应限制饮食，控制总热量，保持体重，避免过胖。

（2）戒烟：越来越多的资料表明，吸烟还是慢性腰痛的发病原因之一，而且影响治疗效果。

（3）忌大量饮酒：腰椎间盘脱出症的患者若饮酒过多，酒中的有毒物质就会影响椎骨间的新陈代谢，使其丧失生长发育和修复损伤的能力。故腰椎间盘脱出症的患者最好少喝或不喝酒。

【药物宜忌】

1. 西医治疗

（1）一般治疗：急性发病时宜卧硬板床休息，有利于松弛肌肉，缓解腰椎间盘和神经根压力，有利于炎症消退。

（2）药物治疗：急性期症状严重者可采用脱水治疗，20%甘露醇250mL，静脉滴注，2次/日。亦可使用非甾体类抗炎药，如双氯芬酸钠缓解胶囊50mg/次，口服，2次/日。神经营养药物如地巴唑10mg/次，口服，3次/日，以及维生素$B_1$10mg/次，口服，3次/日。

（3）牵引治疗：主要采用骨盆牵引法，适用于初次发作或反复发作的急性期患者，患者仰卧床上，在腰胯部缚好骨盆牵引带后，每侧各用10~15kg重量做牵引，并抬高床尾，增加对抗牵引的力量，牵引约每次30分钟，10次为1个疗程。目前已经应用机械牵引床、电脑控制牵引床替代传统的牵引方式。

（4）手术治疗：其手术适应证如下：

①症状严重，经严格正规非手术治疗无效或非手术治疗有效但反复多次发作者。

②神经损伤症状明显、广泛，甚至继续恶化，疑有椎间盘纤维环完全破裂，髓核碎片突出至椎管者。

③有大、小便失禁等明显马尾神经受压者。

④合并有椎管狭窄、椎体滑脱等需要做椎管（神经根管）减压者或椎体融合术者。

⑤其他，如某些职业（运动员、演员）需要其腰椎活动正常或其他特殊情况者。

常用术式有椎板间开窗、半椎板切除、全椎板切除髓核摘除术等，合并有椎管狭窄、椎体滑脱者行髓核摘除术的同时做神经根管减压术或椎体融合术。

（5）髓核化学疗法：促进髓核溶解、吸收的髓核化学疗法虽有疗效，但临床上对此褒贬不一。其可引起过敏反应、椎间盘炎、灼性神经痛、椎间孔或椎管狭窄等并发症，是该疗法在大多数医院没有开展的主要原因。

2. 中医治疗

（1）中医辨证治疗

①血瘀阻络

主症：腰腿疼痛，痛有定处，腰部板硬，活动受限，舌质紫暗，或有瘀斑，脉弦紧。

治法：活血化瘀，行气止痛。

方药：血府逐瘀汤加减。

生地黄6g，桃仁6g，红花6g，枳壳9g，赤芍10g，柴胡3g，川芎6g，牛膝12g，威灵仙10g，鸡血藤12g，甘草3g。

②寒湿阻滞

主症：腰腿冷痛，肢体发凉，畏风恶寒，阴雨天加重，舌质淡，苔白或腻，脉沉紧或濡缓。

治法：散寒除湿，温经通络。

方药：独活寄生汤加减。

独活12g，桑寄生12g，秦艽9g，防风9g，当归9g，芍药9g，川芎9g，熟地黄9g，杜仲9g，牛膝9g，茯苓9g，细辛3g，桂心3g，甘草3g。

③湿热痹阻

主症：腰部疼痛，腿软无力，痛处伴有热感，口干苦，小便短赤，舌质红，苔薄白，脉细弱。

治法：清热利湿，理筋通络。

方药：清火利湿汤加减。

羚羊骨15g，龙胆草12g，栀子12g，黄柏15g，车前草24g，茵陈24g，生薏苡仁30g，防己21g，桑枝30g，桃仁10g，苍术12g，蚕砂15g，木通12g。

④肝肾亏虚

主症：腰部隐痛或酸痛，腰膝乏力，劳则更甚，夜尿多，小便清长，舌质淡，苔薄白，脉细弱。

治法：补益肝肾，壮骨强筋。

方药：思仙续断方加减。

杜仲12g，续断12g，何首乌9g，熟地黄9g，五加皮9g，防风9g，薏苡仁9g，羌活9g，牛膝9g，草薢9g。

（2）验方

①增效乌头汤：制川乌、制草乌、熟附子（前三味先煎1小时）、麻黄、当归、甘草各15~20g，桂枝、黄芪、白芍、木瓜各30g，细辛6g，红花12g，蜂蜜30~50mL。水煎600mL，分2~3次服，每次间隔2~4小时。

②五虎散：地龙21g，土鳖虫、全蝎、乌梢蛇、穿山甲各9g。急性发作期用汤剂，水煎服，每日1剂，分2次服。恢复期用散剂，3~4g/次，2次/日，酒兑服。

③归断黄芪汤：当归、续断、千年健各25g，白芍、木通、独活、附子各15g，生黄芪40g，生甘草、胆南星各7.5g，蜈蚣2条，炙马钱子3g。水煎服，每日1剂，分2次服。

④当归止痛汤：当归15g，延胡索10g，三七粉3g（另冲），赤芍15g，桂枝10g，木瓜10g，川牛膝15g，生甘草6g。水煎服，每日1剂，分2次服。

⑤归芍桃红牛膝汤：桃仁、当归、红花、川牛膝各10g，制乳香、制没药各8g，制延胡索、制香附各12g，续断、巴戟天、淫羊藿各15g。水煎服，每日1剂，分2次服。

3. 药物禁忌

（1）吲哚美辛（消炎痛）

①皮质激素：与消炎痛有协同性抗炎作用，若两药联用时可减少皮质激素的用量，但这样也会增强其对胃的刺激性。曾有两药联用诱发感染性休克的报道。

②保泰松：与消炎痛联用不能提高疗效，而增强致胃溃疡的作用。

③氯喹：与消炎痛联用治疗类风湿关节炎具有相辅相成的作用，但两药的毒性亦呈相加性。

④阿司匹林：与消炎痛有交叉过敏性，对阿司匹林过敏者不宜用消炎痛。两药联用的疗效不如单用消炎痛。阿司匹林可使吲哚美辛血药浓度降低20%，吲哚美辛也可使阿司匹林的吸收减少。两药联用时相互减弱抗炎镇痛作用，并增加不良反应。

⑤氨苯蝶啶：与消炎痛联用可加重肾功能损害。

⑥口服抗凝药：与消炎痛联用可加重出血倾向，若需联用则应减量慎用。

⑦抗癫痫药：消炎痛可使癫痫发作增加，联用时应适当增加抗癫痫药的用量。

⑧抗震颤麻痹药：消炎痛可降低其疗效。

⑨丙磺舒：可抑制消炎痛排泄，可使消炎痛的血药浓度成倍升高，可能出现头痛、眼花、恶心等中毒症状，增加不良反应。消炎痛可减弱丙磺舒的作用。

⑩丁苯氧酸：消炎痛可降低其利尿效应。

⑪氟哌啶醇：与消炎痛联用可产生严重的困倦反应。

⑫速尿（呋塞米）：消炎痛可消除速尿的降压作用和排钠作用。吲哚美辛可减弱噻

嗪类利尿剂和普萘洛尔的降压作用，特别是老年患者应避免联用。

⑬强心苷：吲哚美辛可减少肾脏对地高辛的清除率，使地高辛的半衰期延长1倍，尤其对新生儿和早产儿的影响严重。两药联用时，新生儿地高辛用量应减半，并监测血药浓度和尿排出量。

⑭双嘧达莫：与吲哚美辛联用可致明显的水潴留。

⑮芫花：消炎痛可消除芫花部分缩宫作用。

⑯心得安：与吲哚美辛联用可减弱抗高血压的作用，并可使吲哚美辛引起的过敏性哮喘加剧。

⑰瑞培林：其中所含保泰松可使吲哚美辛致溃疡和出血的发生率升高，两药联用尚可引起造血系统损害、中毒性肝炎和肾损害。

⑱炎痛喜康：与吲哚美辛联用药效增强，但同时胃肠刺激也随之加剧，可致胃出血、造血功能及肾肝功能损害。

⑲布洛芬：与吲哚美辛竞争蛋白结合部位，可使布洛芬的血药浓度升高、不良反应加剧，并增加肝肾损伤。

⑳碳酸氢钠：可促进吲哚美辛解离而刺激胃黏膜，加重胃损害。

㉑氨茶碱：吲哚美辛可削弱氨茶碱的止喘作用。

㉒利血平、氢氯噻嗪：吲哚美辛可降低其降压作用；亦可降低噻嗪类、髓袢利尿剂、α和β肾上腺素能阻滞剂及血管紧张素转换酶抑制剂的抗高血压作用。

㉓二氟尼柳：可使吲哚美辛血药浓度升高 30% ~ 35% 。

㉔喹诺酮类抗菌药：与吲哚美辛联用可能发生惊厥、癫痫等不良反应。

㉕抗酸药：可减轻吲哚美辛的胃肠刺激作用，但可引起吲哚美辛的血药浓度降低。

㉖疫苗：消炎痛可加重活疫苗的免疫反应。

㉗卡托普利：吲哚美辛可消除卡托普利所致的干咳，亦可减弱卡托普利的抗高血压作用。

（2）忌长期大量服用中药活血剂：腰椎间盘突出症患者，长期大量服用中药活血剂是不恰当的，因为所有的活血化瘀药均会影响血液黏稠度，如果大量长期服用，易造成出血倾向。尤其是老年人因动脉硬化，血管壁弹性差，更易出现严重的出血现象。

（3）忌长期使用抗炎止痛药：阿司匹林、消炎痛等抗炎止痛药能比较迅速地缓解腰椎间盘脱出症的临床症状，减轻患者的痛苦。但本类药物对病变本身却无治疗作用，长期服用，剂量需越来越大，而效果却越来越差，且有较大的不良反应，会导致肾乳头坏死、间质性肾炎、血压升高、贫血、消化道溃疡、肝功能损害、白细胞和血小板减少等许多并发症。所以，本病患者忌长期大量使用抗炎止痛药。

三、腰椎椎管狭窄症

【概述】

凡造成腰椎椎管、神经根管及椎间孔变形或狭窄，而引起马尾神经或神经根受压，并相应产生临床症状者，称为腰椎椎管狭窄症。本症是一个综合征，所以又称为腰椎椎管狭窄综合征。它是由先天性或后天性等各种原因使椎管前后、左右内径缩小或断面形态异常，而使腰椎椎管狭窄。本病以中老年人多见。腰椎椎管狭窄症一般分为原发性和继发性两大类。根据发病部位的不同又可具体分为中央椎管型狭窄、侧隐窝狭窄、神经根管狭窄和混合性狭窄。

1. 病因

常见的原因是腰椎退行性变，如腰椎骨质增生、黄韧带及椎板肥厚、小关节突肥大、椎间盘退变等。此外，陈旧性腰椎间盘突出、脊柱滑脱、腰椎骨折脱位复位不良、脊椎融合术后或椎板切除术后等，也可引起腰椎椎管狭窄。

2. 临床表现

腰椎椎管狭窄症的临床特点可以归纳为主观症状多而客观体征少、马尾神经性间歇性跛行和腰部后伸受限等三种。

（1）腰骶部疼痛：腰椎椎管狭窄症的腰骶部疼痛常涉及两侧，站立、行走时加重，平卧、坐位时减轻。下肢根性痛常为双侧性，特点以步行时为甚，休息后即可缓解或消失。但以下肢痛为主诉的患者较腰椎间盘突出症明显要少。

（2）间歇性跛行：约75%左右的患者有马尾神经性间歇性跛行。当步行数百米甚至数十步后，出现一侧或双侧腰酸、腿痛及下肢麻木、无力，以致跛行，当停止行走，蹲下和坐下休息数分钟后，症状缓解，又可以继续行走。

（3）腰部后伸受限：腰椎向后仰伸出现局部疼痛，并可向下肢放射，只要改变体位，症状立即消失。这是因为当腰椎向后仰伸时，腰椎管后方的软组织挤向椎管，椎管的长度亦缩短，腰椎管内的有效容积显著减少，管腔内压力骤然升高，刺激或压迫马尾神经和脊神经根而引起症状。当改变体位，椎管又恢复原来的状态，症状也立即缓解或消失。

（4）体格检查：检查时大多数患者无阳性体征。少数患者可出现脊柱生理曲度改变，但不如腰椎间盘突出症明显。原发性腰椎椎管狭窄症的直腿抬高试验多为阴性。

3. 辅助检查

（1）X线检查：主要表现为椎管矢状径小，椎板、关节炎，椎弓根异常肥厚，两侧小关节内聚，椎板间隙变窄。侧位片可以测量椎管矢状径，<14mm者为椎管狭窄，14～16mm为相对狭窄。也可以用脊椎指数即腰椎孔矢径与横径的乘积与同一椎体矢状径与乘积之比来判断是否狭窄，比值>1:4.5可考虑为椎管狭窄。

（2）椎管造影：中央椎管狭窄者常表现为蛛网膜下隙部分或完全梗阻。充盈缺损位于后方多为椎板增厚及黄韧带肥厚；位于前方者可能为椎体后缘骨质增生；如缺损在椎间盘平面多为椎间盘突出或膨出；位于侧方者可能是关节突肥大增生、侧方黄韧带肥厚、较大的一侧椎间盘突出。侧隐窝狭窄及神经根管狭窄用油性造影剂时有时难以发现，用水溶性造影剂则可见到神经根显影变短、变淡、压迹、不显影等改变。

（3）CT检查：可直接显示椎管横断面形态，了解椎管狭窄的真正病理状态，能直接看到骨性狭窄部位、椎间盘退行性变膨出和黄韧带肥厚，以及硬膜囊和神经根受压及牵拉情况，并能对椎管进行精确测量。腰椎正常矢状径 CT 测量为 12~22mm。还可发现椎体附件上较小的病灶，为充分减压而切除椎板提供合理、范围精确的客观依据。其缺点是不能在矢状面了解狭窄的全貌。

（4）MRI 检查：能显示椎管狭窄矢状面、横断面状态，了解椎管全貌，并能发现脊髓长期受压而致变性等情况。

【饮食宜忌】

1. 饮食宜进

（1）饮食原则：本病调补应从调补先、后天之本为主，日常宜多食具有补肾、健脾、养血作用的食物，如山药、核桃仁、黑豆、花生等。玉米、燕麦、小米等富含维生素及矿物质的粗粮宜多食；肉类可以提供机体修复所需的氨基酸，可多用；绿色蔬菜如大白菜、西兰花、油菜、芹菜等富含维生素和钙，可以多食。

（2）药膳食疗方

①枸杞羊肾粥：枸杞叶 250g，羊肾 1 个，粳米 60g，葱白 4 段，生姜、花椒、盐、酱油等调味品少许。先将枸杞叶加水 1000mL，煎取汁 500mL，加入洗净、去筋膜的羊肾与粳米、葱白、生姜、花椒，并以个人口味酌情加入调味品，文火煮开后，服羊肾，喝粥。本方可补肾强腰、养护脾胃，适用于肾虚腰痛。

②葡萄枸杞膏：葡萄汁 500mL，枸杞 100g，蜂蜜 250g。先取枸杞加水 500mL，煎煮后取汁 100mL，加入葡萄汁，文火熬成膏状，加入蜂蜜，搅匀，冷却后装瓶备用。每次 9g，每日 2 次，以温开水送服。适用于腰膝酸软、筋骨乏力。

③栗子干：干栗子 7 枚。每日吃 2 次，可配猪肾粥服用。适用于肾虚腰膝酸软疼痛。

④猪肾粥：猪腰子 1 对，黑豆 60g，陈皮 3g，小茴香 3g，生姜 10g。先将猪腰子洗净、去筋膜，加水 1500mL，放入黑豆、小茴香、生姜，文火煮开，加入适量盐、酱油等调味品，文火煮至黑豆烂熟为止。适用于肾虚腰痛。

⑤银杏腰花：猪腰子 250g，银杏 100g，酱油、盐、糖、料酒、味精、葱段、姜片、香醋、胡椒粉适量。将猪腰子洗净，去筋膜后切成片，上切菱形花，加盐搅匀；去掉银杏的皮衣，捞出放入冷水中，再用牙签捅掉银杏心后待用；先炸腰花到金黄色，锅内少量油，放入葱、姜煸炒至出香味，加银杏、腰花、料酒、酱油、盐、糖、味精、香醋、胡椒粉（据个人口味），翻炒后出锅服食。适用于肾虚腰痛、遗精、盗汗。

⑥芝麻核桃方：炒芝麻 250g，核桃仁 250g。将炒芝麻及核桃仁研成末，加白糖搅匀，空腹服。每次 9g，每日 3 次。适应于肾虚腰膝酸痛。

⑦鲅鱼核桃汤：鲅鱼 500g，核桃仁 6 枚。将鲅鱼洗净后，加水 1500mL，加葱、姜，放入核桃仁，据个人口味加盐、香醋等，煮至鲅鱼肉烂熟后服食。适用于肾虚腰痛、双膝酸软。

2. 饮食禁忌

（1）忌食油腻不易消化的食物：油腻之品宜影响脾胃的消化功能，脾胃运化失常，气血生化失源，不利于病情的恢复。

（2）忌食辛辣之品：辛辣之品常可损耗阴血，阴血亏虚、机体失养则会加重病情。

【药物宜忌】

1. 西医治疗

（1）骨盆牵引：可扩大关节和椎间的距离，缓解神经受压、充血、水肿，减轻症状。

（2）硬膜外封闭：可用硬膜外穿刺或骶骨穿刺，使用类固醇药物及营养、活血化瘀的药物，可松解粘连，消除炎症，减轻症状，是一种有效的非手术治疗。

（3）药物治疗：常用非甾体类抗炎药、血管扩张药、神经营养药、糖皮质激素类药物。

（4）手术治疗：手术治疗腰椎椎管狭窄的目的在于改善腿痛、间歇性跛行、神经根缺失等压迫症状，尽量恢复原有生活方式。常用的手术方式是减压术。

①全椎板切除术：适用于中央椎管狭窄，显露好，视野清楚，可处理该节段椎管任何部位的狭窄，但对术后脊柱的稳定性有一定影响，并可发生脊柱后方软组织与硬膜粘连等后果。

②半椎板切除术：用于单侧的侧隐窝狭窄、神经根管狭窄及关节肥大及中央型椎管狭窄对侧无腿痛者，此法对脊柱的稳定性影响很小。

③椎板间扩大开窗术：对诊断明确的单一隐窝狭窄可采用此入路，此法较半椎板切除入路损伤更小，但显露不如半椎板切除好，只适用于经验较丰富的术者采用。

2. 中医治疗

（1）中医辨证治疗

①寒湿阻络

主症：腰部疼痛绵绵，腰部负重感，活动不便，痛有定处，畏寒喜热，遇热痛减，遇冷痛重，舌质淡，苔白或腻，脉沉紧或濡缓。

治法：散寒除湿，温经通络。

方药：独活寄生汤加减。

独活12g，桑寄生12g，秦艽9g，防风9g，当归9g，芍药9g，川芎9g，熟地黄9g，杜仲9g，牛膝9g，茯苓9g，细辛3g，桂心3g，甘草3g。

②肝肾亏虚

主症：腰痛以酸软为主，绵绵不绝，下肢麻木无力，劳累后加重，休息后减轻，夜尿多，小便清长，舌质淡，苔薄白，脉细弱。

治法：补益肝肾，壮骨强筋。

方药：鹿茸四神丸加减。

肉苁蓉12g，天麻10g，菟丝子12g，牛膝10g，熟地黄12g，杜仲10g，鹿茸6g，木瓜10g，续断12g，五加皮9g，萆薢9g。

③血瘀阻滞

主症：腰痛如刺，痛有定处，重则疼痛剧烈而不能活动，局部有明显压痛点，舌质紫暗，或有瘀斑，脉弦紧。

治法：活血化瘀，行气止痛。

方药：血府逐瘀汤加减。

生地黄 6g，桃仁 6g，红花 6g，枳壳 9g，赤芍 10g，柴胡 3g，川芎 6g，牛膝 12g，威灵仙 10g，鸡血藤 12g，甘草 3g。

④湿热痹阻

主症：腰部疼痛，腿软无力，痛处伴有热感，口干苦，小便短赤，舌质红，苔黄腻，脉弦数。

治法：清热利湿，理筋通络。

方药：清热利湿汤加减。

羚羊骨 15g，龙胆草 12g，地骨皮 12g，牛膝 15g，车前草 24g，海桐皮 30g，赤芍 21g，桑枝 30g，桃仁 10g，苍术 12g，蚕砂 15g，木通 12g。

（2）验方

①通督活血汤：黄芪、鹿角、丹参各 18g，当归、杜仲、泽兰、苏木、地龙、赤芍各 9g，狗脊 12g。水煎服，每日 1 剂，分 2 次服。

②补肾健腰汤：党参 9g，黄芪 9g，当归 9g，白芍 4.5g，熟地黄 9g，肉苁蓉 9g，杜仲 9g，牛膝 9g，续断 9g，狗脊 9g，秦艽 4.5g，千年健 6.5g，陈皮 4.5g，木香 3g。水煎服，每日 1 剂，分 2 次服。

③通督活血汤：当归、泽兰叶、苏木、地龙、杜仲、赤芍各 10g，黄芪、丹参、鹿角片各 18g，狗脊 12g。水煎服，每日 1 剂，分 2 次服。

3. 药物禁忌

（1）止痛药应慎用：在疼痛初期未明确诊断前不宜服用止痛类药物，以免掩盖症状，影响诊断的准确率；非甾体类抗炎药消炎痛虽止痛效果虽好，但对胃黏膜刺激较大，故疼痛不甚时可少服或不服用该类药物。

（2）本病以虚为主，兼有实邪，欲驱邪之时，必须注意攻伐实邪不可伤及正气，以免加重病情。

其余参见腰椎间盘突出症。

四、强直性脊柱炎

【概述】

强直性脊柱炎（AS）是一种慢性、进行性炎症性疾病，其特征是从骶髂关节开始，逐步上行，蔓延至脊柱关节，造成骨性强直。多见于年轻男性，其发病年龄从 4～90 岁不等，但以 15～20 岁多见。

1. 病因

起因尚未明了，可能与感染、内分泌失调、代谢障碍及自身免疫等因素有关。但有家族遗传倾向，阳性率为 23.7%，类风湿因子仅见于 10% 以下患者。

2. 临床表现

（1）起病：大多数患者慢而隐匿，男性症状比女性严重。发病年龄多在 10~40 岁，以 20~30 岁为高峰。16 岁以前发病者称幼年特发性关节炎，45~50 岁以后发病者称晚起性强直性脊柱炎，临床表现常不典型。

（2）早期症状：腰骶痛或不适、晨僵等，或臀部、腹股沟区痛与不适，还可向下肢放射似"坐骨神经痛"。少数也可以颈、胸痛为首发表现。症状在静息时加重，活动后反而缓解，夜间痛可影响睡眠，严重者可在睡眠中痛醒，需下床活动方能重新入睡。

另有半数患者以下肢非对称性关节炎为首发症状，主要累及髋、膝、踝关节。先后有 2 个或 2 个以上关节受累是其特征。

（3）典型表现：腰背痛、晨僵、腰椎各方面活动受限和胸廓活动减少，伴有附着点，如胸肋连接处、脊椎骨突、髂嵴、大转子、坐骨结节、足跟、足掌等部位疼痛等。随着病程进展，整个脊柱自下而上发生强直，腰椎、胸椎、胸廓、颈椎活动度受限，呼吸靠膈肌运动。

（4）关节外表现：眼葡萄膜炎、结膜炎、肺上叶纤维化、升主动脉根和主动脉瓣病变，以及心脏传导系统失常等。

（5）常见体征：骶髂关节压痛（"4"字试验阳性）；脊柱前屈、后伸、侧弯和转动受限，胸廓活动度 <5cm；腰椎活动度（Schober 试验）测量上、下两个标记间距离增加 <4cm；枕 – 墙距 >0，指 – 地距异常。

（6）幼年强直性脊柱炎：儿童强直性脊柱炎 80%~90% 的患儿以外周关节或肌腱附着点病变为主要症状，且一般以下肢为主。受累关节一般少于 10 个，寡关节比多关节多见，常为单侧或不对称性。部分患者可有持续高热或低热、体重降低、肌无力、贫血、白细胞计数增高或高丙种球蛋白血症。80% 的患儿病程中出现足底筋膜、跟骨、第 5 跖骨基部、第 1 和第 5 跖骨头附着点，以及跟腱跟骨附着点滑膜炎、骨过度生长和强直，继而出现新骨形成、骨膜变化和骨赘形成。

（7）女性强直性脊柱炎：过去认为 AS 的男女发病比例约为 10:1，现在则认为，由于女性 AS 发病年龄比男性晚（平均 26.8 岁），疾病进展较缓慢和且为良性经过，漏诊率较高；实际上男女两性的发病率很可能相近。临床表现以累及膝关节、耻骨联合比男性多见；病情较轻，多为 2~3 级骶髂关节炎。

（8）晚起病强直性脊柱炎：起病时脊柱症状轻或缺如，发生关节炎的关节数目少而轻，ESR 增快，可有下肢凹性水肿，多见于 50 岁以后的人群，对非甾体类抗炎药治疗疗效不好。

3. 辅助检查

（1）ESR、CRP、免疫球蛋白（尤其是 IgA）增高。

（2）90% 的患者 HLA – B$_{27}$ 阳性，类风湿因子（RF）阴性。

（3）骨盆正位 X 线检查：可见骶髂关节炎、髋关节炎、坐骨与耻骨联合边缘不完整等改变。

（4）腰椎、胸椎、颈椎 X 线检查：椎小关节关节炎、椎体方形变、脊柱竹节样变等。

（5）骶髂关节 CT 检查：能发现骶髂关节轻微的病变，有利于早期诊断。

（6）骶髂关节 MRI 检查：能显示软骨变化，比 CT 更早发现骶髂关节病变。

4. 诊断标准

（1）1984 年美国风湿病学会修订的 AS 纽约诊断标准

1）临床资料：①下背痛至少 3 个月以上，活动后改善，休息后不减轻。②腰椎的矢状面和冠状面活动受限。③扩胸度较正常年龄和性别组相对减少。

2）放射学资料：①双侧 2～4 级骶髂关节炎。②单侧 3～4 级骶髂关节炎。

骶髂关节炎 X 线、影像诊断分级标准：0 级为正常骶髂关节；1 级为可疑骶髂关节炎；2 级为骶髂关节边缘模糊，略有硬化和微小侵蚀病变，关节腔轻度变窄；3 级为骶髂关节两侧硬化，关节边缘模糊不清，有侵蚀病变伴关节腔消失；4 级为关节完全融合或强直，伴残存的硬化。

凡具备 1 项临床资料和 1 项放射学资料者可以确诊。如果有下列病史：①年龄小于 40 岁。②腰背部不适隐匿性出现。③腰背部晨僵，活动后症状有所改善。④病程持续 3 个月以上。⑤CT 检查有骶髂关节炎征象。能排除 PA、Reiter 综合征、炎性肠病，则也可考虑为 AS。

（2）诊断 AS 的几种体格检查方法及骶髂关节炎分级标准

①Schober 试验：令患者直立，在背部正中线髂嵴水平做一标记为 0，向下 5cm 做标记，向上 10cm 再作一标记，然后令患者弯腰（保持双膝直立），测量 2 个标记间的距离，若增加 <4cm，提示腰椎活动度降低。

②指 - 地距：患者直立，弯腰伸臂，测指尖与地面距离。

③枕 - 墙距：令患者靠墙直立，双足跟贴墙，双腿伸直，背贴墙，收腹，眼平视，测量枕骨结节与墙之间的水平距离，正常为 0。如枕部不能贴墙，为异常。

④胸部活动度：患者直立，用软尺测量第 4 肋间隙水平在深呼气和深吸气时的胸围差，＜2.5cm 为异常。

⑤骶髂关节炎 X 线分级标准：0 级为正常；Ⅰ级为可疑；Ⅱ级为轻度异常，可见局限性侵蚀、硬化，但关节间隙正常；Ⅲ级为明显异常，存在侵蚀、硬化、关节间隙增宽或狭窄、部分强直等 1 项或 1 项以上改变；Ⅳ级为严重异常，表现为完全性关节强直。

【饮食宜忌】

1. 饮食宜进

（1）饮食原则：强直性脊柱炎的内因是肾督两虚，外因为风寒，适宜吃以下食物。

①辛热的食物：辣椒、葱、花椒、大料、茴香、大蒜等辛热之品能抗风湿、祛寒邪，有杀菌、抗病毒等作用，可预防肠道感染和病毒感染。冬季适量服姜汤可以温胃散寒。但应用辛热之品须视病情而定。

②豆类：大豆、黑豆、黄豆等含有丰富的植物蛋白和微量元素，可促进肌肉、骨骼、关节、肌腱的代谢，帮助修复病损。

③果实类：强直性脊柱炎是由于肾虚引起的筋骨、肌肉、关节的病损，栗子有补肾、强筋健骨的作用，对筋骨、经络风湿痹痛与腰膝无力极为有益。可生食、熟食，久服必强筋、健骨、补肾。将板栗捣烂敷患处可治筋骨肿痛；新鲜栗叶捣烂外敷，也能减轻肌肉、关节、皮肤的炎症。

青梅有生津止渴、涩肠止痢的作用，对腹泻患者有益。凡风湿骨痛、腰痛、关节痛均可用青梅擦患处，可止痛活血。

乌梅是梅的干燥或未成熟的果实，对风湿痛有卓效。乌梅酸甘可敛阴，酸归肝经，肝得滋养，对关节、筋骨疼痛、拘挛也有缓解作用。

（2）药膳食疗方：在治疗强直性脊柱炎的过程中，发现大多数患者与饮食关系密切，而且药膳在与内服、外用的药物配合下，疗效不错，变形关节逐渐平复，活动度接近常人。下面针对该病的某些临床表现，分开论述：

1）虹膜睫状体炎

①绿豆、黑豆、赤小豆、薏苡仁，煎汤喝，豆可以不吃。

②金银花、菊花各 10g，茶叶随意。泡服。

③野菊花、枸杞各 10g，泡服。

2）低热

①地骨皮 30g、鲜竹叶 50g，煎汤代茶。

②地骨皮 50g、青蒿 50g，煎汤去渣，同薏苡仁 300g 煮熟喝粥。

3）白细胞减少和贫血

①鸡血、鸭血同鸡肝、鸭肝煮汤，可以放少量调料，常服效尤。

②制首乌 500g 研粉，拌红糖冲服，每次 25g，每日 2 次。

4）蛋白尿

①黑豆、赤小豆各 30g，红枣 10 枚，略放糖，煮至豆烂。每日服汤。

②甲鱼 500g，加胡桃肉、冰糖适量，放调料清蒸，用于补肾。

5）肺损伤：白果，每天不超过 6g，不可久服。也可食用百合、冬虫夏草等。

6）伴随慢性肠炎：可食用大蒜，胃纳不佳者可以煮熟服用。

7）其他

①白芷羊肉汤：白芷 20g，羊肉 100g。用法：白芷洗净备用；羊腿肉洗净，切小块，开水浸泡 2 小时，捞起再洗净，置锅中，加黄酒、姜、葱、盐，开水煮开，去浮沫；再加白芷，急火煮开 5 分钟，改文火煮 30 分钟即可。分次食用。适用于强直性脊柱炎属风寒型，症见腰部疼痛、遇寒复发者。

②鲜虾炖黄酒：鲜河虾 500g，黄酒 500g。用法：河虾洗净后浸于黄酒内 15 分钟，捞起，隔水炖服，分次食用，黄酒与河虾可同食。适用于强直脊柱炎属风寒型者。

③蟹爪茴香酒：蟹爪 100g，小茴香 20g，白酒 50g。将蟹爪、小茴香分别洗净，置瓶中，加白酒，密封 2 个月后饮用。每日 2 次，每次 10～20g。适用于强直性脊柱炎属

风寒型，症见腰部僵直、转身不利、膝软无力、四肢不温者。

④韭菜桃仁汤：韭菜籽20g，桃仁20g。将韭菜籽、桃仁分别洗净，置锅中，加清水200mL，急火煮开3分钟，文火煮30分钟，分次饮用。适用于强直性脊柱属风寒型者。

2. 饮食禁忌

急性发作期忌食辛辣、油腻、刺激性食物。

【**药物宜忌**】

1. 西医治疗

强直性脊柱炎至今尚无根治方法，但是大多数患者如能得到及早诊断及通过较好的治疗，可以控制症状并改善预后。强直性脊柱炎治疗的主要目的是缓解疼痛和发僵，减轻炎症，维持良好的姿势，防止脊柱变形，及用手术方法矫正关节功能障碍。

（1）非药物治疗

①对患者及其家属进行疾病知识的普及教育，有助于患者主动参与各种治疗，及与医师积极合作。

②劝导患者每天谨慎而不间断地进行体位锻炼，其目的是为了取得和维持脊柱的最佳位置，增强椎旁肌肉和增加肺活量，其重要性不亚于药物治疗。

③站立时应尽可能保持挺胸、收腹和双眼平视的姿势，坐位亦应保持胸部直立位。应睡硬板床，多取仰卧位，避免促进屈曲畸形的体位。枕头要低，一旦出现上胸椎及颈椎受累，应停用枕头。

④减少或避免引起持续性疼痛的体力活动。

⑤游泳是最好的全身锻炼。

⑥对炎性关节或其他软组织的疼痛选择合适的物理治疗。

⑦定期测量身高，监测身高是防止不易发现的早期脊柱弯曲的一个好措施。

（2）药物治疗

①非甾体类抗炎药（简称抗炎药）：这一类药物可迅速改善患者腰背部疼痛和发僵，减轻关节肿胀和疼痛，从而可增加活动范围。无论是早期还是晚期强直性脊柱炎的患者，对于症状治疗，这类药物都是首选的。抗炎药各类繁多，但对强直性脊柱炎的疗效大致相当。吲哚美辛对缓解强直性脊柱炎的疼痛疗效尤为显著，吲哚美辛可作为首选药物。用法为：吲哚美辛25mg/次，每日3次，饭后即服。夜间痛或晨僵显著者，晚上睡前用吲哚美辛栓剂50mg或100mg，塞入肛门内，可获得明显改善。其他可选用的药物如阿西美辛（优妥）90mg/次，每日1次；双氯芬酸（如扶他林25mg/次，每日3次；英太青50mg/次，每日2次）；萘丁美酮（瑞力芬）1000mg/次，每晚1次；美洛昔康（莫比可）15mg/次，每日1~2次；依托度酸（罗丁）400mg/次，每日1~2次；罗非昔布（万络）25mg/次，每日1次；塞来昔布（西乐葆）200mg/次，每日2次。

②柳氮磺吡啶：起效较慢，通常要在服药后4~6周方能见效。为了增加患者的耐

受性，一般均从小剂量 0.25g/次开始，口服，每日 3 次；以后每周递增 0.25g，每日 2 次；增至 1g/次，每日 2 次后不再增加，以每日总量 2g，维持治疗 1～3 年。或根据病情及患者对治疗的反应调整剂量和疗程。

③甲氨蝶呤：通常以甲氨蝶呤 7.5～15mg/次（个别重症可酌增加剂量），口服或注射，每周 1 次，疗程半年至 2 年不等；同时，可并用一种抗炎药。

④糖皮质激素：少数患者即使使用大剂量抗炎药也不能控制症状时，用甲基泼尼松龙 15mg/（kg·d）冲击治疗，连续 3 天，可暂时缓解疼痛。对其他治疗不能控制的下背痛，在 CT 指导下行糖皮质激素骶髂关节注射，部分患者可改善症状，疗效可持续 3 个月左右。本病伴发的长期单关节（如膝）积液，可行长效糖皮质激素关节腔注射。重复注射应间隔 3～4 周，一般不超过 2～3 次。糖皮质激素口服治疗既不能阻止本病的发展，还会因长期治疗带来不良反应。

⑤沙立度胺：沙立度胺的初始剂量为每日 50mg，每 10 天递增 50mg，至每日 200mg 时维持。用量不足则疗效不佳，停药后症状易迅速复发。

（3）生物制剂：国外已将抗肿瘤坏死因子 α 单克降抗体——Infliximab 用于治疗活动性或对抗炎药治疗无效的强直性脊柱炎。方法为：以本品 3～5mg/kg，静脉滴注，间隔 4 周重复 1 次，通常使用 3～6 次。治疗后患者的外周关节炎、肌腱末端病、脊柱症状，以及 C - 反应蛋白均可得到明显改善，但其长期疗效及对中轴关节 X 线病变的影响如何，尚待继续研究。本品的不良反应有感染、严重过敏反应及狼疮样病变等。

近年来 Infliximab 已较多地用于治疗脊柱关节病和强直性脊柱炎。Breban 报道，用 Infliximab 治疗 50 例难治性强直性脊柱炎，方法为：5mg/kg，于第 0、2 和 6 周各静脉注射 1 次，追踪观察 24 周，其中 48 例患者完成 3 次治疗。结果为：全部患者于第 2 周即获明显改善，最大改善在第 8 周。停止治疗后 73% 的患者复发，但是完成 3 次治疗的患者中，有 1/3 的患者在末次治疗后的 4 个月仍无复发。

（4）局部治疗：强直性脊柱炎患者在病程中出现的虹膜睫状体炎应接受眼科专科治疗和随访。单发或多发的肌腱末端炎，因其部位表浅，适用于选用一些非甾类抗炎药的外用剂型，如国内已上市的扶他林乳胶剂（含双氯芬酸）、优迈霜（含依托芬那酯）、布洛芬凝胶及普菲尼德或法斯通凝胶（均含酮基布洛芬）等。

在全身治疗的基础上，对单发或少数难以消退的非感染性关节腔积液，可采用关节腔穿刺，先抽出液体再注入糖皮质激素。

（5）外科治疗：严重的脊柱畸形经过手术矫正也可获得改善。

2. 中医治疗

（1）中医辨证治疗

①寒湿痹阻

主症：背腰拘急疼痛，或连髋股，或引膝胫，伴僵硬和沉重感，转侧不利，遇寒加重，得温则减，或伴双膝冷痛，或恶寒怕冷，舌质淡，苔薄白腻，脉沉迟。

治法：散寒祛湿，温经通络。

方药：三痹汤加减。

独活 10g，秦艽 12g，当归 12g，细辛 4g，川芎 10g，熟地黄 15g，芍药 10g，桂枝 10g，杜仲 12g。牛膝 10g，黄芪 12g，续断 12g，防风 10g，路路通 10g，甘草 6g。

②湿热阻络

主症：腰骶、脊背、髋部酸痛，僵硬，活动不利，或伴关节红肿疼痛，烦热，口苦，小便黄赤，或口干不欲饮，舌红，苔黄腻，脉濡数。

治法：清热利湿，通络止痛。

方药：四妙散加味。

黄柏 10g，苍术 10g，牛膝 15g，薏苡仁 30g，鸡血藤 30g，防己 10g，栀子 10g，滑石 20g，续断 10g，忍冬藤 15g。

③瘀血阻络

主症：腰背疼痛剧烈，固定不移，转摇不能，夜间尤甚，晨起肢体僵硬明显，或有关节变形，舌质暗，有瘀点或瘀斑，苔薄白或薄黄，脉弦涩。

治法：活血祛瘀，通络止痛。

方药：身痛逐瘀汤加减。

秦艽 10g，川芎 6g，当归 15g，丹参 15g，桃仁 10g，红花 10g，牛膝 20g，乳香 10g，羌活 15g，没药 10g，香附 10g，威灵仙 10g，透骨草 10g。

④肾虚督空

主症：腰背、髋部、颈部酸痛，冷痛，痛势隐隐，喜暖喜按，劳累或遇寒加重，或关节强直，或伴腰膝酸软无力，畏寒肢冷，大便溏稀，小便清长，舌质淡，苔薄白，脉细弱。

治法：温肾强督，祛痹通络。

方药：青娥丸合独活寄生汤加减。

秦艽 10g，独活 10g，防风 10g，川芎 6g，杜仲 15g，肉桂 10g，牛膝 15g，熟地黄 20g，补骨脂 10g，狗脊 15g，白芍 15g，桃仁 15g，全蝎 3g，桑寄生 10g，仙灵脾 15g。

⑤肝肾阴亏

主症：腰背酸痛重着，脊柱强直，活动受限，消瘦，低热，口干，心烦少寐，小便频数，大便干结，舌红，苔薄白，脉沉细尺脉弱。

治法：滋阴清热，补肾通督。

方药：当归地黄丸加减。

生地黄 18g，山茱萸 10g，山药 15g，杜仲 15g，当归 10g，赤芍 10g，知母 10g，黄柏 10g，秦艽 10g，忍冬藤 30g，独活 10g，络石藤 15g，通骨草 10g。

⑥肾阳不足

主症：腰骶、脊背冷痛、酸楚、重着，或晨起腰骶、项背僵硬疼痛，活动受限，喜温喜按，畏寒肢冷，神疲乏力，小便清长，舌淡，苔薄白，脉沉弦或细迟。

治法：温肾补阳，散寒通络。

方药：金匮肾气丸加减。

熟地黄15g，山茱萸10g，山药10g，茯苓10g，续断15g，狗脊25g，淫羊藿10g，杜仲15g，独活10g，牛膝10g，肉桂6g，桂枝10g，伸筋草10g。

（2）验方

①八角枫6g，杜仲30g，牛膝30g，忍冬藤30g。水、酒各半，煎服。每日1剂，分2～3次服。

②益肾蠲痹丸：生地黄、熟地黄各100g，全当归100g，鸡血藤200g，淫羊藿100g，肉苁蓉100g，乌梢蛇100g，全蝎20g，僵蚕100g，地龙100g，忍冬藤200g，徐长卿120g。共研为末，浓煎为丸，如绿豆大，每服6～8g，2次/日，食后服。妇女经期或妊娠期忌服。

③生鹿角杜仲方：生鹿角10g，杜仲10g，肉桂3g，仙茅10g，淫羊藿10g，桑寄生10g，续断10g，牛膝10g，独活10g，熟地黄10g，枸杞10g。水煎服，每日1剂，7日为1个疗程。

3. 药物宜忌

（1）非甾体类抗炎药（NSAIDs）

①口服抗凝药：阿司匹林、抗炎松、保泰松及甲灭酸等均为有机酸，可竞争性地将香豆素类药物从蛋白结合部位置换出来，使其血药浓度升高，抗凝作用增强，易引起出血。苯磺唑酮也能使口服抗凝药代谢减缓，血药浓度升高，从而增强其作用。大剂量布洛芬（＞3600mg/d）可能会增加华法林的抗凝作用。

②抗酸药：可使非甾体类抗炎药的排泄增快，从而降低血药浓度和疗效。消炎痛与胃舒平联用可减轻胃肠道反应，但消炎痛的吸收降低约30%，疗效也相应减弱。

③锂盐：消炎痛等可使锂的排泄减少，血药浓度升高，易发生锂中毒。布洛芬与锂盐联用时，此种相互作用不明显。

④氧化铵：与非甾体类抗炎药联用，可增强对胃黏膜的刺激性。另外，氯化铵可促进非甾体类抗炎药的胃肠吸收和肾小管重吸收，使血药浓度升高，从而诱发非甾体类抗炎药的毒性反应。

⑤口服避孕药：保泰松具有酶诱导作用，可使口服避孕药代谢增快，药效降低，避孕失败。口服避孕药可使扑热息痛代谢加快，联用时应加大后者的剂量。

⑥糖皮质激素：保泰松和阿司匹林可使糖皮质激素的药理作用和不良反应增强，诱发胃肠出血。糖皮质激素可加快水杨酸盐代谢，使其血药浓度下降，保泰松与皮糖质激素联用时，水钠潴留作用更加明显。

⑦苯妥英钠：阿司匹林、保泰松、抗炎松等可使苯妥英钠的药理作用和不良反应增强（蛋白结合部位置换作用）。苯磺唑酮、布洛芬可抑制苯妥英代谢，使血药浓度升高。

⑧巴比妥类：可使保泰松、阿司匹林、布洛芬等代谢增快，作用减弱。另外，保泰松等可抑制巴比妥类代谢，使其血药浓度升高，作用增强。

⑨酰胺咪嗪：与阿司匹林等联用时，可使酰胺咪嗪代谢减慢，作用增强，并可出现严重的不良反应。

⑩维拉帕米（异搏定）：苯磺唑酮可使其代谢增强，作用减弱（药酶诱导作用）。

⑪地高辛：保泰松的酶诱导作用可使其代谢增快，作用减弱。

⑫口服降糖药：保泰松、阿司匹林、苯磺唑酮、抗炎松等可使其降糖作用增强，易引起低血糖反应（蛋白结合部位置换作用或酶抑制作用）。此外，水杨酸盐本身也有降糖作用。

⑬磺胺类药物：与保泰松、阿司匹林等联用时，血药浓度升高，药理作用及毒副反应均增强（蛋白结合部位置换作用）。

⑭青霉素类：与非甾体类抗炎药联用时，两药的排泄均减慢，血药浓度升高，作用增强。

⑮异烟肼：阿司匹林可使其胃肠吸收减少，疗效减弱。

⑯对氨基水杨酸钠：阿司匹林可使游离态的对氨水杨酸增多，加重毒性反应，故两药不宜联用。

⑰氢氯噻嗪：非甾体类抗炎药可减少肾小管对氢氯噻嗪的分泌，使其作用增强（消炎痛例外）。

⑱袢利尿剂：与消炎痛、异丁苯丙酸（布洛芬）、萘普生或舒林酸等联用时，利尿作用明显减弱（减少肾血流量），故不宜联用。呋塞米与阿司匹林联用时，两药的药效和毒性反应均增强（肾小管分泌部位竞争作用），故不宜联用。

⑲保钾利尿剂：阿司匹林可使安体舒通的作用减弱（醛固酮受体结合不佳），并使血中尿酸浓度升高。消炎痛与氨苯蝶啶联用可引起肾脏损害，故不宜联用。

⑳抗高血压药：大多数非甾体类抗炎药对血压正常者有轻度升压作用，也可部分或完全拮抗许多抗高血压药的作用。两类药物联用，大约有10%的患者发生明显的药物相互作用，在老年人、黑人及低肾素活性的高血压患者中这种危险性最大。非甾体类抗炎药可阻断噻嗪类袢利尿剂、α和β受体阻滞剂以及血管紧张素转换酶抑制剂的抗高血压作用。但与α受体激动剂或钙通道阻滞剂未见相互作用。

㉑甲氨蝶呤：与非甾体类抗炎药联用时，其血药浓度明显升高，毒性增大。

㉒维生素A类的药物：可拮抗非甾体类抗炎药的作用，故两药不宜联用。

㉓维生素C：阿司匹林可影响维生素C的生物利用率，长期服用阿司匹林的患者应补充维生素C。

㉔乙醇：与非甾体类抗炎药同服可加重对胃黏膜的刺激，诱发或加重消化道溃疡。

㉕消胆胺：可使保泰松吸收减少，疗效降低。

㉖丙咪嗪、甲状腺素：与阿司匹林联用时，其药理作用及不良反应增强。

㉗喹诺酮类抗菌药：与布洛芬联用可诱发惊厥。

㉘氨茶碱：保泰松可使氨茶碱代谢加快，作用减弱（酶诱导作用）。

㉙氯化钠：保泰松可抑制钠和氯离子排泄，可致高血压和水肿等不良反应，故服用保泰松应忌高盐饮食。

㉚丙磺舒：可抑制葡萄糖醛酸酯类从肾排泄，故可使萘普生、布洛芬、消炎痛、氯咔唑丙酸等在血浆内蓄积，加重不良反应。

（2）甲氨蝶呤（MTX）

①萘普生：可使 MTX 血药浓度提高达 2 倍，联用时发生 MTX 中毒反应。

②水杨酸钠、保泰松、苯妥英钠、磺胺类、丙磺舒、双氯芬酸、布洛芬、四环素类、氯霉素：可降低甲氨蝶呤排泄或置换蛋白结合位置，使血药浓度升高达 1～3 倍，易发生甲氨蝶呤中毒。

③依曲替酯：与甲氨蝶呤联用可治疗银屑病，但易发生严重的中毒性肝炎。

④氨苯砜：与甲氨蝶呤联用易发生严重的中毒反应。

⑤口服不吸收的抗生素（如新霉素等）：可减少甲氨蝶呤的口服吸收达30%，降低生物利用度。

⑥糖皮质激素：可使甲氨蝶呤血药水平升高，加重毒性反应，故两药联用应减少甲氨蝶呤的用量。两药长期联用可引起膀胱移行细胞癌，应定期尿检查。

⑦骨髓抑制剂（金制剂、青霉胺、保泰松等）：与甲氨蝶呤联用可加重骨髓抑制。

⑧甲氨蝶呤与下列药物注射剂存在配伍禁忌：阿糖胞苷、5－氟尿嘧啶、氢化泼尼松磷酸钠。

⑨巴比妥类：可能加重甲氨蝶呤引起的脱发。

⑩氧化亚氮：可加重甲氨蝶呤引起的口腔炎和其他毒性作用。

⑪青霉素：可使甲氨蝶呤的肾脏排出量明显减少，有发生甲氨蝶呤中毒的危险。

⑫先锋霉素、氢化可的松：在正常血药浓度下均能使细胞内摄入甲氨蝶呤量减少，降低疗效。

⑬争光霉素、卡那霉素、羟基脲、甲基泼尼松龙、青霉素 G、6－巯基嘌呤：均可减少靶细胞对甲氨蝶呤的摄取，降低疗效。

⑭阿糖胞苷：与甲氨蝶呤联用可降低疗效。先用甲氨蝶呤、后用阿糖胞苷能使甲氨蝶呤的吸收光谱发生变化，而产生拮抗作用。

⑮乙醇：可增强甲氨蝶呤对肝脏的毒性，诱发肝硬化，并抑制中枢神经易导致昏迷。机制：两药联用可干扰胆碱合成。

⑯华法林：甲氨蝶呤可减少凝血酶原在肝内的合成，故可加强华法林的抗凝作用。

⑰消炎痛、优洛芬：抑制肾内前列腺素合成，使肾内血流量减少，从而导致甲氨蝶呤的排出率降低，毒性反应增强。两药联用可引起致命性急性肾功能衰竭。

⑱泼尼松龙磷酸钠：与甲氨蝶呤配伍可使两药的吸收光谱均发生变化，属于物理性配伍禁忌。

⑲保泰松、水杨酸类药物：可增强甲氨蝶呤的毒性。机制：保泰松可置换与血浆蛋白结合的甲氨蝶呤，并抑制其经肾脏的排泄。

⑳顺铂：是肾毒性药物，可降低甲氨蝶呤清除率，该作用与顺铂的累积剂量有关。

㉑骨髓毒性药物：与甲氨蝶呤联用可进一步抑制骨髓。若大剂量使用甲氨蝶呤，在4～24 小时静脉注射或口服亚叶酸钙，可防止发生严重骨髓抑制。

㉒食物：可减少甲氨蝶呤和美法仑的吸收。

㉓胺碘酮：可能加重甲氨蝶呤的毒性反应。

㉔考来烯胺：可使静脉输注的甲氨蝶呤血药浓度降低。

㉕利尿药：与甲氨蝶呤联用可加重骨髓抑制。

㉖5－氟尿嘧啶：与甲氨蝶呤联用可降低细胞毒作用。

第五章　骨质疏松症

【概述】

骨质疏松症是以骨量降低、骨结构失常、骨骼脆性增加，易于发生骨折的全身骨骼疾病，分为 I 型（即绝经后骨质疏松症）和 II 型（即老年性骨质疏松症）。随着人口老龄化，原发性骨质疏松症的发病率呈上升趋势，目前全世界大约有 2 亿人患有骨质疏松症，大多数为中老年人，尤以绝经后妇女为常见。原发性骨质疏松症已不仅是一个严重威胁人类健康、影响老年人生活质量的医疗问题，也是一个公共卫生和社会问题。

1. 病因

骨质疏松症的具体病因尚未完全明确，一般认为与以下因素有关。

（1）内分泌因素：女性患者由于雌激素缺乏造成骨质疏松，男性则由性功能减退所致的睾酮水平下降所引起。骨质疏松症在绝经后妇女特别多见，卵巢早衰则使骨质疏松提前出现，提示雌激素减少是发生骨质疏松的重要因素。

一般来说，老年人存在肾功能生理性减退，表现为活性维生素 D 生成减少，血钙降低，进而刺激甲状旁腺激素分泌，故多数学者报道血中甲状旁腺激素浓度常随年龄增加而增加，增加幅度可达30%甚至更高。一般认为老年人的骨质疏松和甲状旁腺功能亢进有关。

有研究显示各年龄组女性的血降钙素水平较男性低，绝经后妇女的血降钙素水平比绝经期妇女低，因此认为血降钙素水平的降低可能是女性易患骨质疏松的原因之一。

（2）遗传因素：骨质疏松症以白人尤其是北欧人种多见，其次为亚洲人，而黑人少见。骨密度为诊断骨质疏松症的重要指标，骨密度值主要决定于遗传因素，其次受环境因素的影响。

（3）营养因素：已经发现青少年时钙的摄入与成年时的骨量直接相关。钙的缺乏导致 PTH 分泌和骨吸收增加，低钙饮食者易发生骨质疏松。维生素 D 的缺乏导致骨基质的矿化受损，可出现骨质软化症。长期蛋白质缺乏造成骨基质蛋白合成不足，导致新骨生成落后，如同时有钙缺乏，骨质疏松则加快出现。维生素 C 是骨基质羟脯氨酸合成中不可缺少的营养素，能保持骨基质的正常生长和维持骨细胞产生足量的碱性磷酸酶，如缺乏维生素 C 则可使骨基质合成减少。

（4）废用因素：肌肉对骨组织产生机械力的影响，肌肉发达，骨骼强壮，则骨密度值高。由于老年人活动减少，使肌肉强度减弱，机械刺激少，骨量减少，同时肌肉强度的减弱和协调障碍使老年人较易摔跤，伴有骨量减少时则易发生骨折。老年人患有脑卒中等疾病后长期卧床不活动，因废用因素导致骨量丢失，容易出现骨质疏松。

（5）药物及疾病：抗惊厥药，如苯妥英钠、苯巴比妥以及卡马西平，引起治疗相关的维生素D缺乏，以及肠道钙的吸收障碍，并且继发甲状旁腺功能亢进。过度使用包括铝制剂在内的制酸剂，能抑制磷酸盐的吸收以及导致骨矿物质的分解。糖皮质激素能直接抑制骨形成，降低肠道对钙的吸收，增加肾脏对钙的排泄，继发甲状旁腺功能障碍，影响性激素的产生。长期使用肝素会出现骨质疏松，其具体机制未明。化疗药，如环孢素A，已证明能增加啮齿类动物的骨更新。

肿瘤，尤其是多发性骨髓瘤的肿瘤细胞产生的细胞因子能激活破骨细胞，以及儿童或青少年的白血病和淋巴瘤，后者的骨质疏松常是局限性的。胃肠道疾病，例如炎性肠病导致吸收不良和进食障碍；神经性厌食症导致快速的体重下降以及营养不良，并与无月经有关。珠蛋白生成障碍性贫血，源于骨髓过度增生以及骨小梁连接处变薄，这类患者中还会出现继发性性腺功能减退症。

（6）其他因素：酗酒对骨有直接毒性作用。吸烟能增加肝脏对雌激素的代谢以及对骨的直接作用，另外还能造成体重下降并致提前绝经。长期的大强度运动可导致特发性骨质疏松症。

2. 临床表现

本病系逐渐发病，大部分患者往往无症状或临床表现轻微。局限性腰背疼痛是原发性骨质疏松症最常见的临床症状，部分患者也可出现类似肋间神经痛的带状痛、四肢放射痛。身高缩短、驼背是另一类主诉，身长可短缩 > 10cm。骨质疏松程度较轻时常无症状，往往偶由摄X线片发现椎体压缩骨折。

体格检查的重点：①腰背部畸形：胸腰椎不同部位继发疏松性骨折，可出现圆背、凹圆背、驼背、平背、凹背等腰背部畸形。②腰背部叩击痛：原发性骨质疏松症引起多发性鱼尾状或楔形变，腰背部叩击痛广泛；如合并新鲜压缩骨折，腰背部叩击痛局限于骨折处；局限于上位胸椎或下位腰椎的叩击痛，多为转移性骨肿瘤或多发性骨髓瘤。③指（趾）甲变脆、变软、易裂：可能是维生素D缺乏引起钙吸收减少，指（趾）甲脱钙的表现。

3. 辅助检查

（1）骨密度检测：双能X线吸收骨密度检测法以其准确度和精确度高、辐射剂量低、检查时间短等优点被广泛应用于临床。DEXA检测的部位主要是腰段脊柱和髋部。骨密度测定报告包括直接测定值、T值和Z值。T值是指骨密度距离正常青年成人平均峰值的标准差，Z值是骨密度检测值距离同年龄组均值的标准差，此两者是综合分析指标，具有诊断价值。

中国老年医学学会1999年制定的国人原发性骨质疏松症建议诊断标准如下：①骨质正常：骨密度比同性别年轻成年人的平均值低于1.0个标准差以内（t值 ≥ -1.0）。②骨质减少：骨密度比同性别年轻成年人的平均值低于2.0个标准差以内（-1.0 > t值 ≥ -2.0）。③骨质疏松：骨密度比同性别年轻成人的平均值低于2.0个标准差以上（t值 ≤ -2.0）。④重度骨质疏松：骨密度比同性别年轻成年人的平均值低于2.0个标准差以内（t值≤−2.0），并伴有疏松性骨折。

（2）X线检查：胸、腰椎正侧位X线检查对骨量减少不敏感，只有骨量丢失超过30%～50%时，才能观察到骨质疏松的征象，因而对原发性骨质疏松症的早期诊断帮助不大，但在发现临床症状不典型的椎体骨折和与其他骨病相鉴别仍具有一定的临床价值。

（3）体液生化检查

①与骨矿有关的生化检查，如血钙、磷、镁和尿钙、磷、镁。

②与骨转换有关的生化检查：骨形成的常用指标是血清总碱性磷酸酶或骨特异性碱性磷酸酶、骨钙素，骨吸收的常用指标是吡啶交联物、羟赖氨酸糖苷。

（4）其他检查：心电图、肝和肾功能、血糖、血脂等项目的检测有利于患者合并疾病的诊断和药物的应用。

【饮食宜忌】

1. 饮食宜进

（1）饮食原则

①合理营养，科学配餐：在原发性骨质疏松症的治疗方面，合理营养可以作为药物疗法的辅助措施。主食应以米、面、杂粮为主，做到品种多样、粗细搭配。可以以发酵面粉制成的面包为主食，因为酵母细胞能合成植酸酶，所以在发酵过程中，全麦面粉中的植酸可被水解而破坏，从而避免对钙、磷、锌吸收的影响。有人主张面食中加一些黑麦，以保护和增加钙的吸收。因为黑麦中含有较多的植酸酶，它可以阻止植酸与钙的结合，从而减少钙的损失，有利于调整膳食中的钙磷比例。

副食应多吃富含钙的食物，如牛奶、奶制品、虾皮、豆类、海藻类和芝麻酱等。植物类食物，应以绿叶菜、花菜类等为主。

②保证钙的摄入：老年人的消化道对钙的吸收能力下降，血钙水平下降，刺激甲状腺分泌增加，加速骨质丢失，适时补钙有利于减少老年人的骨质丢失。充足的钙摄入是一种对抗骨量吸收的因素，每日1000mg钙的摄入量，可以增加消化道对钙的吸收，减少甲状旁腺的分泌，延缓椎骨和四肢骨的骨量丢失。补充钙量不宜过大，24小时尿钙应低于300mg。钙的主要来源为食物，从食物中摄取的钙不足时，可服用钙剂。

③补充维生素D：服用维生素D能增强肠道对钙的吸收，并使之沉淀骨化，使骨质坚实。因此，骨质疏松症的患者宜适量补充维生素D，并多晒太阳。

④适量补充氟：用氟化物治疗骨科疾病是近十年的尝试，美国等一些国家开始探索用氟化物来防治骨质疏松症。饮用水中含微量氟化物，有助于防治骨质疏松症。饮用一定量含氟水的居民，其发生骨盆骨折的数量较另一组居民少一半；饮用含氟水长达5～10年的70岁以下女性，其骨骼的坚固性较没有饮用含氟水者的明显增强。因此，有学者认为，患骨质疏松症的患者宜适量补充氟。

⑤含锰的食物：骨质疏松症的原因之一是缺锰。因此，骨质疏松症的患者，在补足维生素D、钙等的同时，也应适当多吃些含锰较高的食物，如红茶、绿茶、黑芝麻、

榛子、河蚌等。

（2）药膳食疗方

①黄豆猪骨汤：黄豆250g，猪骨1000g，加水5000mL慢火炖熟，加入姜、盐等调味品即可。适用于骨质疏松症早期腰背疼痛者。

②羊骨大枣汤：羊骨500g，大枣150g。先将羊骨砸烂，加入水，慢火煮约1小时，加入大枣煮约20分钟即可。饮汤，可佐餐。本汤有强筋健胃、培补脾胃之功。适用于老年人骨质疏松症。

③楂枣莲苡粥：山楂50g，大枣50g，莲子30g，薏苡仁100g。上四味加水煎取浓汁，去渣后加入粳米、冰糖文火煮粥。可频服或顿服。适用于骨症疏松症属脾气虚弱，症见胃脘不适、纳呆、饮食不馨、恶心呕吐者。

④何首乌粥：何首乌30g，加水1500mL，煎取浓汁，加入龙眼肉10g、粳米100g、大枣7枚、冰糖适量，文火煲成粥。本方有滋肝补肾、益气养血之功，适用于骨质疏松症后期肝肾亏损、气血亏虚而见腰膝酸软乏力、爪甲不荣者。

⑤海带饮：海带9g，洗净后开水冲泡，代茶饮。适用于骨质疏松症后期出现骨质增生者。

⑥黄芪茯苓猪骨汤：黄芪30g，土茯苓6g，猪骨500g。将猪骨洗净，砸碎，与黄芪、土茯苓一起放入砂锅内，加清水适量，先用武火煮沸，再改用文火煲2个小时，加入调料。本汤具有补肾强腰、健脾益气之功。适用于骨质疏松症见有腰膝疼痛、四肢乏力、纳呆、小便不利、甚见浮肿者。

（3）饮食营养预防：人体需要的营养素与骨质疏松症密切相关的主要是钙、磷、维生素D、蛋白质。营养素与骨质疏松症两者之间通过骨量作为联合点，虽然营养素对骨量的影响<10%，但其作为可控因素，通过合理的营养可使机体得到最大峰值骨量。峰值骨量对骨密度的影响大于骨丢失的速度。

1）钙对骨质疏松症的预防

①避免高钠、高蛋白饮食：高钠饮食会使钠的重吸收增加，尿的钙排出增加，一般膳食需氯化钠6g/d。

②从胎儿、婴儿期开始重视钙的摄入：胎儿、婴儿期要保证充足的钙摄入，以获得最佳峰值骨量。孕妇、乳母的钙摄入为1000~1500mg/d，更利于胎儿、婴儿发育。

③选择含钙量高的食物：包括芝麻酱、虾皮、海米、海带、牛奶、豆制品和奶酪等。100mL牛奶含120mg左右的钙，如为牛奶蛋白过敏或乳糖不耐受者，可供给豆奶。睡前饮一杯牛奶或豆奶，可减少夜间的骨吸收。

④多吃含维生素D、维生素A丰富的食物：维生素D可促进钙吸收。鱼肝油、沙丁鱼罐头、蛋黄、鲮鱼、鲢鱼、鸡肝中含维生素D较多。维生素A参与骨有机质胶原和黏多糖的合成，有利于骨骼钙化。动物肝脏、蛋黄、鱼肝油与红、黄、绿叶蔬菜中含丰富的胡萝卜素，可在肝脏转变为维生素A。

⑤养成良好的生活习惯：足够适量的运动、多晒太阳，有利于钙的吸收。

⑥避免过度吸烟，避免过度饮用酒类、咖啡、可口可乐等。

2）磷对骨质疏松症的预防：人体内 4/5 的磷储存于骨骼和牙齿中，其余 1/5 以有机磷的形式储存于软组织和体液中。血浆和细胞外液中磷的浓度是骨矿物质形成和吸收的重要因素。磷缺乏，可影响骨矿沉积，从而导致骨丢失。但正常饮食下不存在磷供给不足的问题，仅在长期服用不吸收的抗酸制剂（如氧化铝凝胶）时才会引起肠道磷吸收的减少。因此，我国营养素的日推荐量没有规定磷的供给量，实际上膳食中供给的磷往往超标。

高磷摄入虽然能减少尿钙排出，但高磷低钙可使血清甲状旁腺素（PTH）持续升高。

磷酸类软饮料（如可乐）中添加的磷和咖啡因，可能影响骨质。Wyshak 等于 1994 年的调查表明，女性骨折的发生率与可乐饮料的饮用量呈正相关，与钙的摄入呈负相关。

过去，营养学家很强调钙磷比值在 1:1 ~ 1:2，这主要是根据骨骼中钙磷相对原子质量（分子量）比为 1.6:1。近年来国外文献报道，钙磷比值（0.08 ~ 2.4）:1，对成人钙吸收和钙平衡没有影响，但鉴于高磷低钙可引起继发性甲状旁腺功能亢进，导致钙调节激素紊乱，可能影响最佳峰值骨量的获得和加速骨丢失，故仍应增加钙摄入，限制高磷摄入，保持适量的钙磷比例，尤其是改善嗜饮磷含量高的碳酸饮料的习惯，对预防骨质疏松是有益的。

3）维生素 D 对骨质疏松的预防：维生素 D 对骨代谢的影响具有双向性，一方面维生素 D 通过促进肠道钙吸收来促进新骨钙化；另一方面，在甲状旁腺激素的协同作用下使骨吸收作用加强，促进钙盐由骨中游离出来，从而保持骨盐代谢的平衡。但是，上述机制尚未完全清楚。通过增加日照或行日光浴，可促进人体内源性维生素 D 的合成。对 65 岁以上的老年人而言，由于肾功能的减退，血中活性维生素 D 的浓度较年轻人降低 40% 左右。所以，老年人适量补充维生素 D 有利于预防骨质疏松。

4）蛋白质对骨质疏松的预防：蛋白质缺乏时骨胶原和骨矿含量减少，骨强度降低。Bonjour 等发现，低蛋白引起骨量减少可能与肝脏中胰岛素样生长因子（IGF-1）产生不足有关。Orwoll 观察到人血清白蛋白随年龄增大而降低。他认为，蛋白代谢的改变与老年人的骨量减少有关。蛋白质缺乏到何种程度才会影响到骨量还需进一步研究。

高蛋白质的摄入使尿钙持续增加，最终导致负钙平衡，且不能被增加钙摄入而纠正。Kerstetter 等 1995 年总结了 19 项研究发现，低蛋白（25 ~ 74g/d）和钙摄入 500 ~ 1400mg/d 能保持钙平衡；蛋白质摄入 >75g/d，即使钙摄入达 600 ~ 1400mg/d，钙仍为负平衡；当蛋白质摄入 >175g/d 时，尿钙排泄与其成直线相关。此外，膳食中含硫氨基酸代谢所产生的硫酸根离子与钙结合，可使肾小管对钙的重吸收减少。A - below 1992 年报道，16 个国家和地区的 34 个独立研究机构对 50 ~ 85 岁妇女累积的髋骨骨折发生率与动物蛋白摄入量进行相关性分析，发现两者呈正相关。

上述结果提示，高蛋白摄入很可能是骨质疏松的危险因素。从预防的角度看，避免蛋白摄入过量是明智的。

5）其他营养素对骨质疏松的预防

①维生素 K：植物中的维生素 K 称叶绿醌，即维生素 K_1；细菌中的维生素 K 称甲萘醌，即维生素 K_2，动物组织中两者均有。骨的有机质中 20% 为骨钙素。骨钙素是由 48～57 个氨基酸残基组成的低相对原子质量（分子量）的蛋白质，其分子中 3 个谷氨酸残基在羧化酶（维生素 K 是其辅酶）的作用下，羧化为 γ-羧化谷氨酸，可与羟磷灰石中的钙离子结合。如缺乏维生素 K 或服用维生素 K 拮抗剂（如华法林钠）时，谷氨酸残基羧化受影响，因而与钙的结合力降低，影响骨骼的正常矿化。

老年骨质疏松症患者血中骨钙素水平增高，这是缘于部分谷氨酸残基未羧化，与钙结合力降低，不能沉积在骨组织中之故。给予维生素 K 后，增加骨钙素合成与分泌，可改善这一状态，从而抑制骨吸收，促进骨形成，减少骨丢失。

深绿色蔬菜是维生素 K 的主要食物来源，如菠菜、萝卜缨等。维生素 K 的吸收依赖于胆盐，当患有肝、胆疾病伴脂肪吸收不良时，口服维生素 K 效果不良。每日给维生素 K 1～2mg，连用 2～4 周，可使钙、磷由负平衡转向正平衡。美国《食物与营养百科全书》日推荐量中根据维持正常凝血时间，推荐成年男女每日维生素 K 的供给量为 80μg 和 65μg，但尚不足以维持骨骼健康。其合理剂量尚待进一步研究。此外，也要防止维生素 K 的毒性反应，如贫血、红细胞增多症、脾肿大和肝肾功能损害等。

②钠、钾：高钠饮食可使尿钠增加、肾小球对钙的滤过率增加并抑制肾小管对钙的重吸收，结果血钙降低，血甲状旁腺激素分泌增加，骨吸收增强，导致骨密度降低。一般每日食盐量 6g 为宜。钾的作用与钠相反。

③铜、锰、锌：铜是骨质中赖氨酰氧化酶的辅酶，锰是骨基质中硫酸软骨素合成过程中糖基转移酶的辅酶。锰、铜元素缺乏，可使骨结构和功能异常，从而影响骨盐沉积，致骨形成作用减弱，导致骨质疏松。锌是体内许多酶的辅酶。锌缺乏，不但影响成骨细胞增殖、分化，还可使其数量减少、活性降低；而且锌是碱性磷酸酶和碳酸酐酶的辅助因子，当这两种酶活性降低时会影响骨盐沉积。此外，锌缺乏还使骨质中氨基多糖代谢发生障碍，进一步使骨矿化受阻，其结果为骨质疏松。适量补充铜、锰、锌对预防骨质疏松大有裨益。

④氟：氟通过激活环腺苷酸活性，提高细胞内环腺苷酸水平，增加胞浆内钙离子浓度，稳定骨矿系统，降低骨矿溶解度，抑制骨吸收，促进骨细胞增殖。氟缺乏时，成骨细胞活性降低，磷灰石溶解性增强，导致骨质疏松。氟过量时使骨组织中磷灰石结晶结构破坏，力学性能降低，并产生异位钙化。用氟化钠治疗骨质疏松症 30 余年的历史表明，血氟水平在 95～195μg/mL 范围内对骨密度是有益的。

⑤镉、铝、铅：这些有毒重金属通过影响成骨细胞活性、酶的活力、钙吸收及骨矿化等多种方式导致骨质疏松。保护环境、防止食物污染是预防骨质疏松症的又一重要途径。

2. 饮食禁忌

（1）忌食不易消化的食物：骨质疏松症患者脾胃消化功能欠佳，脾气亏虚，胃腐熟水谷的功能下降，故不宜食用高粱面等不易消化的食物。

（2）忌偏食：各类营养物的供给应平衡，如骨质疏松患者不仅仅缺乏维生素 D，而且亦有可能缺乏维生素 B$_6$、维生素 B$_{12}$、维生素 K 等，而这些物质的缺乏也增加了骨质疏松症的发生率。

（3）忌辛辣油腻之品：辛辣之品性热属阳，进入体内易助热生火，耗伤津，从而加重病情，故当忌食辣椒、芥末之类。油腻过重易助长湿热，湿热蕴阻脾胃，其运化功能受影响，不利于疾病的恢复，故忌肥肉等油腻之品。

（4）忌高盐饮食：饮食过咸，盐的摄入过多，食盐中的某些成分会与钙结合成不溶性化合物，而妨碍钙的吸收；吃盐多也会增加钙的流失，促发或加重本病。

（5）忌吃糖过多：过多食用砂糖、糖果、点心、水果等食物，摄入糖分过多，也会影响钙的吸收，使机体缺钙，从而加重本病病情。

（6）忌过食高蛋白的食物：多吃瘦肉、鸡蛋、牛奶、豆腐等高蛋白食物，使摄入蛋白质过多，会增加体内钙的流失，促发或加重骨质疏松症。

（7）忌喝咖啡：嗜喝咖啡者较不喝者易致钙流失。其原因可能是咖啡中所含的咖啡因有利尿作用，能加速钙盐的排泄。故本病患者忌喝咖啡，以利于疾病的治疗。

【药物宜忌】

1. 西医治疗

骨质疏松症的治疗药物，可根据作用机制分为骨吸收抑制剂和骨形成促进剂，前者如雌激素、雌激素受体调节剂、降钙素、异丙氧黄酮、活性维生素 D$_3$ 和二膦酸盐等；后者如甲状旁腺激素、氟化物、雄激素类及生长激素等。

（1）钙剂：钙为正常骨骼生长发育所必需，钙摄入不足，会降低骨皮质峰值，并使成年人骨丢失增加，补充钙剂能降低骨皮质和骨小梁中骨的丢失。目前虽无明确证据表明单纯补钙就能降低骨折的发生，但补钙至少应作为骨质疏松症的辅助治疗。凡骨质疏松症的患者均应适当补钙，剂量（按钙元素）1～2g/d。常用的钙剂有乳酸钙、氯化钙、碳酸钙等。以碳酸钙最佳，含元素钙最高（约40%），且吸收好（39%）。当前市场上，从价格、元素钙含量及重金属含量少相比，以钙尔奇 D（复方碳酸钙）及迪巧（碳酸钙维生素 D 咀嚼片）最好。

（2）维生素 D 类：老年性骨质疏松症往往是由于活性维生素 D 合成障碍导致维生素 D 缺乏，使骨量丢失。维生素 D 能增强肠道对钙和磷的吸收，抑制甲状旁腺激素的分泌，促进骨细胞分化，增加骨量。临床常用的有阿法骨化醇和骨化三醇（罗盖全）。由于这两类制剂均可引起高钙血症和高钙尿症，且发生率较高，故应定期监测血清钙和肌酐水平，以防中毒。阿法迪三，0.25～1μg/d，服用后经肝 25‑羟化酶起作用。骨化三醇，0.25～1μg/d，使用后直接发挥作用，适用于肝、肾功能不良者，用药时应摄入足够的元素钙。

（3）雌激素替代治疗：雌激素为防止妇女绝经期后骨丢失的首选药物，主要通过抑制骨吸收及再建骨代谢平衡而发挥作用。单独使用雌激素有可能患乳腺癌和子宫内膜癌，故应使用最低有效剂量并辅以适当的孕激素。

①孕马雌酮（倍美力）：口服，每次 0.3 ~ 0.625mg，1 次/日，1 个月为 1 个周期，最后 10 ~ 14 天连服甲羟孕酮（安宫黄体酮）5mg/d，每 3 ~ 6 个月用 7 ~ 10 天。

②长效雌激素：国产尼尔雌醇（戊炔雌三醇，维尼安）1 ~ 2mg/次，1 次/2 周，服用 6 次后联合应用甲羟孕酮 6 ~ 10mg/d，每 3 ~ 6 个月用 7 ~ 10 天。如停药后不发生子宫出血，则可延长服至 12 次后（即 6 个月）加服安宫黄体酮。

③替勃龙（利维爱）：具有雌、雄、孕激素作用，口服 1.25 ~ 2.5mg/d。隔天 1 次交替应用炔雌醇（乙炔雌二醇）50μg 和甲羟孕酮 2mg。

④经皮用药：雌二醇贴剂，每 24h 释放雌二醇 50 ~ 100μg 的贴剂贴于臀部或腹部皮肤上，每周更换 1 ~ 2 次，用 3 周后改服安宫黄体酮 10mg/d，10 天，待出血停止后重复用贴剂。17β - 雌二醇（爱斯妥）2mg 贴于臀腹部。

⑤雌二醇胶剂：每 100g 中含雌二醇 60mg，沐浴后（早或晚）取 2.5g 均匀涂于上肢及肩部皮肤，于 2 ~ 3 分钟后干燥，不留油迹或气味，每月用 25 天，后 12 天加用孕激素。优点是接触皮肤面积大，可避免局部皮肤厚度和附属器官密度的影响，吸收良好。

（4）选择性雌激素受体调节剂：选择性雌激素受体调节剂（SERM）的应用为治疗骨质疏松症开拓了一条新的有效治疗途径。已经证实，雷洛昔芬对预防和治疗骨质疏松有效。其对骨骼表现为雌激素样作用，而对骨骼外系统如乳房、子宫，则表现为雌激素拮抗作用。一项多中心评价报道，该药能够显著降低骨质疏松症性椎体骨折，并能够显著增加腰椎和股骨颈骨密度。然而研究也发现该药对椎体外骨折的预防作用与安慰组无显著性差异。该药的骨骼外效应包括降低低密度脂蛋白（LDL），降低绝经后妇女冠心病的危险性，降低雌激素受体阳性乳腺癌的发生率。雷洛昔芬剂量每日 30mg、60mg 或 150mg；他莫昔芬每日 20mg。

（5）降钙素：降钙素是由 32 个氨基酸组成的多肽，通过破骨细胞的受体抑制其活性，使骨中钙的释放减少，同时不断地摄入血浆中的钙，使血钙下降，达到抑制骨自溶的目的。有注射剂和鼻用制剂两种，如瑞士产的密钙息注射剂及鼻喷剂，日本产的易钙宁注射剂。因其价格昂贵，无口服制剂，一般骨质疏松症患者难半将其作为首选。

（6）二膦酸盐类：二膦酸盐类是 20 世纪 80 年代开始用于临床的新型骨吸收抑制剂。目前已有羟乙膦酸盐（依替膦酸盐）、氯屈膦酸盐（骨膦）、帕米膦酸盐、阿仑膦酸盐（阿屈膦酸盐）、替鲁膦酸盐及利塞膦酸盐等品种。阿仑膦酸盐尤其适用于绝经后妇女的骨质疏松症，其对骨的增重作用类似于雌激素，优于降钙素，能明显增加骨密度，降低骨折发生率，口服有效，作用持久，具有良好的耐受性和较高的安全性。为了有利于药物吸收，并减少对食管的刺激，应空腹服用，并饮温开水 500 ~ 1000mL，半小时后方可进食。应避免与钙剂同服。

（7）氟化物：氟化物是传统防治骨质疏松症的药物，直接作用于成骨细胞刺激骨形成。由于氟化钠对胃肠道的不良反应，故临床上极少应用。近年来有报道，用蜡包埋的缓释氟化钠在胃中缓慢释放，限制其转化为氢氟酸，使血清氟化钠浓度维持在有效治疗范围内（95 ~ 190mg/mL），可增加正常骨生成。目前临床上应用的氟化物还有单氟磷酸钙（特乐定），系由葡萄糖酸钙、枸橼酸钙及单氟磷酸谷氨酰胺组成，不良反应较少，是防治骨质疏松症的有效药物。

（8）异丙氧黄酮：异丙氧黄酮为合成的异黄酮衍生物，通过调节细胞内钙活动而抑制破骨细胞活性，同时对成骨细胞的增生有轻度刺激作用。剂量为每日 600mg，分 3 次口服。有证据表明，它对绝经期后妇女的骨量有益处，但其抗骨折的功效尚未得到确立。

（9）类固醇类化合物：此类化合物包括诺龙、司坦唑醇和睾酮，可能有抗骨吸收作用。骨细胞上有雄激素受体，支持此类药物对骨有直接作用。睾酮对治疗男性性功能减退的骨质疏松症有效，另两种则由于其不良反应（包括男性化、钠潴留和水肿以及肝功能障碍）使临床应用受到限制。

（10）甲状旁腺激素：甲状旁腺激素是由甲状旁腺分泌的含 84 个氨基酸的单链激素，对骨的作用是多方面的：①增加破骨细胞的数目及活力，促进骨吸收，释放钙、磷入血。②增加成骨细胞的数目，并促进成骨细胞释放骨生长因子，促进骨形成，被认为是刺激骨形成的有效药物。目前其作用机制、给药方式及药物相互作用正在进一步研究中。

（11）锶盐：最近的研究表明，低剂量锶盐可降低骨吸收、维持较高的骨形成率及促进骨的合成和代谢，是一类治疗骨质疏松症有前途的药物。目前国外已经完成的为期 2 年的双盲研究结果显示，该药具有良好的预防骨折和增加骨密度的作用。其他微量元素，如铜、锌、硅等对骨骼也有积极的作用。

2. 中医治疗

（1）中医辨证治疗

①肾虚髓亏

主症：腰脊疼痛，酸软乏力，脊背叩击痛或压痛，不能持重，下肢痿软无力，眩晕耳鸣，舌质偏红或淡，脉沉细或细。

治法：益肾填髓，壮骨强筋。

方药：起痿丹加减。

菟丝子 12g，肉苁蓉 12g，川萆薢 12g，补骨脂 12g，葫芦巴 9g，沙蒺藜 9g，川杜仲 9g，防风 6g，枸杞 9g，杜仲 9g，木瓜 9g。

②脾胃虚弱

主症：腰脊疼痛，肌肉枯萎瘦削，神疲倦怠，肢体痿软无力，食少便溏，或久泄不止，虚浮无华，心悸失眠，甚至肢冷畏寒，舌质淡，脉细弱无力。

治法：补益脾胃。

方药：参苓白术散加减。

党参 12g，茯苓 9g，白术 9g，扁豆 12g，山药 15g，薏苡仁 12g，补骨脂 9g，木香 3g，牛膝 12g，萆薢 9g，杜仲 12g。

③气虚血瘀

主症：腰脊疼痛，足跟作痛，神疲倦怠，腰背痛喜揉按，肢体痿软无力，面色虚浮无华，心悸失眠，舌质淡紫，脉细弱无力。

治法：益气活血，化瘀通络。

方药：人参养营汤加减。

白芍 12g，白术 9g，熟地黄 6g，五味子 6g，云苓 12g，远志 3g，当归 6g，黄芪 12g，党参 9g，红花 9g，牛膝 9g，木香 3g。

④肝肾阴虚

主症：腰脊疼痛，酸软乏力，脊背叩痛或压痛，不能持重，下肢痿软无力，无心烦热，口干苦，舌质或偏红或淡，脉沉细或细。

治法：益肾填髓，壮骨强筋。

方药：知柏地黄汤加减。

知母 12g，黄柏 12g，熟地黄 9g，山药 9g，山茱萸 9g，泽泻 9g，茯苓 9g，川草薢 12g，沙苑子 9g，川杜仲 9g，枸杞 9g，杜仲 9g，木瓜 9g。

（2）验方

①骨松热敷方：防风、威灵仙、草乌、透骨草、续断、狗脊各100g，红花、川椒各60g。上药粉碎成细末，每次取50～100g用醋调成稀糊状，放入纱袋中，置于患处皮肤上，再用热水袋在药袋上热敷30分钟，每日1～2次。

②山药枸杞汤：淫羊藿、菟丝子、山药、黄芪、续断、狗脊各30g，枸杞、补骨脂、茯苓各15g，骨碎补10g。水煎，每日1剂，分2次服。

③当归丸：熟地黄、山茱萸、鹿角胶、龟甲胶各10g，山药12g，枸杞、菟丝子各15g，川牛膝9g。水煎，每日1剂，分2次服。

④壮骨益髓汤：熟地黄20g，仙灵脾15g，杜仲、黄精、山药、枸杞各12g，菟丝子、骨碎补、牛膝、茯苓、金樱子各10g，芡实8g，生甘草5g。水煎，每日1剂，分2次服。

⑤补肾健脾汤：杜仲、补骨脂、山药、丹参各15g，黄芪、枸杞各20g，黄精12g，牛膝10g。肾阴虚者，加墨旱莲、女贞子各30g；肾阳虚者，加仙灵脾、续断各30g；肾气虚者，加炒白术20g、太子参10g。水煎，每日1剂，分2次服，3个月为1个疗程。

3. 药物禁忌

（1）维生素 D

①抗惊厥药（苯妥英钠、苯巴比妥、扑痫酮等）：可加速维生素 D 和钙的代谢，导致骨软化（药酶诱导）；长期应用抗惊厥药的患者应适当补充维生素 D。

②轻泻剂（矿物油、酚酞等）：可影响维生素 D 的胃肠道吸收。

③新霉素、消胆胺：可减少维生素 D 的肠道吸收。

④抗酸药（氢氧化铝等）：可降低维生素 D 的肠道吸收。

⑤噻嗪类利尿药：与维生素 D 联用，可致高钙血症。

⑥糖皮质激素：可加速维生素 D 的代谢，降低维生素 D 的血药浓度。

⑦强心苷：维生素 D 促进钙吸收，可增强心肌对强心苷的敏感性。

（2）补维生素 D 适可而止：长期超量使用维生素 D 会引起中毒，可表现为食欲不振、消瘦、尿频，但尿量不多，甚至可致主动脉软组织钙化、各脏器或软组织钙化。

如孕妇过量使用可以引起胎儿血钙增高及出生后智力障碍、肾肺小动脉狭窄和高血压等。

（3）氯化钙、葡萄糖酸钙

①强心苷：与钙剂联用可增加不良反应，能兴奋心肌，易引起心律失常甚至心跳骤停。在血钙较低时缓慢口服补钙，有利于提高强心苷的作用，但应慎用。如必须使用，应适当并非减量应用或2小时以后应用。

②罗通定：氯化钙可拮抗罗通定的全身和外周镇痛作用。

③心得安：可抑制钙离子增加心肌收缩力的作用。

④溴苄胺：可抵制钙离子增加心肌收缩力的作用。

⑤异搏定：可拮抗钙离子的心肌收缩作用。

⑥枸橼酸钠：可与钙离子结合为钙盐，降低或完全消除抗凝作用。

⑦汉防己：钙剂可消除汉防己对抗强心苷的毒性作用。

⑧铃兰毒苷、北五加皮：均含强心苷，用药期间一般禁忌胃肠道外给予钙剂。

⑨不可配伍的药物：两性霉素B，头孢菌素类，扑尔敏，肾上腺素，碳酸氢钠，链霉素，四环素，妥布霉素。

（4）黄体酮：长期应用可引起子宫内膜萎缩、月经减少、乳房疼痛性肿胀。

（5）己烯雌酚

①氨苄西林：氨苄西林可影响己烯雌酚的吸收而导致己烯雌酚作用降低，故己烯雌酚不宜与氨苄西林合用。

②利福平：利福平能促进己烯雌酚的代谢灭活，从而减弱己烯雌酚的药效，故己烯雌酚不宜与利福平合用。

（6）骨质疏松症的疼痛以虚痛为主，故当忌用乳香、没药、参三七等活血力较强的止痛药物，当以补为主。使用该类药易耗伤气血，反而会加重病情。

第六章 其他疾病

一、肘管综合征

【概述】

肘管综合征系指尺神经在肘内侧的肘管内被卡压而引起的症状和体征。该综合征曾被称为迟发性尺神经炎。

1. 病因

任何使肘管容积相对或绝对减少的因素均可引起尺神经的卡压，出现肘管综合征。长期屈肘工作、枕肘睡眠、医源性因素等是本病的常见发病原因。另外，肘管综合征也可继发于肘部类风湿或风湿性关节炎的后期。

2. 临床表表

本病多见于中年人，尤以屈肘工作者如键盘操作人员、乐器演奏者、投掷运动员以及枕肘睡眠者等为好发人群。肘管综合征主要表现为肘内侧的疼痛和尺神经受损的症状。

疼痛位于肘内侧，为刺痛或酸痛，常放射至患肢远端和上臂内侧，环指、小指出现刺痛或灼痛。感觉障碍起先表现为尺侧 2 个手指的感觉过敏，随后感觉减退，最终发展到感觉丧失。手部活动不灵、抓捏无力是常见运动障碍的主要表现。病程较长者可出现手内在肌、小鱼际肌萎缩，形成"爪形手"。肱骨下端内侧尺神经沟处明显压痛。肘管附近尺神经的 Tinel 征阳性：叩击尺神经干可引起局部疼痛，并向环指、小指放射。

3. 辅助检查

（1）肌电图检查：表现为尺神经传导速度减慢、潜伏期延长，尺神经支配的肌肉有尺神经的自发电位出现。

（2）X 线检查：应将肘部的 X 线检查作为肘管综合征疑似及其确诊患者的常规检查，用以发现肘部的骨性改变。

【饮食宜忌】

1. 饮食宜进

（1）饮食原则：患者宜进食小米、玉米、花生等富含维生素和矿物质的粗粮，并应适当补充肉、蛋、牛奶等富含蛋白质的食物，蔬菜则以菠菜、大头菜、胡萝卜、冬瓜等含维生素量高者为主。其初期可选用韭菜、山楂等具有活血化瘀作用的食物，中期可选用丝瓜、芹菜等具有舒筋活络功能的食物，后期则以龙眼肉、核桃仁、鸡鸭等具有滋补肝肾、营养气血的食物为主。

（2）药膳食疗方

①大枣牛肉汤：大枣 10 枚，牛肉 25g。将其放入锅中，加入葱、姜、蒜、盐等调味品，文火将牛肉炖烂后服用。适用于各种外伤中后期，气血亏虚、筋脉失养者。

②菠菜汁：取适量菠菜，洗净后，绞汁 150mL，以温水送服或加热后饮用，每日 2 次。适用于各种外伤初期，瘀血肿痛者。

③竹节木耳散：取 10 个竹节、10 片木耳，共同煅火存性，研细末，每次白酒送服，每日 2 次。适用于各种跌打损伤，关节屈伸不利、瘀血疼痛者。

④活血酒：取当归、参三七、红花、王不留行适量，用酒浸泡 1 周即可服用。适用于跌打损伤后肿疼较甚者，每日 2~3 次。孕妇和高血压患者慎用。

⑤黑鱼理筋汤：黑鱼 1 条，竹笋、葱白、生姜、黄酒、盐、醋适量。先将黑鱼洗净后切成段，放入盆中，加入生姜、黄酒、盐、醋等调味品，可根据个人的口味调整；将竹笋切段后，一并放入锅中煮开，即可食用。适用于一切外伤后筋脉挛急、屈伸不利者。

⑥归芪鸡汤：当归、黄芪适量，母鸡 1 只。将母鸡除毛洗净后切成块，先用盐、葱、姜等煨 2 小时，加入当归、黄芪，文火煮至鸡肉烂熟即可。适用于一切外伤后期，气血亏损、筋脉失养者。

2. 饮食禁忌

（1）忌食油腻、不易消化的食物：，以免壅遏胃气，影响脾胃功能，不利于营养物的吸收。

（2）忌食辛辣之品：辛辣之品性属热，易化热生火，耗损津液气血，使本已匮乏的气血津液更加受损，故当忌用。

【药物宜忌】

1. 西医治疗

（1）药物治疗：非甾体类抗炎药可以缓解局部的疼痛和手指的麻木。

（2）手术治疗：对经非手术治疗 4~6 周无效或有手术内在肌萎缩的患者，可以采用手术治疗。手术的方法有尺神经移位前置和局部减压 2 种术式，局部减压术有尺神经前脱位、术后复发和肘关节不稳等并发症，现很少应用。

2. 中医辨证治疗

（1）瘀血阻滞

主症：肘内侧刺痛，放射至尺侧 2 个半手指，疼痛部位固定，舌质淡紫，苔薄，脉弦。

治法：活血祛瘀，通络止痛。

方药：十三味总方加减。

三棱 6g，赤芍 6g，当归 6g，莪术 9g，延胡索 12g，青皮 12g，桃仁 5g，苏木 9g，五加皮 9g，桑枝 9g。

（2）阴虚内热

主症：肘内侧灼痛，放射至尺侧 2 个半手指，手指灼痛，麻木，夜间尤甚，得冷痛减，舌质淡红，苔薄少，脉细。

治法：养血润筋，通络止痛。

方药：养阴通络汤加减。

熟地黄 30g，女贞子 24g，白芍 24g，牡丹皮 15g，知母 12g，木瓜 18g，牛膝 15g，乌梢蛇 20g，全蝎 9g，五灵脂 15g，地骨皮 20g，龟甲 9g，知母 6g。

（3）寒湿凝滞

主症：肘内侧冷痛，放射至尺侧 2 个半手指，遇寒加重，手指活动不便、麻木，舌质淡红，苔薄白，脉细。

治法：调养气血，温经通络。

方药：当归四逆汤加减。

当归 15g，桂枝 6g，白芍 9g，细辛 3g，通草 3g，青皮 5g，桑枝 9g，麻黄 9g，甘草 3g，大枣 8 枚。

（4）气虚血瘀

主症：肘内侧隐痛，放射至尺侧 2 个半手指，手指麻木，持物乏力，肌肉萎缩，神疲，舌质淡紫，苔薄白，脉细弱。

治法：补气活血，通络止痛。

方药：补阳还五汤加减。

黄芪 18g，当归 12g，党参 12g，红花 3g，赤芍 9g，地龙 9g，鸡血藤 6g，木瓜 6g，五加皮 9g，桂枝 6g，桑枝 6g。

3. 药物禁忌

（1）非甾体类抗炎药（NSAIDs）：参见风湿性及类风湿关节炎相关内容。

（2）患者忌用辛燥之品，以防燥热内炽，化火扰动血脉，加重瘀血或致热入营分，扰动心神。初期忌用辛散之品，以免更伤正气。

二、腕管综合征

【概述】

腕管综合征是指正中神经在腕管内受到卡压而引起一系列的症状和体征。

1. 病因

腕管综合征是神经受压综合征中最常见的一种。大多数原因不清，可能与内分泌的改变有关，如常发生在停经期、妊娠期或哺乳期的妇女。此外，腕管内腱鞘囊肿、脂肪瘤等新生物的压迫，腕部骨折脱位改变了腕管的形状，都可使正中神经受压。另外，合并于类风湿关节炎或腱鞘炎和外伤劳损如腕过力劳动，均可导致发病。

2. 临床表现

（1）腕以下正中神经支配区域感觉、运动功能障碍，桡侧 3 个半手指刺痛或烧灼样疼痛，尤以中指较为明显。疼痛常在夜间或清晨出现，有的患者在夜间加重，影响睡眠。疼痛可放射至前臂、上臂及肩部。运动障碍出现的时间稍晚，主要表现为拇指乏力或动作不灵活。病程长者大鱼际萎缩，患指感觉减退。个别患者可以出现发冷、发绀、汗出减少、皮肤干燥脱屑等自主神经营养改变。

（2）特殊检查方法

①腕部叩击试验（Tinel 征）阳性：轻叩击腕管（桡侧屈肌与掌长肌之间），正中神经分布区域手指有麻木或放射性触电样刺痛感。

②屈腕试验（Phalen 征）阳性：患者两肘搁在桌上，前臂与桌面垂直，两腕掌屈，持续 1 分钟后，出现正中神经分布区域手指有麻木或放射性触电样刺痛感。

③止血带试验阳性：在患者的前臂缚扎血压计的气囊，然后充气，压力控制在收缩压之上，持续 1 分钟后，患者出现正中神经分布区域手指有麻木或放射性触电样刺痛感。

3. 辅助检查

（1）电生理检查：主要表现为从腕掌横纹至拇短伸肌的神经传导时间延长，超过正常的 5 毫秒，有时可长达 20 毫秒；大鱼际正中神经所支配的肌肉呈失神经改变。

（2）X 线检查：可以了解腕部诸骨的形态结构情况，但无法得到软组织的详细信息。

（3）其他实验室检查：可有助于诊断腕管综合征的病因，如对胶原性疾病、甲状腺疾病、肾脏疾病、糖尿病等的诊断。

【饮食宜忌】

参见肘管综合征相关内容。

【药物宜忌】

1. 西医治疗

（1）一般治疗：对继发于全身内科疾病的腕管综合征，首先应积极治疗造成神经卡压的原发病，如糖尿病、甲状腺功能减退、痛风、类风湿关节炎等。对因姿势性因素造成的动力性腕管综合征，应分析患者的工作习惯及所用工具，找出致病因素，加以改进，减少诱发动作的活动次数。

（2）药物治疗：给予口服非甾体类抗炎药、神经营养药治疗。

（3）封闭治疗：腕管内封闭疗法可以缓解大多数患者的症状，但容易复发。封闭药物通常为曲安奈德加利多卡因的混悬液。做封闭时，在近侧腕横纹处与环指轴线相交处，或紧靠掌长肌的尺侧进针，向桡侧呈 30°角，穿入腕横韧带。如患者突感麻木或过电感，考虑针头刺中正中神经，则针应向尺侧略偏。封闭治疗后 24～48 小时内，症状可加重，而后减轻。注射后可配合手法与固定方法治疗。

（4）支具疗法：支具治疗腕管综合征主要是基于患者腕部休息时症状缓解、活动时症状加重的原理而制成。目前腕管综合征支具的制作材料和设计已经历了划时代的变更，早期的纱布、石膏支具已被轻质高分子热塑材料支具替代。

（5）手术治疗：对症状严重，非手术治疗 2 个月无效者应及早手术治疗。常用的术式为腕横韧带切开腕管减压术，即切断屈肌支持带、解除正中神经卡压的手术，是外科治疗腕管综合征的经典方法，分切开松解减压、内镜松解减压两种形式。两者各具优、缺点，操作得当，疗效均满意；不当就可能有并发症的发生。选取需依据患者病情、术者技术水平而定。

2. 中医治疗

（1）中医辨证治疗

①瘀血阻滞

主症：腕部肿胀、刺痛、压痛，腕部活动不利，桡侧手指刺痛、麻木，舌质淡紫，苔薄白，脉弦数或弦涩。

治法：活血化瘀，通络止痛。

方药：舒筋活血汤加减。

羌活 6g，防风 9g，川芎 6g，乳香 9g，当归 12g，桂枝 12g，青皮 5g，五加皮 9g，桑枝 9g，红花 6g。

②寒湿凝滞

主症：腕部酸痛，桡侧手指刺痛、麻木，遇寒冷者可有发冷、发绀，手指活动不便，舌质淡，苔薄白，脉弦细。

治法：散寒祛湿，温经通络。

方药：当归四逆汤加减。

当归 15g，桂枝 6g，白芍 9g，细辛 3g，白芷 3g，青皮 5g，桑枝 9g，麻黄 9g，伸筋草 9g，甘草 3g。

③阴虚内热

主症：腕部疼痛、压痛，手指灼痛、麻木，夜间尤甚，得冷痛减，五心烦热，口干苦，舌质淡红，苔薄少，脉细。

治法：滋阴养血，润筋通络。

方药：养阴通络汤加减。

熟地黄 30g，女贞子 24g，白芍 24g，牡丹皮 15g，知母 12g，木瓜 18g，牛膝 15g，露蜂房 12g，乌梢蛇 20g，全蝎 9g，五灵脂 15g，地骨皮 20g，龟甲 9g，知母 6g。

④气虚血瘀

主症：腕部隐痛，放射至桡侧手指，手指麻木，持物乏力，肌肉萎缩，神疲乏力，舌质淡紫，苔薄白，脉细弱。

治法：补气活血，通络止痛。

方药：补阳还五汤加减。

黄芪 18g，当归 12g，党参 12g，红花 3g，赤芍 9g，地龙 9g，鸡血藤 6g，木瓜 6g，五加皮 9g，桂枝 6g，桑枝 6g。

（2）验方

1）四妙勇安汤：牛膝 15g，当归 15g，玄参 20g，威灵仙 12g，乳香 10g，没药

10g，丹参 30g，鸡血藤 30g。水煎，药渣做局部热敷 20～30 分钟。每日 1 剂，分 2 次服，15 日为 1 个疗程，连续用 3 个疗程。

2）活血散：伸筋草 30g，透骨草 30g，荆芥 15g，防风 15g，红花 15g，姜黄 12g，桂枝 12g，刘寄奴 24g，苏木 18g，川芎 18g，威灵仙 24g，大黄 9g，麻黄 9g，川椒 12g。加清水 2000mL，浸泡 1 小时后，文火煮沸半小时，加红醋 100mL。于局部封闭治疗后第 2 日用活血散先热洗再热敷 30 分钟。每日 1 剂，5 剂为 1 个疗程。

3）内服方：苏木 10g，乳香 10g，红花 10g，当归 15g，川芎 10g，郁金 10g，延胡索 10g，鸡血藤 15g，桑寄生 15g，续断 12g，骨碎补 10g。水煎，每日 1 剂，分 2 次服，连服 10～14 日。

4）中药外洗方

①伸筋草 30g，透骨草 30g，威灵仙 20g，大黄 15g，芒硝 20g，冰片 2g，苏木 30g，红花 12g，川芎 12g。水煎外洗或湿敷，每次 1 小时以上，每日 1～2 次。同时行病变关节微波热疗，每日 1 次。2 周为 1 个疗程，间隔 1 周后进行下 1 个疗程。并鼓励患者加强病变腕关节的功能锻炼。

②桂枝、白芍、透骨草、红花、威灵仙各 15g，当归、制川乌、细辛各 10g，生地黄 60g。加水 2500mL，浸泡 30 分钟后，微火煎 1 小时，连渣共置于广口容器中，加入白酒 100mL、米醋 100mL，熏蒸腕掌部，至药汁稍凉时反复浇洗患侧手部及前臂，每次 30～40 分钟，每日 2 次。同时配合针刺：普通毫针针刺患侧阳池、内关、合谷三穴，捻转结合提插，平补平泻，得气后留针 15 分钟，其间行针 1～2 次，每日 1 次。20 日为 1 个疗程。

3. 药物禁忌

参见肘管综合征。

三、踝管综合征

【概述】

踝管综合征系指胫后神经在经过位于内踝后下方的踝管受到卡压而产生的一系列症状和体征，又称跖管综合征。

1. 病因

本症主要见于青壮年，男性多见，多数为从事体力劳动或体育运动者。引起该病的主要病因是踝部扭伤，骨折畸形愈合；或局部慢性劳损产生腱鞘炎；或由于足外翻畸形，使支持带紧张性增加，加深了对胫后神经的压迫。上述种种原因均可致腱鞘水肿、充血、肥厚，使管腔狭窄，压迫管内胫后神经而发病。

2. 临床表现

本病起病缓慢，多发于一侧。在早期，表现为足底、足跟部的间歇性疼痛、肿胀、紧缩不适或麻木感，疼痛有时向小腿放射，有时沿足弓抽搐。症状在行走、久立后加重，多数患者在脱鞋休息后减轻。随着病情的进展，疼痛逐渐加重，并出现胫后神经足部支配区感觉减退或消失。后期可出现足趾皮肤发亮、汗毛脱落、少汗等自主神经功能紊乱征象。

踝管综合征患者体征较少,内踝后下方的 Tinel 征阳性有时几乎是唯一的阳性体征,足外翻、外旋时可诱发内踝后下方的疼痛。检查时应注意踝部是否有梭形肿块的存在。

3. 辅助检查

(1)肌电图检查:表现为足底内、外侧神经传导速度减慢、潜伏期延长。

(2)X 线检查:应将踝部的 X 线检查作为踝管综合征疑似及其确诊患者的常规检查,用以发现踝部的骨性改变。

【饮食宜忌】

参见肘管综合征。

【药物宜忌】

1. 西医治疗

(1)一般治疗:本病患者穿宽松舒适的平底鞋,以便使跖趾关节充分屈曲,足趾能充分活动。

(2)药物治疗:非甾体消炎镇痛药可以缓解局部的疼痛和手指的麻木。

(3)物理治疗:可采用超短波、磁疗、蜡疗、光疗、热疗等,以减轻疼痛、促进恢复。

(4)封闭治疗:可选用当归红花注射液或泼尼松龙加利多卡因的混悬液,作踝管内注射,每周 1～2 次,2～3 周为 1 个疗程。

(5)手术治疗:经过上述非手术治疗 1～2 个月后仍无好转者,可考虑手术治疗。手术可在局部麻醉下由胫骨内踝后方作弧形切开,部分患者在胫神经的深面有骨性隆起,可游离胫神经,并向后拉开,切开关节囊将骨隆起凿去,并切除部分分裂韧带。手术治疗后的恢复时间在 2～3 周,或 3～6 个月不等。

2. 中医治疗

(1)中医辨证治疗

①气滞血瘀

主症:由外伤、劳损所致,轻者步行久或久坐后内踝后方出现酸胀不适,休息后消失,重者足底灼痛、麻木或蚁行感,夜重日轻,舌红,苔薄白,脉弦。

治法:活血化瘀,舒经通络。

方药:活血舒筋汤加减。

当归 12g,赤芍 9g,姜黄 12g,伸筋草 12g,松节 6g,海桐皮 9g,路路通 9g,羌活 9g,防风 9g,乳香 9g,没药 9g。

②肝血不足

主症:局部皮肤发白、发凉,或皮肤干燥,皮肤发亮变薄,趾甲失泽变脆,足底肌萎缩,内踝后方可有胀硬感,或可扪及梭形肿胀、压痛,伴放射状麻木感。舌淡,脉弦细。

治法：滋补肝阴，养血壮筋。

方药：养血壮筋健步丸。

黄芪12g，山药12g，补骨脂9g，党参9g，白芍12g，熟地黄9g，枸杞9g，牛膝9g，菟丝子9g，当归9g，白术6g，杜仲9g，汉防己9g。

③气虚血瘀

主症：踝后方出现酸胀不适，麻木不仁，腿膝无力，遇劳更甚，卧则减轻，舌质淡紫，苔薄，脉弦细。

治法：补气活血，通络止痛。

方药：补阳还五汤加减。

黄芪20g，当归12g，党参12g，红花3g，赤芍9g，地龙9g，鸡血藤6g，木瓜6g，五加皮9g，伸筋草6g，牛膝6g。

（2）验方

①熏洗方：制乳香、制没药、海桐皮、透骨草、威灵仙、川乌、鸡血藤各15g，细辛9g，土鳖虫12g。煎水，熏洗、浸泡踝部，每次30分钟，每日1次。

②熏洗方：伸筋草60g，透骨草60g，红花20g，牛膝15g，鸡血藤20g，川椒20g，大黄3g，艾叶15g，虎杖20g，三棱15g，莪术15g，海桐皮20g，地龙15g。煎水，熏洗、浸泡踝部，每次30分钟，每日1次。

③中药熏洗方：牛膝、红花、当归、伸筋草、透骨草、桂枝、羌活、桑寄生、威灵仙、乳香、没药各15g，每剂加水适量煮沸，置患足于容器上，勿接触容器，以免烫伤，患足上盖一毛巾，熏蒸10~15分钟，待水温降低后，再将患足浸入药液中约10分钟，浸泡时轻揉患足内踝跟骨内侧。中药每剂可用7日，每日熏洗1~3次。

3. 药物禁忌

参见肘管综合征。

四、糖尿病足坏疽

【概述】

糖尿病足坏疽，是糖尿病最常见的慢性并发症之一，近年来其发病率呈不断增高的趋势。本病病程较长，多在5~10年以上，且患者年龄较大，起病多缓慢。本病为肢体大、中、小动脉粥样硬化和微血管病变，并伴有周围神经病变，肢体出现缺血、缺氧、坏疽、感染等，是糖尿病患者致残的主要原因之一，严重影响着糖尿病患者的生活质量，目前已引起世界各国医务工作者的广泛关注。

1. 病因

（1）患糖尿病：糖尿病足坏疽是糖尿病的常见并发症。糖尿病（DM）是一组综合征，其病因和发病机制较为复杂，至今尚未完全明了，但基于目前的认知水平，归纳起来可概括为八大因素，即遗传因素、病毒感染、自身免疫、化学毒物、胰岛素拮抗激素分泌过多、神经因素、B 细胞功能和释放胰岛素（Ins）异常、Ins 受体及受体抗体异常。糖尿病时胰岛素分泌和（或）胰岛素作用缺陷导致胰岛素生物活性绝对或相对不足，引起一系列糖、脂肪及蛋白质代谢紊乱，形成了血管并发症的基础。

（2）并发肢体血管病变：糖尿病并发大血管和微血管病变是糖尿病足坏疽的主要病理变化。大血管病变是指肢体大、中、小动脉硬化性狭窄或阻塞而言。微血管是指微小血管和毛细血管网，是微循环血液和组织之间物质交换的场所。糖尿病微血管病变是由基因遗传所决定的，血糖控制不好是其促发因素。微血管病变在糖尿病足坏疽的发生中占有重要的地位。

（3）其他因素：高血糖、微血管病变导致的神经功能障碍在诱发和加重缺血性溃疡或坏疽中是一个很危险的因素。糖尿病患者抗感染能力低下，在肢体缺血的情况下，极易招致细菌感染，导致严重的坏疽发生，甚至还会引发脓毒血症。

2. 临床表现

患者多有糖尿病的症状及体征；但亦可无明显糖尿病表现，经过相关检查显示患有糖尿病。除此之外，在肢体的表现主要有肢体缺血、神经功能障碍和感染三个方面。其临床特点为：四肢发病，下肢病变重，上肢病变轻；常以对称性双下肢病变为主，大血管、微血管同时受累；发病缓慢，肢体缺血逐渐加重，常继发感染而成湿性坏疽。

（1）肢体缺血的症状：早期患者常有肢体发凉、怕冷或怕热、麻木、疼痛，在寒冷季节或夜间加重。有的患者首先出现间歇性跛行，提示有较大血管病变引起下肢的缺血。随着病变进展，上述症状逐渐加重，间歇性跛行距离日渐缩短。当病变发展，下肢缺血进一步加重时，会出现静息痛，疼痛多发生在足趾及足的远端，平卧休息时疼痛加剧，夜间尤甚，影响睡眠。下肢下垂时由于重力作用，肢体血流量增加，可以适当缓解疼痛，因此不少患者常常强迫性坐位睡觉，导致下肢继发性水肿，又进一步加重了病情。

当肢体缺血严重时，肢端可以发生溃疡和坏疽。根据动脉阻塞与微血管病变的偏重、主次不同，坏疽的性质、程度也不同，可以分为以下几个类型。

1）以血管病变分类分为三类

①微血管病变性坏疽：临床最为常见，肢体中、小动脉病变轻，足背和胫后动脉搏动多存在。常在皮肤营养不良的基础上因外伤、皮肤干裂和感染发生溃疡和坏疽，可见于足部任何部位，深浅不等，感染严重者可诱发大面积坏疽。

②大血管病变性坏疽：由肢体中、小动脉病变引起。由于较大动脉主干闭塞，肢体缺血严重，类似于动脉硬化闭塞症，往往有较大范围的坏疽和继发感染。

③混合型坏疽：以肢体中、小动脉病变为主，微血管病变较轻，临床上以动脉硬化闭塞症的特点为主，多见于动脉硬化闭塞症病程长、糖尿病病程短者。

2）以坏疽性质分类分为三类

①湿性坏疽：占糖尿病坏疽的 72.5% ~ 76.6%，是致残的主要原因。表现为肢体远端局部软组织皮肤糜烂，开始形成浅溃疡，继之溃烂深入肌层，甚至深达肌腱，破坏骨质，大量组织坏死腐败，形成脓腔，分泌物往往较多，周围组织红肿热痛。其病

理基础是糖尿病微血管病变和细小动脉硬化。

②干性坏疽：占糖尿病坏疽的5.9%~7.5%。表现为受累肢端末梢感觉迟钝或消失，皮肤呈暗褐色，随后出现坏死，局部皮肤、肌肉、肌腱等干枯、变黑、干尸化，甚至自行脱落。病变部分与健康皮肤之间界限清楚，多无分泌物和肢端水肿。其主要病理基础是肢体中、小动脉闭塞过程中血流逐渐中断，组织脱水干化且多无感染所致。

③混合型坏疽：占糖尿病坏疽的18%~20%。表现为既有肢端的缺血干性坏死，又有足背、足底、小腿等处的湿性坏疽。其病理基础是微循环障碍和小动脉阻塞同时并存，且并发感染所致。

（2）肢体缺血的体征

①动脉搏动变化：足背及胫后动脉搏动减弱或消失，如有大动脉病变可有股、腘动脉搏动减弱或消失。若病变发生于上肢，也可有尺、桡动脉搏动减弱或消失。

②营养障碍征：皮肤干燥、蜡样改变、弹性差，皮温降低，皮色苍白或紫红，体毛稀疏或脱落，指（趾）甲生长缓慢、变形、脆裂、肥厚、失去光泽，肌肉萎缩等，并随缺血程度加重而日益明显。

③肢体位置试验（Buerge试验）阳性：患者平卧，肢体抬高45°，皮肤呈淡红色为正常，若皮肤很快变为苍白色或青紫色为异常。然后让患者坐起，肢体下垂，若足部恢复原来颜色时间超过10秒，甚至延长至45~60秒，为阳性，提示动脉血流量减少。

④肢端压迫试验（泛红试验）：压迫患肢皮肤数秒钟，使皮肤出现苍白瘢痕，停止压迫后1~2秒恢复原状者为正常，如恢复时间超过4~5秒为阳性，提示动脉有阻塞，组织血流量不足。

（3）末梢神经功能障碍表现：糖尿病周围神经病变表现为末梢神经功能障碍，常常是糖尿病坏疽和感染的开端，主要表现有两种：

①对称性周围神经病变：为最早、最常见的神经病变。以四肢末端感觉障碍为主，下肢多于上肢，出现对称性的疼痛和感觉异常。感觉异常常先于疼痛出现，多从四肢末端上行，出现麻木、蚁行样、发热、怕冷或触电样感觉，并有"袜套"样感觉迟钝，即所谓的"无痛足"。

②非对称性周围神经病变：以单侧下肢损害及运动神经受累为主。由于运动神经受累，肌力常有不同程度的减退，并伴有不同程度的肌肉萎缩和疼痛，局部肢体活动受限，肢体软弱无力。

（4）感染：糖尿病患者由于存在微血管病变的病理基础，为感染提供了有利条件，轻度的外伤（包括抓痕、皲裂、挤压等）即可成为细菌侵入的途径。因局部防御功能薄弱和神经功能障碍，感染会沿肌间隙迅速蔓延，并产生大量脓液和腐败组织，形成筋膜腔高压综合征，甚至感染骨质发展成为骨髓炎。感染严重者，会引发全身性感染（脓毒血症）。常见的细菌有葡萄球菌、念珠菌、真菌等，单以厌氧菌感染引发的感染最为严重。感染可加重局部微血管病变，使皮肤细小血管栓塞而促使坏疽迅速扩展，二者互为因果，这也是糖尿病坏疽率和病死率高的又一个主要因素。

3. 辅助检查

（1）化验检查：需检测血糖、尿糖以了解糖尿病控制情况。血液流变学检查可以了解血液黏稠度特别是纤维蛋白原的变化情况。若伴有感染，血常规中的白细胞及中性粒细胞会不同程度增高。伴有糖尿病肾病时肌酐、尿素氮及尿蛋白会相应增高。

（2）肢体血流图：对糖尿病坏疽做肢体血流量检测，均见受累肢体血流量明显减少，一般受累肢体供血量下降约50%以上。

（3）甲皱微循环：所有的糖尿病肢体动脉闭塞症患者经甲皱微循环观察，均可见典型的微循环障碍表现，包括管袢模糊不清、管袢条数减少、异常管袢增多与血管断线呈团块状，以及袢周见到渗出和出血斑等。

（4）多普勒超声检查：糖尿病患者肢体中、小动脉发生病变时，应用多普勒检查，可测定动脉供血状况和阻塞部位。检查部位包括足背动脉、胫后动脉、腘动脉和股动脉等，可见血管弹性减低、内径缩小、血液流速减慢、流量减少，甚至血管腔闭塞无血流等。

（5）X线检查：CT、DSA等检查可以检测出动脉供血状况和阻塞部位，为糖尿病足坏疽的临床诊断、鉴别及治疗提供一定的依据。患肢踝部和足部摄片，可显示有骨质疏松，有坏疽感染存在时可见到骨髓炎等表现。

（6）肌电图检查：糖尿病足坏疽常伴有周围神经病变，肌电图电生理检查可发现运动神经传导速度减慢，神经活动电位波幅降低，并可见视神经电位和纤颤波。感觉神经传导速度也可减慢，远端较近端更为明显。

【饮食宜忌】

1. 饮食宜进

（1）饮食原则：糖尿病患者都必须进行总热量的控制。在总热量不变的前提下，宜采用高糖类（碳水化合物）饮食，糖类要占总热量的50%～65%。食物的选择应以谷类主食为基础，其次补充薯类、蔬菜、水果等，鼓励食用含高纤维的缓慢性糖类，即摄食后血糖升高缓慢且不明显，也称"低反应型"糖类，对改善餐后高血糖有特殊好处。蛋白质的供应一般倾向于适当提高，占总热量的15%～20%为宜，豆类、肉、蛋、奶、鱼含丰富的蛋白质，都可选用。脂肪对人体是必不可少的，但不宜过多，以＜总热量的30%为好。宜多选用植物性脂肪，少用动物性脂肪。豆油、花生油是较好的选择。动物食物中，水产品比肉类好，牛、羊瘦肉比猪肉好，里脊、臀尖比五花肉好。最好多食粗粮、蔬菜、海藻、杂豆，少食荤腥。食物的种类要丰富多样，注意粗细搭配，以粗为主。要少食多餐，少吃零食，不偏食。

许多食物对糖尿病有很好的治疗保健作用，如燕麦、莜麦、小麦、麸皮、糯米、地瓜、芋头、山药、薏苡仁、芡实、魔芋、豆类及豆制品、银耳、黑木耳、黄花菜、竹笋、藕、蘑菇、菠菜、白菜、韭菜、芹菜、卷心菜、洋葱、萝卜、胡萝卜、茭白、南瓜、苦瓜、豌豆秧、甘薯叶、紫菜、海带、枸杞、山楂、黄鳝等都是糖尿病患者可常食用的，可根据具体情况选用。山药健脾补肾，芋头开胃通畅，地瓜生津止渴、通便，藕调中开胃，这几种食物淀粉含量高，只含极少的植物蛋白，糖尿病患者并发肾病、尿素氮、肌酐增高时，可多加选用。另据现代研究，苦瓜有降血糖的作用，南瓜有促进人体胰岛素分泌的作用，黄鳝鱼中含特有物质"鳝鱼素"，可降低人体血糖，可以经常食用。

（2）药膳食疗方

①参杞茶：红参片3g，枸杞10g。一起放入有盖的杯中，用沸水冲泡，加盖闷15分钟。代茶饮，至水淡无味，可将红参片嚼食。适用于糖尿病以气虚为主、燥热不甚者。人参益气生津，枸杞滋阴补肾，有降血糖作用，可常服。

②芹菜汁：芹菜500g。洗净后捣烂挤汁服用。芹菜具有降血压、降血糖、降血脂的作用，但是脾胃虚弱者宜少食。

③黄精粥：黄精10g，百合10g，粳米50g。共煮粥。每日1剂。适用于糖尿病患者口干、乏力、倦怠，或兼饮食减少者。

④薏苡仁粥：薏苡仁25g，山药25g。共研细末。煮粥食用。适用于糖尿病患者腹泻、食欲不振，或兼水肿者。

⑤鳝鱼粥：黄鳝50g，粳米100g。将黄鳝、粳米放入锅中，加水适量，熬成稀粥。每日1剂，分3次服。可补五脏，疗虚损。鳝鱼中含有特殊物质"鳝鱼素"，可降低血糖，对糖尿病患者有较好的治疗作用。

⑥荞麦饼：荞麦300g，糯米粉150g，葛根50g，橘皮5g，砂仁3g，乌梅5g。将荞麦、葛根打成面粉备用；将橘皮、砂仁、乌梅用水500mL煎煮20分钟，滤取浓缩汁；将荞麦面、葛根粉、糯米粉同浓缩汁和成面团，做成小饼，放入锅中蒸熟，可代主食。适用于糖尿病有口干、嗳气、纳呆者。

⑦小米饼子：小米面500g，黄豆面100g，蚕蛹50g。蚕蛹烘干，研成面，与小米面、黄豆面一起加水适量，做成饼子，上屉蒸熟即成。具有和中健脾、益肾、除烦热、止消渴、和胃安眠之功效。

⑧凉拌苦瓜：苦瓜150g。苦瓜洗净，切成片，加盐少许拌匀，5分钟后，用清水洗过，随个人口味酌加盐、味精、醋、辣椒油或香油，拌匀即成。苦瓜可清热生津、降血糖，糖尿病患者宜常食。脾胃虚寒者慎用。

⑨拌海带：海带150g。海带切丝，入沸水中烫熟晾凉，以大蒜、香油、醋、味精拌匀即成。海带可泄热、降脂、降压，含较多的食物纤维，对降低餐后高血糖有好处。胃寒者不宜多食。

⑩黄芪南瓜汤：黄芪30g，南瓜200g。黄芪用纱布包，与南瓜同煮熟，喝汤，吃瓜。黄芪可益气、补虚、降血糖；南瓜含糖量低，有补中益气，促进人体胰岛素分泌的作用。糖尿病患者宜常食。气滞湿阻者忌服。

⑪菠菜根汤：菠菜根200g，鸡肫皮25g。煮汤食用。可滋阴润燥，健脾消滞。适用于糖尿病有食积腹胀、消化不良、呕吐反胃者。菠菜根有降血糖的作用。

⑫冬瓜豆腐汤：按家常法清炖食用。具清热、利水、消痰、生津、润燥之功效。肥胖的糖尿病患者可多多食用。年长者不宜多用，虚寒肾冷、久病滑泄者忌用。

⑬鲤鱼汤：鲤鱼1条（500g），黄芪30g，冬瓜200g。黄芪用纱布包，按家常法炖汤，少放盐，去纱布包，食肉喝汤。黄芪补气；冬瓜利水；鲤鱼可利水消肿、健脾开胃，含丰富的优质蛋白，且含磷少，适用于糖尿病肾病白蛋白低、浮肿。

⑭蚕蛹炒鸡蛋：蚕蛹30g，鸡蛋1个。按家常法炒熟，食用。蚕蛹有降血糖、降低胆固醇的作用，是糖尿病、高血脂、脂肪肝患者的较佳食品。

2. 饮食禁忌

（1）忌甜食：白糖、糖果、香蕉、甘蔗、柿子、柿饼、含糖饮料等可使血糖迅速升高，尽量避免食用。其他水果原则上要少量吃，每次约100g，最好在两餐之间吃。血糖控制不佳时，暂时不要吃。

（2）忌辛辣油腻之物：辣椒、芥末、胡椒等辛辣之品以及肥肉、猪内脏、奶油、油炸食品可助湿化热，加重病情。坚果、瓜子类食物如胡桃、松子、栗子、花生、芝麻、花生酱、芝麻酱、桂圆干、干枣、各种瓜子等含油脂、蛋白质较多，热量亦高，尽量少吃。蛋黄、蟹子、蛤蜊、海螺、蛏子含胆固醇高，也不宜多吃。

（3）糖尿病肾病患者，特别是有肾功能不全时，各种豆类是绝对禁忌的，因植物蛋白可加重肾病的发展。海鱼含磷高，糖尿病肾病患者要少吃。牛奶含磷也高，也不宜多吃。补充蛋白质推荐用鸡肉和河鱼。

（4）酒精本身含热量很高，不利于患者的饮食控制计划。此外，酒精还可加重动脉粥样硬化，引起酒精肝，并可掩盖低血糖症状。因此，糖尿病患者最好不饮酒。

【药物宜忌】

1. 西医治疗

（1）控制血糖

1）口服药物：目前常用的治疗糖尿病的口服药有以下几类：磺酰脲类和格列奈类促胰岛素分泌剂，其主要作用是针对2型糖尿病胰岛素分泌不足者；双胍类和噻唑烷二酮类药物，这两类均为胰岛素增敏剂；以及α-葡萄糖苷酶抑制药，主要作用于肠道α-葡萄糖苷酶，减慢肠道葡萄糖吸收，控制餐后高血糖。应结合病情酌情选用。

2）胰岛素治疗

①1型糖尿病的治疗：应用多种组合方案使机体达到接近生理状态上胰岛素分泌的两种形式，如每餐前20~30分钟皮下注射速效胰岛素，以控制餐后高血糖，其剂量按血糖变化及每餐量的多少进行个体化调节，有很大的灵活性。为保持基础胰岛素水平，可以早晨或睡前注射中效胰岛素（NPH）或长效胰岛素制剂。常用的强化胰岛素治疗方案是三餐前注射速效胰岛素加睡前注射中效胰岛素制剂。初始剂量为0.5~1.0U/（kg·d），如肾糖阈值正常，可按血糖或尿糖定性估计或调整睡前、早餐前、晚餐前的RI用量，三餐前30分钟皮下注射，三餐前及睡前的剂量分别顺序是早餐前>晚餐前>中餐前>睡前，每3~4日调整一次，每次调整不超过原始用量的20%，直至获得满意效果为止。应为患者制定一个执行计划，监测血糖并按病情调整方案，以达到良好的控制效果。

②2 型糖尿病的治疗：2 型糖尿病患者同时存在胰岛素分泌缺陷和作用缺陷，表现为第一时相分泌减弱或高峰延迟；胰岛素对葡萄糖刺激的反应敏感性降低，体内高血糖不能刺激适当的胰岛素分泌；严重者整体胰岛素分泌能力降低；胰岛素抵抗使机体对胰岛素的需要量增加。高血糖纠正后这些缺陷可以得到改善。通常，空腹血糖（GLU）小于 7.8mmol/L 者不需要胰岛素治疗。GLU 在 7.8~11.1mmol/L 者，若需胰岛素治疗，可于睡前注射中效或长效胰岛素制剂以维持基础胰岛素水平。重度者 GLU 大于 11.1mmol/L 可每天注射 2 次中效胰岛素，或加用速效胰岛素，或用预混制剂。2 型糖尿病由于有较明显的胰岛素抵抗，有时需要偏大一些的初始剂量，血糖控制后可减少用量，若胰岛素用量小于 0.3U/（kg·d）时提示可改为口服药物治疗。极重型患者（GLU 大于 13.9mmol/L）或以上方法控制不满意时，可采用强化胰岛素治疗方案治疗。老年患者用胰岛素治疗时应给予特别注意。

（2）控制糖尿病血管病变

1）药物治疗：控制糖尿病足坏疽主要是防治动脉硬化，降低血液黏稠度和凝固性，改善肢体血液循环和微循环。运用调脂药物改善糖尿病的脂质代谢异常，防治动脉硬化，包括羟甲基戊二酰辅酶 A（HMA-CoA）还原酶抑制剂、贝特类及烟酸衍生物等。运用降黏、去纤、祛聚、溶栓综合治疗，可改善血液流变学状态，促进侧支循环建立，改善微循环，从而减轻肢体缺血，达到防治因缺血导致的肢体坏疽。常用的药物有：

①前列腺素 E_1：100μg，加入到 0.9% 生理盐水 250~500mL 中，静脉滴注，1 次/日，15 次为 1 个疗程。

②654-2 注射液：10~20mg，加入到 0.9% 生理盐水 250~500mL 中，静脉滴注，1 次/日，15 次为 1 个疗程。

③降纤酶：5U，加入到 0.9% 生理盐水 250~500mL 中，静脉滴注，1 次/日，10 次为 1 个疗程。

④爱维治注射液：800mg，加入到 0.9% 生理盐水 250~500mL 中，静脉滴注，1 次/日，15 次为 1 个疗程。

2）股动脉注射疗法：药物动脉注射疗法是从患肢动脉注射药物，可以增加肢体血液内的药物浓度，更能发挥药物的治疗作用。根据病情可选用不同的药物治疗。

①川芎嗪注射液：40mg，加入到 5% 葡萄糖溶液 20mL 内，患肢股动脉注射，隔日 1 次，10~15 次为 1 个疗程。可以扩张血管，改善肢体循环。

②丹参注射液：10mL，加入到 5% 葡萄糖溶液 20mL 内，患肢股动脉注射，隔日 1 次，10~15 次为 1 个疗程。可以改善患肢血液循环。

③妥拉苏林注射液：25mg，加入到 0.5%~1% 普鲁卡因 20mL 内，患肢股动脉注射，隔日 1 次，7~10 次为 1 个疗程。可以扩张血管，并有缓解患肢疼痛的作用。

④地塞米松注射液：10mg，加 654-2 10mg，加入到 0.5% 普鲁卡因 20mL 内，患肢股动脉注射，每日 1 次，连用 7 次。可以扩张血管，解除血管痉挛，促进炎症消散，缓解肢体疼痛，抗过敏等。

3）手术治疗：各种动脉重建手术，也是改善肢体血液循环的有效方法。血糖过高和一些慢性并发症不是动脉重建术的禁忌证。对于糖尿病患者肢体大血管的硬化性闭塞，动脉重建术可以通过重建动脉通道，改善患肢的血液供应，从而使许多患者免予截肢。临床实施动脉重建术时，最好应用胰岛素使血糖降低到一定的程度，并在并发症和感染得到有效的控制后施行。术式的选择，则应根据临床体征，以及动脉造影、彩色多普勒超声等检查结果，明确血管闭塞的部位和范围，然后施行相应的手术。主要手术方式有血管搭桥术、血栓内膜剥落术、静脉动脉化术、腰交感神经切除术及大网膜移植术等。

（3）防治感染：患者肢体缺血营养障碍和神经功能障碍，使足部不耐任何损伤，极易发生感染，感染又促进缺血进展，最终发生坏疽，常常是导致截肢或者截趾的重要因素。所以应把合理应用抗生素、防治感染放在治疗本病的重要地位。但是抗生素不能代替手术治疗，积极有效地采用清创术驱除感染病灶，引流脓液，才能彻底地控制感染。

（4）积极治疗并发症：糖尿病并发症很多，主要有心脑血管疾病、糖尿病肾病、视网膜病变和周围神经病变等。周围神经病变引起的末梢神经功能障碍是导致糖尿病坏疽的主要因素之一，因此积极治疗神经病变、改善神经功能，可以防止坏疽的发生。对于神经性疼痛者，可以适当使用止痛药物，但需严格掌握药物的禁忌及剂量。此外，还应联合内科医师积极治疗糖尿病的其他并发症。

2. 中医治疗

（1）中医辨证治疗

①阴寒型

主症：肢体明显发凉、怕冷，呈苍白色，遇冷则症状加重，舌质淡，苔薄白，脉沉迟。此型多属于疾病早期。

治法：温经散寒，活血通脉

方药：当归四逆汤加减。

当归30g，丹参30g，黄芪30g，鸡血藤30g，党参15g，王不留行30g，玄参30g，赤芍15g，郁金15g，桂枝10g，熟附子10g，川牛膝10g，甘草10g，通草6g，大枣10g。

②血瘀型

主症：肢体明显发凉、怕冷、疼痛，肢端、小腿有瘀斑，或足呈紫红色、青紫色，舌质绛或有瘀斑，脉弦涩。此型多属于病变严重缺血、瘀血期。

治法：活血化瘀，通络止痛。

方药：丹参通脉汤。

丹参30g，当归30g，鸡血藤30g，桑寄生30g，川牛膝15g，黄芪15g，郁金15g，地龙15g，川芎15g。

③湿热下注型

主症：轻度肢体坏疽感染，脓少，红肿，疼痛，伴有低热，舌苔白腻或黄腻，脉滑数。此型属于肢端坏疽局限者。

治法：清热利湿，活血化瘀。

方药：四妙勇安汤加味。

金银花30g，玄参30g，当归30g，赤芍15g，川牛膝15g，黄柏10g，黄芩10g，栀子10g，连翘10g，苍术10g，防己10g，紫草10g，红花6g，生甘草10g。

④热毒炽盛型

主症：严重肢体坏疽感染、红肿热痛、脓多、恶臭，伴有高热、神志模糊、谵语，舌质红绛，舌苔黄燥或黑苔，脉洪数。此型属于严重肢体坏疽及感染者。

治法：清热解毒，凉血化瘀。

方药：四妙活血汤。

金银花30g，蒲公英30g，紫花地丁30g，玄参15g，当归15g，黄芪15g，生地黄15g，丹参15g，川牛膝12g，连翘12g，漏芦12g，防己12g，黄柏10g，黄芩10g，贯众10g，红花10g，乳香3g，没药3g。

⑤脾肾阳虚型

主症：肢体发凉，全身畏寒怕冷，腰膝酸软，乏力倦怠，胃纳或退，舌质淡，脉沉细。此型属于坏疽愈合期或恢复期。

治法：温肾健脾，活血化瘀。

方药：补肾活血汤。

熟地黄30g，桑寄生30g，当归15g，鸡血藤15g，丹参30g，川续断15g，川牛膝15g，红花12g，破故纸15g，茯苓15g，白术10g，仙灵脾10g，狗脊15g，陈皮6g，山药10g。

（2）验方

1）熏洗疗法：利用中药煎汤熏蒸和浸洗患肢，在周围血管疾病的治疗中已广泛应用。但糖尿病动脉闭塞症患者由于周围神经病变，局部感觉障碍，所以要严格控制水温，以不烫手为宜，避免水温过高而烫伤。对于坏疽正处于进展阶段或干性坏疽已稳定者，不宜应用熏洗疗法。

2）湿敷法

①马黄酊湿敷：具有清热解毒、消肿止痛的作用。可以消除炎症，减轻疼痛，控制感染扩展。用于溃疡、坏疽继发感染，周围炎症明显、疼痛剧烈者。

②抗生素湿敷：可以抑制细菌生长，减轻局部组织水肿，控制感染。适用于坏疽继发感染，经清创引流后的创面覆盖和保护。抗生素的选择需根据脓液培养加药敏试验结果确定，并经常更换，避免产生耐药性。

3. 用药禁忌

（1）口服降血糖药

①忌与鹿茸、甘草及其制剂合用：由于鹿茸、甘草及其制剂含有糖皮质激素样物质，可使血糖升高，如与胰岛素、格列本脲、苯乙双胍等合用时，可发生拮抗作用，降低降血糖药的疗效。

②禁与普萘洛尔合用：普萘洛尔阻滞 β 受体抑制糖原分解，合并用药可加强降血糖药（如甲苯磺丁脲、格列本脲、苯乙双胍）的降糖效应，结果导致严重低血糖。

③不宜与利尿药合用：噻嗪类利尿药（如氢氯噻嗪等）能直接抑制胰岛 B 细胞的功能，使血浆胰岛素水平下降，血糖升高，与口服降血糖药（氯磺丙脲）、甲磺吡脲、苯乙双胍合用有药理性拮抗；其他利尿药，如依他尼酸、呋塞米亦可使本类药的降血糖作用减弱。

④不宜与含有乙醇的中成药合用：因乙醇为药酶诱导剂，能使肝脏药酶活性增强，使磺酰脲类降血糖药（如氯磺丙脲）、双胍类降血糖药（苯乙双胍）代谢加快，半衰期缩短，药效降低，故本类药不宜与含乙醇的中成药（如风湿骨痛酒、豹骨木瓜酒、虎骨酒、国公酒等）合用。

（2）磺酰脲类降血糖药

①不宜与氯霉素合用：氯霉素为肝药酶抑制药，能抑制肝脏微粒体内药酶的活性。当氯霉素与甲苯磺丁脲合用时，可使后者的代谢减慢，半衰期延长，增强甲苯磺丁脲的作用和不良反应。故两药合用时须根据患者的血糖水平调整剂量，否则可能致低血糖性休克。

②不宜与异丙嗪合用：异丙嗪能使磺酰脲类的作用降低，疗效减弱。故磺酰脲类降糖药物（如甲苯磺丁脲、氯磺丙脲、甲磺吡脲等）不宜与异丙嗪合用。

③不宜与双香豆素等抗凝血药合用：由于磺酰脲类降血糖药（如甲苯磺丁脲）的血浆蛋白结合率较强，可置换血浆蛋白中结合的双香豆素，从而增加游离双香豆素的血药浓度，加强抑制凝血酶原和凝血因子Ⅶ、Ⅳ、Ⅹ在肝中的合成，提高抗凝血作用。另外，双香豆素有酶抑作用，可抑制甲苯磺丁脲等药的代谢，使其半衰期从原来的 4.5 小时延长到 18 小时。因此一般应避免合用，若确需合用。应按血糖水平和血液凝固时间调节两药剂量。另外，新抗凝、新双香豆素亦有类似作用。

④不宜与利福平合用：利福平具有药酶诱导作用，合用可降低降血糖药的血药浓度，使其疗效减弱。

⑤不宜与吩噻嗪类药物合用：甲苯磺丁脲等噻嗪类降血糖药与吩噻嗪类药物（如氯丙嗪、奋乃静等）合用能引起黄疸及肝功能异常，故两药不宜合用。

⑥不宜与甲状腺素、胰高糖素合用：二者均能使血糖增高，使降血糖药（如甲苯磺丁脲）的降血糖作用减弱，故不宜合用。

⑦不宜与苯妥英钠合用：因为苯妥英钠能提高血糖含量，从而减弱磺酰脲类降血糖药如甲苯磺丁脲的效力，偶尔可引起高渗性非酮症性昏迷，这可能与苯妥英钠能抑制胰岛素的分泌有关。

⑧忌与异烟肼合用：磺酰脲类降血糖药（如甲苯磺丁脲等）与异烟肼合用，易引起高血糖及尿糖症。

（3）甲苯磺丁脲

①慎与安妥明合用：安妥明能与甲苯磺丁脲竞争性地结合血浆蛋白，把后者从结合部位置换出来，从而增强其作用和毒性，故合用时应予注意。

②忌与烟酸、雄性激素合用：烟酸、雄性激素（甲基睾丸素等）可降低本药的作用，故两者不宜同用。

③忌与巴比妥药物合用：巴比妥类药（如苯巴比妥、戊巴比妥、司可巴比妥等）与本药合用，可降低其活性。

（4）格列吡嗪忌与肾上腺素合用：肾上腺素可使格列吡嗪的降血糖作用降低。

（5）格列喹酮片忌与拟交感神经药、烟酸合用：拟交感神经药（如麻黄碱、异丙嗪等）及烟酸与本药合用，可减弱疗效。

（6）双胍类降血糖药

①不宜与抗凝血药物合用：双胍类降血糖药（如苯乙双胍）与抗凝血药如双香豆素等合用，会置换血浆蛋白结合的双香豆素，从而使抗凝血作用增强，导致出血倾向，故应避免合用或慎用。

②苯乙双胍不宜与四环素合用：苯乙双胍与四环素合用易引起乳酸性酸中毒，故应避免合用。

（7）阿卡波糖不宜与抗酸药、消胆胺、肠道吸附剂、消化酶同服：抗酸药（碳酸氢钠、氢氧化铝等）、消胆胺、肠道吸附剂（药用炭、胶体次枸橼酸铋等）、消化酶制剂（胃蛋白酶合剂、多酶片等）与阿卡波糖同服，均有可能降低阿卡波糖的降血糖作用。

（8）慎用保泰松及水杨酸类、磺胺类、四环素类药物：保泰松可延长磺酰脲类降血糖药物的生物半衰期，水杨酸类药物可增强其降血糖作用，从而促使发生低血糖反应。另外，磺胺类、四环素类等也有类似作用，应慎重使用。

（9）慎用 β 受体阻滞药：普萘洛尔等 β 受体阻滞药可引起糖及脂质代谢紊乱，心功能差的患者使用易发生心功能不全，故有窦性心动过缓、房室传导阻滞及糖尿病下肢动脉阻塞性病变者均应禁用。

（10）慎用糖皮质激素：如泼尼松、氢化可的松等能升高血糖，对抗胰岛素制剂及磺酰脲类药物的降血糖作用。因此，在治疗糖尿病时应慎用糖皮质激素，以免影响降血糖药物的疗效。

（11）并发酮症酸中毒者禁用苯乙双胍：本药降血糖的作用主要是促进脂肪组织摄取葡萄糖，使组织中无氧酵解增加。但由于本品在代谢中产生大量乳酸，可引起严重的乳酸性酸中毒，充血性心力衰竭、肝肾功能不全者尤为危险。故糖尿病酮症酸中毒和急性感染时禁用格列本脲、苯乙双胍。

（12）1 型糖尿病患者要用胰岛素，忌用磺脲类降糖药，不可单独使用双胍类、α－葡萄糖苷酶抑制剂等其他降糖药。2 型糖尿病患者在伴有酮症酸中毒、昏迷、严重感染、重大手术等应激情况时，忌用口服降糖药。

（13）糖尿病患者合并肝、肾功能不全时要用胰岛素。口服降糖药可加重肝、肾功能衰竭。糖尿病肾病患者使用优降糖还可引起严重的低血糖，严重者可导致死亡。

（14）糖尿病以阴津亏虚、燥热内盛为主要病机，因此治疗当用滋阴润燥、清热生津之品，特别是在疾病的早中期，附子、肉桂、干姜、制川乌、制草乌、鹿茸等温热壮阳的药物不可轻用。糖尿病后期，特别是合并肾病时，患者以阳虚为著，苦寒药如黄连、黄柏、大黄、苦参、龙胆草、木通、防己、马兜铃等损阳、劫阴、伐胃之品一般不用。特别是木通、防己、马兜铃可导致肾功能衰竭，应禁用。氨基糖苷类、新霉素、两性霉素等许多肾毒性药物禁用于糖尿病肾病患者。

五、动脉硬化闭塞症

【概述】

动脉硬化闭塞症（ASO）是常见的慢性肢体动脉闭塞性疾病。本病多见于 40 岁以上的中老年人，男性多于女性。近年来随着我国人民生活水平的不断提高和饮食结构、习惯的变化，本病的发病日渐增多。据有关调查资料，对 60 岁以上的老年人抽样调查结果显示，动脉硬化闭塞症的发病率高达 79.94%。肢体动脉硬化闭塞症是全身性动脉粥样硬化在肢体的局部表现，常并发冠心病、高血压、脑血管疾病和糖尿病等，致残率和致死率较高。严重危害人类身体健康和生活质量。

1. 病因

（1）年龄：动脉硬化闭塞症的发病基础是动脉粥样硬化。在青年时期，动脉粥样硬化病变较轻，随着年龄的增长，病情逐渐加重。老年人动脉发生退行性病变，内膜不断受到损害，内皮细胞屏障功能降低，抗凝物质减少，促凝物质增多，故容易发生动脉硬化闭塞症，所以临床上多发生于 50 岁以后的中、老年患者。临床上一般把大于40 岁作为诊断动脉硬化闭塞症的依据。

（2）性别：动脉硬化闭塞症的患者，男性明显多于女性，比例约为 8：1。发病年龄女性比男性晚 10 年左右，这可能与雌激素保护血管的作用有关。男性总胆固醇 50～60 岁达到峰值，而女性峰值年龄为 60～70 岁，绝经期之后女性的低密度脂蛋白才开始升高，动脉硬化闭塞症的发病率也随之增高。

（3）高脂血症：动脉粥样斑块的发生与摄取过多的饱和脂肪有关，食物中过多的饱和脂肪可使血中胆固醇增高，而含饱和脂肪最多的食物主要为动物脂肪及肉类。欧美国家的膳食内脂肪含量很高，所以动脉硬化闭塞症的发病率极高。近年来，我国随着经济的振兴、生活的好转，动脉硬化闭塞症的发病率日渐增多。

（4）吸烟：长期吸烟被认为是引起动脉硬化闭塞症的主要发病原因之一。在动脉硬化闭塞症患者中，吸烟者占 80% 以上。烟草中的化学成分有 5000 多种，对心血管系统有多种病理、生理作用。吸烟使交感神经兴奋，肾上腺素、去甲肾上腺素和 5 - 羟色胺等血管活性物质增多，引起血管痉挛和内皮细胞损伤。CO 与血红蛋白结合，使血液携氧能力降低、尼古丁含量增加，这些作用均能促进动脉粥样硬化的发生与发展。

（5）高血压：大部分学者认为高压血流对动脉壁产生张力性、机械性损伤，内膜的屏障作用逐渐降低，动脉壁结构遭到破坏，为粥样斑块的形成创造了条件。因此，高血压也是动脉硬化闭塞症发病的重要因素之一。

（6）感染：近些年来，感染因素在动脉硬化闭塞症发病中的作用引起许多学者的兴趣，经过大量的研究工作，学者们认为感染是动脉硬化闭塞症的一个致病因素。其中对肺炎衣原体和人巨细胞病毒（HCMV）的研究较多，导致动脉粥样硬化的机制可能有以下几方面：①血管内皮细胞、平滑肌细胞、血中单核巨噬细胞等受感染后引起血管壁细胞功能减退。②受感染的内皮细胞、平滑肌细胞表面表达抗原性，通过免疫应答导致局部内膜损伤。③受损的内皮、平滑肌细胞释放毒性成分，改变血管通透性，促进血栓形成。④形成免疫复合物沉积在血管壁，激活补体进一步损伤血管内膜。⑤影响脂质代谢，造成血脂大量堆积，并可促进平滑肌细胞增殖，增加凝血因素，有利于血栓形成。

（7）遗传：临床上家族性患病非常多见，这可能是因为常染色体显性遗传所致的家族性高脂血症，成为这些家族成员患动脉硬化闭塞症的原因。

（8）微量元素：有人认为动脉硬化闭塞症的发生与微量元素有关，如铬、锰、锌、钼、硒摄入量太少与铝、钴等摄入量过多可发生本病。

（9）其他：此外，纤维蛋白原增高、肥胖、高血糖、维生素 C 缺乏、抗原与抗体结合形成免疫复合物、动脉壁酶活性降低、血管通透性增加、交感神经兴奋、精神紧张和情绪激动等均是发生动脉硬化闭塞症的因素。

2. 临床表现

动脉硬化闭塞症多见于 40 岁以上的中老年人，主要发生在下肢，上肢比较少见。病变部位常见于主动脉、髂总动脉、股动脉、腘动脉等。由于主干动脉血管发生狭窄或闭塞造成肢体远端供血不足，而产生以缺血为主的临床症状，其具体表现取决于肢体动脉闭塞的程度、范围和速度，以及侧支循环建立的情况。患者常有高血压、糖尿病、高脂血症、偏瘫和冠心病等既往病史。

（1）慢性缺血表现

①间歇性跛行：患者在行走一段路程后，出现下肢疼痛的症状，止步休息 3 ~ 5 分钟后疼痛即可缓解，可继续行走，但当行走上述路程后肢体疼痛又复发。以上症状称作"间歇性跛行"，是肢体慢性动脉供血不足的典型表现。疼痛的范围和性质与动脉病变的部位有关。以小腿部位为主，也有患者表现为股部和臀后部酸胀、疲累感。

②静息痛：由于在静息状态时人体血液循环变缓慢，因此患肢的缺血程度相对加重，于是产生疼痛，称为"静息痛"。这种疼痛多在患者平卧后 10 ~ 15 分钟出现，初在足趾，尔后逐渐扩展至足底和足踝部，为针刺痛或烧灼痛，令人难以忍受。静息性疼痛可呈持续性，不但在晚间平卧时感觉疼痛，而且在白天也感到疼痛，这是由于局部组织严重缺血、缺氧，发生缺血性神经炎所致。

③怕冷发凉：患肢怕冷发凉，其严重程度取决于患肢局部的缺血程度，如果在主干动脉狭窄的同时有较丰富的侧支循环建立，肢体远端血液循环尚好，故怕冷发凉的症状则会不明显。但随着病情发展，肢体缺血比较明显时，患肢则开始有怕冷发凉的症状，并有麻木的感觉。

④营养障碍症状：随着动脉闭塞程度的不断加重，肢体出现营养障碍性改变。患

肢皮肤变干燥、脱屑，菲薄而光亮；出汗减少或完全停止出汗；趾背、足背及小腿部汗毛稀疏或脱光；趾甲生长缓慢，长期不用修剪，趾甲变干燥、坚厚，嵌甲畸形；小腿肌肉萎缩而变细变瘦。

（2）急性缺血表现：动脉硬化闭塞症虽然是慢性疾病，但因有动脉粥样斑块、动脉纡曲、高脂血症和血液高凝状态等有利于血栓形成的多种因素，所以血栓形成或栓子脱落引起肢体远端急性缺血的机会较多，临床表现有三个特点：一是过去肢体缺血症状不明显，突然发生动脉血栓栓塞而出现肢体远端急性缺血症状，肢体剧烈疼痛、皮肤苍白、温度降低、感觉和运动障碍等。二是患者原有下肢慢性动脉缺血的表现，因有新的血栓形成或栓塞，致使病情突然加剧，出现剧烈疼痛、皮肤苍白发花、肢体冰冷和感觉丧失等症状。此两种情况病情都比较严重，很快便可出现肢体大面积坏疽，须施行高位截肢手术；另一种情况则是当微小栓子脱落引起指（趾）小动脉栓塞时，发生"白指"或"蓝指症"，重则发生手指、足趾溃疡或坏疽。

（3）主要体征

①动脉搏动减弱或消失：根据动脉搏动减弱或消失的部位，临床上可以粗略地判断动脉病变的部位和范围。如系双侧股动脉搏动减弱或扪不到跳动，说明病变部位在主-髂动脉；若是一侧股动脉有跳动，另一侧减弱或消失，则证明病变在髂-股动脉处；股-腘动脉病变时，则腘动脉、胫后动脉及足背动脉搏动都有减弱或消失。

②皮温降低：患侧肢体皮肤的温度降低，而且病情越重越明显，通过两侧肢体对比检查或自肢体近侧逐渐移向远侧的方法，可以查出手感皮温改变的范围。当髂动脉发生闭塞时，则自大腿近侧以下皮肤温度降低；股动脉闭塞时，大腿下 1/3 以下皮肤温度降低；腘动脉闭塞时，则小腿部以下皮肤温度降低，足部通常冰凉。

③血管杂音：在狭窄动脉区可以听到收缩期血管杂音，这是闭塞性动脉硬化症所具有的一个早期体征。血管杂音的性质与动脉狭窄程度有关，即狭窄越严重则杂音音调越长，并多伴有震颤。音调短而不清者不能说明动脉有明显的狭窄。

④溃疡与坏疽：疾病发展至晚期，由于肢体严重缺血、缺氧而发生溃疡或坏疽。溃疡常因轻微的损伤而引起，好发于肢体的远侧部位，如趾端、甲沟处、足跟或小腿下 1/3 胫骨前缘等处。坏疽多先自趾部开始，逐渐向上扩展，常到达足背乃至踝关节附近。

3. 辅助检查

（1）化验检查：血脂测定及脂蛋白测定可以发现胆固醇、三酰甘油增高和（或）低密度脂蛋白、极低密度脂蛋白增高而高密度脂蛋白降低。在肢体坏疽感染时，常有白细胞总数和中性粒细胞增加。久病身体虚弱继发贫血者，可有血色素、红细胞下降。血糖、尿常规检查可及时发现糖尿病。

（2）X 线检查：肢体 X 线检查，可见有不规则串珠状钙化斑点，同时胸部 X 线检查可见主动脉弓凸出及其动脉壁有条状钙化影。足部有坏疽或溃疡时，X 线检查可显示骨质疏松、骨髓炎、骨破坏。

（3）动脉血管造影或数字减影血管造影：血管造影显示动脉闭塞的解剖部位和范围，临床价值很大，特别是对手术适应证和手术方法的选择均具有决定意义。

（4）心电图检查：可证实有无冠状动脉受累的情况。

（5）其他检查：如血液流变学检查、微循环检查、超声多普勒血管检测、光电肢体容积检查、心功能检查、电子计算机 X 线断层扫描等检查，对周围血管疾病的诊断，特别是对动脉硬化闭塞症的诊断、鉴别诊断、判断病情及临床疗效具有一定价值。

【饮食宜忌】

1. 饮食宜进

（1）饮食原则

①控制总热量：达到热量的摄入与消耗平衡，避免肥胖。

②采用低脂饮食：严格控制胆固醇和饱和脂肪酸的摄入。适当增加不饱和脂肪酸的摄入。动物性脂肪含饱和脂肪酸多，可升高血脂；植物性脂肪含不饱和脂肪酸多，有利于降低血中胆固醇。

③采用低动物蛋白饮食：有研究证实动物性蛋白的摄入量与高脂血症、冠心病的发病率呈正相关。

④低糖饮食：蔗糖（白糖、红糖）、果糖可升高血脂。

⑤少吃盐，多食醋。

⑥多食具有降脂作用的食物：在日常生活中，许多食物都具有降脂的作用，如大豆及其制品富含不饱和脂肪酸、维生素 E 和卵磷脂，三者均可降低胆固醇，并具有减肥和预防动脉硬化的作用。又如玉米含丰富的钙、镁、硒等矿物质以及卵磷脂、亚油酸、维生素 E，具有很好的降胆固醇作用。鱼类含有多种人体必需的不饱和脂肪酸，其降脂作用是植物油的数倍，对中老年人的心血管有良好的保健作用。其他如牛奶、鸡蛋、燕麦、荞麦面、大蒜、洋葱、黄瓜、芹菜、韭菜、茄子、空心菜、香菇、生姜、海带、魔芋、茶叶、菊花、山楂等有明确的降脂减肥功效，可多食用。

⑦宜食富含微量元素的食物：摄入微量元素，如钙、锰、镁、铬、钒等，对心脏功能有益。

⑧宜食含水溶性纤维素的食物：水溶性纤维素可降低人体的胆固醇含量，对于防治冠心病有非常重要的意义。含水溶性纤维素的食物有柠檬、大麦、燕麦、大豆和豌豆等，其中以燕麦和大豆含量最高。

⑨宜食含铜的食物：微量元素铜的充分供应可明显减少冠心病的发病。一般成人每日从食物中应摄入铜 2mg。但从目前普遍情况来看，有 75% 的人每日从饮食中只摄取正常需要量的一半，有些地区每日摄取量仅为 0.8mg。含铜丰富的食物有牡蛎、葵花籽、核桃仁和果仁等。

⑩宜食酸奶：酸奶是经过发酵的牛奶，不仅含有牛奶的营养素，而且胆固醇含量很低，每 100g 酸奶仅含胆固醇 12mg，是鸡蛋胆固醇含量的 1/57，是蛋黄胆固醇含量的 1/142。

⑪宜食大蒜油：医学家曾做过试验，选择 20 名身体健康者每日服用一定量的大蒜油，6 个月后检验发现血清胆固醇平均下降了 17%。在另一组研究中，把 62 名冠心病患者分为 A、B 两组，A 组每日服用一定量的大蒜油，B 组则不服用。8 个月后，A 组患者的病情普遍减轻，动脉粥样硬化程度下降，血清中对心脏有保护作用的高密度脂蛋白胆固醇升高，对心脏不利的低密度脂蛋白胆固醇下降。而 B 组则几乎没有什么变化，证明大蒜油对冠心病有独特的疗效。为了减少大蒜的气味，可先用开水浸泡几分钟，待刚烫透心时食用，就能减少其气味。

（2）药膳食疗方

①山楂茶：生山楂片（干品）15g，菊花 5g，枸杞 10g，草决明 5g，细茶 3g。沸水泡开，不拘时饮。可消食开胃，补肾，清肝明目，通便，降血脂，降血压。宜常服。

②西红花茶：西红花 1g。温冰泡，代茶饮。可活血解郁，降脂。可常服。

③银杏叶茶：银杏叶 5g。沸水泡开，代茶饮。可活血，降压，降脂。可常服。

④荷叶茶：荷叶 5g。沸水泡开，代茶饮。可解暑，清热，散瘀，降脂。夏季可常服。

⑤酸枣仁饮：酸枣仁 15g，女贞子 10g。水煎服。可补肾，安神，降脂。适用于睡眠较差者。

⑥燕麦粥：燕麦片 50g。煮粥常服。有健脾、降压、降脂之功效。

⑦芹菜粥：芹菜 100g，粳米 50g。芹菜洗净切碎，与粳米共煮粥，宜常食。适用于胆固醇增高、高血压。

⑧荞麦面条：荞麦面条、油菜、香菇适量。按家常法做。宜常食。可消食，下气，降血脂。脾胃虚寒、体弱者不宜用。

⑨茵陈蒿蒸炒面：茵陈蒿、炒面适量。先将茵陈蒿（鲜品）用开水烫，去除苦味，与炒面拌匀，蒸熟吃。茵陈有清热利湿、利胆消炎、降血脂的功效，茵陈蒿蒸炒面适用于高脂血症兼脂肪肝、肝炎、肝硬化者。

⑩清炒海带丝：海带 250g，醋 30mL，香油、酱油、姜、葱各少许。先将海带泡发，切丝备用；锅内加适量植物油烧热，下葱、姜炒片刻，再放入其他调料，加少许水，放入海带丝炒熟，可作为菜肴常食。海带可利水泄热、祛脂降压，适用于高脂血症、高血压。

⑪木耳豆腐汤：木耳 5g，豆腐 100g。加调料、水适量，炖汤。有和脾胃、消腹胀、降血脂之功效。可常食。

⑫炒洋葱：洋葱切成丝，加少许植物油清炒，宜常食。洋葱可健脾胃，降血脂，降血压，抗衰老。生、熟吃均可。

⑬凉拌琼枝：琼枝（石花菜、凉粉菜）100g。琼枝洗净，去杂，加适量水熬成胶冻状，加姜、醋拌食。可清热，消炎，降血脂。脾胃虚寒者慎用。

⑭清蒸黄花鱼：黄花鱼 1 条（约 300g）。按家常法清蒸。黄花鱼含丰富的不饱和脂肪酸，有良好的降血脂功效。

2. 饮食禁忌

（1）忌辛辣刺激之物：胡椒、桂皮、花椒、大茴香、小茴香、芥末、辣椒等味辛辣、性温热，易伤津助火，应忌用。

（2）忌烟酒：酒可影响肝脏功能，扰乱脂代谢，升高血脂；中医认为酒性热，少用活血舒筋，多用易助湿生热、损脾胃、伤肝肾。因此，高脂血症患者最好不要饮用白酒，可饮少量葡萄酒。烟草有损肝脏，干扰脂肪代谢，应忌用。

（3）忌油腻之物：肥肉、带皮禽肉、肉制品（香肠、午餐肉等）、鱼子、鱿鱼、动物内脏（肝、脑、肾、肺、肚、肠等）、猪头肉、蛋黄、全脂奶粉、乳酪、棕榈油、猪油、牛油、羊油、鸭油、奶油、黄油、油豆腐等含胆固醇、饱和脂肪酸多，应少用。

（4）高糖饮食：多食巧克力、糖果、甜点心等，既可使血糖升高，又可使三酰甘油的合成增加，引起血脂升高。此外，血糖升高，可使血液呈黏滞状态，流动速度变慢，引起心肌缺血、缺氧。

（5）暴饮暴食：进食过饱可使体重增加，超重或身体肥胖使冠心病发病率上升。暴饮暴食易使胃肠压力增加、充血，横膈抬高，致冠状动脉供血不足，引起心肌缺血、缺氧。晚餐暴食，更易引起心绞痛和心肌梗死的发生。

（6）菜籽油：菜籽油若食用量多，很容易在人体内被氧化，形成过氧化脂质，其积存过多，能引起心肌梗死。

（7）花生仁：花生仁可缩短凝血时间及再钙化时间，提高血浆中肝素的耐受能力，增加血栓形成与凝血酶原活性，多食会加重病情。

（8）咖啡：咖啡可使胆固醇增高，致动脉硬化的低密度脂蛋白胆固醇增多。

【药物宜忌】

1. 西医治疗

（1）降血脂疗法：动脉硬化闭塞症的发病因素中，脂质代谢异常占有重要地位，患者的血脂含量多高于正常，应用药物降低血脂，对于延缓血管病变的发生和发展有积极的作用，已成为临床上常用的辅助治疗。

1）贝特类

①氯贝丁酯（安妥明）：其作用机制主要通过抑制腺苷酸环化酶，使脂肪细胞内cAMP含量减少，抑制脂肪组织水解，使血中非酯化脂肪酸含量减少，导致肝脏极低密度脂蛋白（VLDL）合成及分泌减少，适用于高三酰甘油血症。常用剂型为胶丸，每丸0.125g、0.25g、0.5g，0.25 ~ 0.5g/次，3次/日，饭后服用，用药1 ~ 2周后，酌情减量维持。若服用3个月以上降脂作用不明显，可加用或换用其他降脂药。

②非诺贝特（力平脂）：为氯贝丁酯的衍生物。其作用机制主要是通过激活属于类固醇激素受体一类的核受体，能增加脂蛋白脂酶（LPL）、apoA - Ⅰ、ApoAⅡ及LPL的基因表达，而增加血中apoA - Ⅰ、apoA - Ⅱ、高密度脂蛋白（HDL）及LPL的浓度，使血中VLDL加速降解，减低血中TG水平进而降低血中低密度脂蛋白（LDL）水平，有利于防止动脉粥样硬化病变的发生和发展。常用剂量为0.1g/次，3次/日，连服2 ~

6 个月。

其他同类的药物有：

①利贝特（新安妥明）：口服，50mg/次，3 次/日。

②益多脂：口服，0.25g/次，3 次/日。

③必降脂：口服，0.2g/次，3 次/日。

2）烟酸：属 B 族维生素，较大剂量应用时，具有扩张血管、降低血脂的作用。其降低血中 TG 及 VLDL 含量的作用迅速而可靠，适用于各种类型的高脂血症。常用剂量为 0.1g/次，3 次/日；以后逐渐增至 1~2g/次，3 次/日，饭后服。

其他同类药物有：

①烟酸肌醇酯：不良反应较少，作用缓和而持久，适用于高脂血症、肢端动脉痉挛症等。口服，0.2g/次，3 次/日。

②乐脂平：是一种新的人工合成的烟酸衍生物，具有抑制脂肪组织释放非酯化脂肪酸、减少 TG 及 VLDL 生成的作用，另外还可扩张血管、降低血糖。适用于高胆固醇血症以及高三酰甘油血症。常用剂量 0.25g/次，3 次/日。饭后服用。

3）弹性酶（胰肽酶 E）：能阻止胆固醇（TC）的合成及促进胆固醇转化为胆酸，从而降低 TC，另外还有抗动脉粥样硬化及抗脂肪肝的作用，适用于高胆固醇血症。常用剂量 300U/次，3 次/日，口服。2~8 周为 1 个疗程。

4）羟甲基戊二酰辅酶 A：还原酶抑制药，能抑制细胞合成胆固醇，也能干扰脂蛋白的生成，主要用于高胆固醇血症以及轻度的高三酰甘油血症。

①洛伐他丁：每天晚饭后口服，10~80mg。

②普伐他丁：每天晚饭后口服，10~40mg。

③辛伐他丁：每天晚饭后口服，5~40mg。

④血脂康：国产中药制剂，主要成分也是洛伐他丁，口服，0.6g/次，2 次/日。

5）海鱼油制剂：主要是含 Omega-3 脂肪酸，可抑制肝内脂质及脂蛋白的合成，适用于高三酰甘油血症。另外还能扩张冠状动脉，减少血栓形成，延缓动脉粥样硬化的进程，减低冠心病的发病率。国内常用制剂有：

①多烯康胶丸：口服，1.8g/次，3 次/日。

②脉平康：口服，0.45~0.9g/次，3 次/日。

③鱼油烯康：口服，4 粒/次，3 次/日。

（2）解痉疗法：应用血管扩张药，解除血管痉挛，促进侧支循环的建立，从而改善肢体血供，缓解疼痛，防治坏疽的发生，也是临床常用的辅助治疗之一。

①前列腺素 E_1：具有明显的扩张血管、减低末梢血管阻力、增加血液流量、提高皮肤温度的作用，同时还具有抑制血小板聚集、改善高凝状态、疏通微循环的作用。用法：100~300μg 加入到生理盐水或 5% 葡萄糖溶液 250~500mL 中，静脉缓慢滴注，1 次/日，15 次为 1 个疗程。

②妥拉苏林：具有 β 受体阻滞作用，能松弛血管平滑肌，同时还具有组织胺样或

胆碱能样作用，可促进血管扩张。片剂，口服，25～50mg/次，3次/日；注射剂，10～50mg/次，血管内注射，1次/日。

③血管舒缓素：属于糖蛋白类，为丝氨酸蛋白酶。对血管有明显的舒张作用，能扩张末梢血管引起血压下降。注射剂，10～20U/次，1次/日，肌内或皮下注射。

④罂粟碱：是非特异性的平滑肌松弛药，对大、小动脉平滑肌均有松弛作用，从而降低整个外周血管阻力。注射剂，30～60mg/次，2～3次/日，肌内注射。

（3）祛聚疗法：是应用血小板抑制药，抗血小板聚集，防止血栓形成。

①阿司匹林：可抑制环氧化酶，阻断 TXA$_2$ 的产生，具有抗血小板聚集效应；并有延长出血时间，防止血栓形成及抗动脉硬化等作用。片剂，口服，25mg/次，3次/日。

②潘生丁：抑制磷酸二酯酶，提高血小板内 cAMP 含量，延长血小板存活期，并抑制 ADP 引起的血小板聚集。片剂，口服，25～50mg/次，3次/日。

③己酮可可碱：是一种抗血小板聚集和扩张血管的药物，可改善血液流体性状和增加末梢组织的血液流量。片剂，口服，100～200μg/次，可逐渐增加到400μg/次，3次/日。6～8周为1个疗程。

④降纤疗法：降纤酶 5U，加入 5% 葡萄糖溶液或 0.9% 生理盐水 250～500mL 中，静脉滴注，1次/日，10次为1个疗程。

（4）药物动脉注射疗法：药物动脉注射疗法是从患肢动脉注射药物，可以增加肢体血液内的药物浓度，更能发挥药物的治疗作用，促进侧支血管形成，改善肢体微循环。根据病情可选用不同的药物治疗。

①川芎嗪注射液：40mg，加入 5% 葡萄糖溶液 20mL 内，患肢股动脉注射，隔日1次，10～15次为1个疗程。可以扩张血管，改善肢体循环。

②丹参注射液：10mL，加入 5% 葡萄糖溶液 20mL 内，患肢股动脉注射，隔日1次，10～15次为1个疗程。改善患肢血液循环。

③妥拉苏林注射液：25mg，加入 0.5～1% 普鲁卡因 20mL 内，患肢股动脉注射，隔日1次，7～10次为1个疗程。可以扩张血管，并有缓解患肢疼痛的作用。

④前列腺素 E$_1$：40μg，加 2% 利多卡因 50mL，加入 0.9% 生理盐水 50mL 内，患肢股动脉注射，每日1次，10～15次为1个疗程。能抑制血小板聚集，抑制动脉粥样斑块形成，并可扩张血管，改善肢体血液循环。

⑤硫酸镁注射液：25% 硫酸镁 10mL，维生素 C 250mg，加入 0.5% 普鲁卡因 20mL 内，患肢股动脉注射，每日1次，7～10次为1个疗程。可以扩张血管，缓解疼痛，促进创口愈合。

⑥地塞米松注射液：10mg，加 654－2 10mg，加入到 0.5% 普鲁卡因注射液 20mL 内，患肢股动脉注射，每日1次，连用7次。可以扩张血管，解除血管痉挛，促进炎症消散，缓解肢体疼痛，抗过敏等。

药物治疗是针对动脉硬化闭塞症发展的不同阶段，采用不同的药物治疗。药物治疗是治疗动脉硬化闭塞症的主要疗法，绝大多数患者经药物治疗后症状得以缓解，病情得到控制，为其他治疗方法的应用提供了条件。

第Ⅰ期（局部缺血期）：主要应用扩张血管药物，以扩张血管，解除血管痉挛，促进侧支血管建立，改善肢体血液循环；配合应用降脂、降纤、抗血小板、祛聚等药物以降低血液高凝状态，防止动脉粥样斑块形成和促使动脉粥样斑块消退，以改善和恢复肢体血流。

第Ⅱ期（营养障碍期）：主要应用扩张血管药物、解痉药物，如发生动脉血栓，可联合应用溶栓、抗凝药物，保证肢体血供，避免肢体缺血进一步加重，发生坏疽。可配合应用降纤、降黏、祛聚等药物。

第Ⅲ期（坏死期）：肢体坏死时多伴有感染，应根据脓液细菌培养及药物敏感试验选择有效、足量的抗生素。在此之前，可选择广谱的抗生素，同时可配合应用降纤、祛聚等药物。

年老体弱和长期患病消耗者，易发生严重并发症，应予支持疗法，输液、输血，纠正水、电解质平衡紊乱等。

合并高血压者，应积极控制高血压，以免发生脑血管意外；患有糖尿病者，应积极治疗糖尿病，血糖应控制在 6~8mmol/L，可延缓血管病变的进展，有利于疾病的康复和创口的愈合。如患者出现心、脑血管并发症，以及肝、肾功能衰竭等，都应积极地予以治疗，以改善患者的预后。

（5）手术疗法：动脉硬化闭塞症多属节段性阻塞，而且位置比较高，所以手术治疗的适应证比较多。

①动脉血栓内膜剥脱术：动脉血栓内膜剥脱术主要适用于动脉硬化闭塞症病变局限，短段动脉严重狭窄或完全闭塞，范围在 5~6cm。可在直视下切除血栓和血管内膜，恢复血流。

②动脉血栓摘除术：当动脉硬化闭塞症并发急性动脉栓塞或血栓形成时，应尽早施行动脉血栓摘除术。动脉栓塞后 6~8 小时，是手术取栓的最佳时机。目前常用于临床的取栓术有两种方法：Fogarty 球囊导管取栓术与动脉切开取栓术。

③血管重建术。

④坏疽足趾切除术。

⑤截肢术。

2. 中医治疗

（1）中医辨证治疗

①阴寒型

主症：肢体明显发凉、冰冷，肢体呈苍白色（尤以肢端为重），遇寒冷肢体发凉、苍白色、疼痛加重；疾病恢复期，寒凝血瘀未消除，仍遗留阴寒证；舌苔白，舌质淡，脉沉迟或弦细。此型多为Ⅰ期（局部缺血期）、Ⅱ期（营养障碍期）动脉硬化闭塞症，属于疾病恢复阶段。

治法：温经散寒，活血化瘀。

方药：阳和汤加味。

熟地黄 30g，炙黄芪 30g，鸡血藤 30g，党参 15g，当归 15g，干姜 15g，赤芍 15g，怀牛膝 15g，肉桂 9g，白芥子 9g，熟附子 9g，炙甘草 9g，鹿角霜 9g，地龙 12g，炙麻黄 6g。

②血瘀型

主症：肢体发凉怕冷、麻木，肢体疼痛呈持续性、固定性，急性肢体缺血时则剧痛，肢端、小腿、股部出现瘀斑、瘀点，手部或足部呈紫红色、青紫色，舌有瘀点、瘀斑，或舌质红绛、紫暗，脉弦涩或沉细。此型多为Ⅱ期动脉硬化闭塞症，严重肢体缺血、缺氧，可能发生肢体坏疽。

治法：活血化瘀。

方药：活血通脉饮加减。

丹参 30g，赤芍 30g，当归 15g，川芎 15g，川牛膝 15g，金银花 30g，土茯苓 30g。

③湿热下注型

主症：轻度肢体坏疽感染，发红、肿胀、疼痛，或肢体大片瘀斑感染，紫红，瘀痛，伴有发热或低热，舌苔白腻或黄腻，舌质红绛，脉滑数或弦数。此型多为Ⅲ期（坏死期）1级动脉硬化闭塞症，发生轻度肢体坏疽感染，或肢体瘀斑感染等。

治法：清热利湿，活血化瘀。

方药：四妙勇安汤加味。

金银花 30g，玄参 30g，当归 15g，赤芍 15g，牛膝 15g，黄柏 9g，黄芩 9g，栀子 9g，连翘 9g，苍术 9g，防己 9g，紫草 9g，生甘草 9g，红花 6g。

④热毒炽盛型

主症：严重肢体坏疽感染，红肿热痛，或脓液多，有恶臭味，伴有高热、恶寒、神志模糊、谵语、口渴引饮、便秘溲赤等，舌苔黄燥或黑苔，舌质红绛、紫暗，或有瘀斑，脉洪数或弦数。此型多为Ⅲ期 2、3级动脉硬化闭塞症，发生严重肢体坏疽感染，出现脓毒血症或败血症。

治法：清热解毒，活血化瘀。

方药：四妙活血汤。

金银花 30g，蒲公英 30g，紫花地丁 30g，玄参 18g，当归 15g，黄芪 15g，生地黄 18g，丹参 15g，牛膝 12g，连翘 12g，漏芦 12g，防己 12g，黄芩 9g，黄柏 9g，贯众 9g，乳香 3g，没药 3g，红花 9g。

⑤脾肾阳虚型

主症：肢体发凉、萎缩，腰痛，足跟痛，腰膝酸软无力，全身畏寒怕冷，神疲乏力，或伴有阴冷，阳痿，性欲减退，或食少纳呆，腹部胀满，舌苔白，舌质淡，脉沉细。此型为Ⅰ、Ⅱ期动脉硬化闭塞症，或为疾病恢复阶段。

治法：补肾健脾，活血化瘀。

方药：补肾活血汤。

熟地黄 30g，桑寄生 30g，当归 15g，鸡血藤 15g，丹参 30g，续断 15g，川牛膝 15g，红花 12g，破故纸 15g，茯苓 15g，白术 9g，仙灵脾 9g，狗脊 15g，陈皮 6g。

（2）验方

①活血止痛散：透骨草、延胡索、当归尾、姜黄、川椒、海桐皮、威灵仙、川牛膝、乳香、没药、羌活、白芷、苏木、五加皮、红花、土茯苓各 10g。将上药共为粗末，用纱布包扎好，加水煎煮后，过滤去渣，趁热熏洗或浸渍患肢，1~2 次/日，每次 1 小时。具有活血通脉、消肿散瘀的作用。适用于动脉硬化闭塞症Ⅰ、Ⅱ期的患者，能够改善肢体血液循环和微循环，促进侧支循环建立，改善组织代谢状况。

②解毒洗药：蒲公英 30g，苦参、黄柏、连翘、木鳖子各 12g，金银花、白芷、赤芍、牡丹皮、甘草各 10g。用法同活血止痛散。具有抗菌消炎、解毒消肿和清洁创口的作用。适用于肢体坏疽继发感染，局部红肿热痛，脓液多及有坏死组织，炎症明显者。

3. 药物禁忌

（1）服降血脂药不宜过食动物油：动物油可增加体内脂肪，降低降血脂药（如安妥明、非诺贝特、烟酸等）的疗效。

（2）安妥明不宜与速尿（呋塞米）合用：二药合用，可出现尿量明显增加、肌肉僵硬、腹痛、腰疼及全身不适。

（3）非诺贝特、苯氯贝特不宜与抗凝血药合用：合用后可增强抗凝血药的作用，易引起出血。

（4）洛伐他汀不宜与免疫抑制剂吉非罗齐、烟酸合用：合用可引起肌病。

（5）血管收缩药：肾上腺素类药物收缩血管，可致心脏缺血。动脉粥样硬化患者血管腔变窄，血流量减少，慎用血管收缩药对防止血流减少有意义。

（6）常用西药中有许多药物可引起血脂失调，如双氢克尿塞、心得安、心得平、乙胺碘呋酮、孕激素、糖皮质激素、雷尼替丁、苯妥英钠、氯丙嗪、胰岛素、干扰素、左旋多巴、维生素 D 等在长期和（或）大量应用时，都有使血脂升高的作用，应予以注意，要在医生的指导下使用。能替代的尽量用同类的其他药物，没有替代的尽量控制剂量与疗程。如治疗溃疡病时，血脂高或老年人可选用西米替叮，而不是雷尼替丁，因后者可升高血脂，而前者则不然。

（7）患轻中度高脂血症者，最好选择膳食治疗和增加体力活动，必要时辅以少量的中、西降脂药物。在选择降脂西药时，要明确药物的不良反应。如烟酸类药物不良反应较明显，禁用于高脂血症合并溃疡病、肝病、痛风、青光眼、糖尿病等；贝丁酸类药物一般耐受性较好，有时有轻度胃肠道反应，有心血管病、胆石症、溃疡病、肝肾功能不全、甲亢者应慎用；他汀类药物多数认为较安全，但由于使用时间不长，尚需进一步观察，有的患者有转氨酶升高或胃肠道反应，其中拜斯亭（亦属他汀类）因可导致横纹肌溶解，已在欧美及我国市场禁售。因此降脂西药的选择一定要慎重，尤其是肝功能不全和有其他严重疾病者，一定要在专业医生的指导下使用。

（8）高脂血症以脾肾亏虚为本，痰浊、瘀血为标，补虚多用清补之品，少用温补药物。祛邪多用淡渗利湿、芳香化浊之品，不用苦寒燥湿药物。附子、肉桂、干姜、细辛、吴茱萸等温里药助热生火，阴虚火旺者不宜使用。苦参、黄芩、黄连、秦皮、山豆根、黄柏、蚤休、龙胆草、白头翁、木通等苦寒败胃之品，要严格掌握适应证，不可长期大量服用。熟地黄、阿胶、龙眼肉等药物滋腻碍胃，不可多用久用。

六、肢体动脉栓塞症

【概述】

肢体动脉栓塞症是指来自心脏、近侧动脉壁脱落的或由外界进入动脉的栓子，堵塞动脉，阻塞血流，而引起肢体急剧缺血甚至坏死的一种病理过程。该病是周围血管疾病中较危重的疾病。起病急骤，发展迅速，截肢率及死亡率均较高，预后较差。本病男女均可罹患，老年多见。

1. 病因

肢体动脉栓塞症多由心脏脱落的血栓、大动脉内硬化斑块的碎片、细菌栓、空气、异物等阻塞肢体动脉所致，其中心血管脱落的血栓在临床上最常见。根据栓子的来源，可以将肢体动脉栓塞的发病原因分为心源性、血管源性、医源性和原因不明等。

2. 临床表现

肢体动脉栓塞症临床症状、体征的轻重与栓塞部位、受累动脉的痉挛程度、继发性血栓形成的范围和侧支循环的状况有关。动脉栓塞的肢体常具有特征性的 5 "P" 征：疼痛（Pain）、麻木（Paralysis）、无脉（Pulselessness）、苍白（Pallor）和运动障碍（Paralysis）。

（1）肢体疼痛：肢体动脉栓塞后，大部分患者突然发生肢体剧烈疼痛。疼痛部位开始于栓塞处，以后逐渐向栓塞远端肢体延伸，并演变为持续性。随栓子移动，疼痛部位可以变化，如脱落的栓子栓塞于腹主动脉分叉处形成骑跨栓，开始常有剧烈的腹痛；若栓子较小，被血流冲到股动脉，疼痛便转移至股部，而腹部疼痛消失。轻微的体位改变或患肢被动活动均可导致剧烈疼痛，因此患肢常处于轻度屈曲的强迫体位。少数患者仅感患肢酸痛或木痛，而被忽视。

（2）肢体麻木和运动障碍：由于周围神经有缺血性损害，受累肢体远端可出现袜套型感觉丧失区，近端有感觉减退区，再近端有感觉敏感区。感觉减退区平面低于栓塞的部位。由于周围神经损害及肌肉组织严重缺血，可使患肢手指、足趾运动障碍，出现手、足下垂等症状。患肢还可有针刺样感觉，甚者出现麻痹。当肢体出现麻痹和感觉消失时，提示将发生肌肉坏死。

（3）肢体皮色和温度改变：由于栓塞动脉远端组织缺血，皮肤呈蜡样苍白。如果皮下静脉丛还积聚少量血液未被排空，在苍白的皮肤区可散在大小不等的青紫斑块。浅静脉瘪陷，在皮肤上呈细蓝色的线条，肢体变细。由于供血障碍，患肢皮肤温度降低并有冰冷感觉。皮肤温度降低的程度、范围与动脉栓塞的部位、血液循环的状况有关。一般皮肤温度改变的平面比真正栓塞平面约低 10cm。当腹主动脉分叉处栓塞时，臀部及双侧下肢大片皮温降低，降低的区域以肢体的远段部分最为明显，触之冰凉；若髂动脉栓塞时，同侧下肢股部以下皮温降低；股总动脉栓塞，股部中段以下皮温降低；腘动脉栓塞，小腿中段及其远侧皮温降低。锁骨下动脉和腋动脉栓塞，症状可涉及整个上肢；若肱动脉栓塞，前臂可出现皮色及皮温改变。若栓塞仅发生在胫前、胫后动脉或尺、桡动脉中的某一单支动脉，因此处有较丰富的侧支循环存在，通常临床表现较轻而且局限。

（4）动脉搏动减弱或消失：肢体主干动脉栓塞后，栓塞平面以下动脉血流量减少，压力降低，而使动脉搏动减弱；若栓子完全阻塞血管腔时，远端动脉搏动消失，而栓塞平面以上的动脉搏动反而增强。通常检查动脉搏动时，须从指、趾端进行，以防止在邻近栓塞远段扪按时，因血液冲动血栓对远段动脉发生的传导，被误认为动脉搏动依然存在，而延误治疗。

（5）组织坏死：若肢体动脉栓塞病程较长，患肢严重缺血，必将发生不可逆的组织坏死。组织坏死的范围与栓塞的平面和侧支循环建立的状况有密切关系。若主干动脉栓塞，可发生广泛的组织坏死，表现为肢体冰凉、皮肤暗紫瘀斑、起水疱，组织增厚、发硬、压痛等筋膜间隙综合征；指、趾呈干性坏死，并伴有全身症状，如高热、寒战、萎靡不振、心率加快或心律失常，严重者血压降低，出现中毒性休克的表现，危及生命。

3. 辅助检查

（1）化验检查：血液流变学检查常有血液黏稠度、血小板黏附和聚集性、纤维蛋白原值异常。血磷酸肌酸激酶（CPK）、乳酸脱氢酶（LDH）明显升高，提示可能已发生肌肉坏死。肢体发生坏死时，血液常规检查有白细胞及中性粒细胞计数增高等异常。

（2）超声多普勒检查：超声多普勒听诊器或血流记录仪，不能闻及正常的动脉音；肢体血管彩色多普勒超声及肢体血流图等检测无血流或无动脉波形出现，可以确定肢体动脉闭塞的部位、程度、血流状态及侧支循环建立的状况。

（3）X线检查：肢体动脉造影检查可以明确栓塞的部位、形态，以及侧支代偿情况。动脉造影的主要征象为：

①若栓子完全阻塞动脉腔，造影剂至栓塞部位突然中断，端面呈杯口状凹陷。

②栓子阻塞部分动脉腔，造影剂断续通过，动脉内显示充盈缺损。

③栓塞平面上、下有侧支显示。

【饮食宜忌】

1. 饮食宜进

（1）饮食原则：合理的饮食是疾病治疗的一部分，自古有医食同源、食药同用之说。肢体动脉栓塞症的患者多有风湿性心脏病、冠状动脉硬化性心脏病、心肌梗死、动脉粥样硬化等病史，应食用低脂肪、低胆固醇、低盐食物。饮食宜清淡，多食富含维生素 C 和富含植物蛋白的食物。

①坚持低盐饮食：可预防高血压的发生，尤其是老年人，心血管调节功能较差，

加上血管壁硬化，在持续高血压的作用下，导致血管壁损伤而发生动脉硬化闭塞症，增加了肢体动脉栓塞症的发病机会。

②饮食应清淡：平时应养成饮食清淡的习惯，多食富含维生素 C 的食物，如新鲜蔬菜、水果等；多食富含植物蛋白的食物，如豆类及其制品；在可能的条件下，以食植物油为宜，如豆油、菜籽油、玉米油、茶油等。

③宜食富含微量元素的食物：有些微量元素，如锰、镁、铬、钒等对血管有益，应注意摄入。

④宜食含铜的食物：微量元素铜的充分供应可明显减少脑动脉硬化的发生。含铜丰富的食物有牡蛎、葵花籽、核桃仁和果仁等。

⑤宜食山楂：山楂中含有多种维生素和丰富的钙、铁、果糖、黄酮类等，有散瘀、止血、提神、消积、化痰等作用。近年来发现，山楂在强心、抗心律失常、增加冠状动脉血流量、降血脂方面均有一定功效。临床上常用山楂及山楂制品作为肢体动脉栓塞的辅助治疗，并取得了一定疗效。

（2）药膳食疗方

①阳和粥：熟地黄 30g，白芥子、甘草、干姜、肉桂、麻黄各 5g，鹿角胶 10g，粳米 50g，白糖适量。将诸药择净，放入锅中，加清水适量，水煎取汁，再加粳米煮粥，待熟时调入鹿角胶、白糖，再煮一二沸即成。每日 1 剂，7 日为 1 个疗程，连续 3 ~ 5 个疗程。可温阳散寒，通络止痛。适用于面容憔悴，神情怠倦，喜暖怕冷，患肢沉重，酸痛麻木，局部皮肤苍白，皮温较低，足背动脉搏动减弱或消失，患肢持久性静止痛，尤以夜间为甚等。

②八味地黄粥：肉桂、附片、熟地黄、山药、枣皮、茯苓、泽泻、牡丹皮各 10g，粳米 50g，白糖适量。将诸药择净，放入锅中，加清水适量，水煎取汁，再加粳米煮粥，待熟时调入白糖，再煮一二沸即成。每日 1 剂，7 日为 1 个疗程，连续用 3 ~ 5 个疗程。可温阳散寒，通络止痛。适用于患肢冷痛等。

③鹿肉二莲粥：鹿肉 150g，雪莲花 5g，莲子、粳米各 50g，调味品适量。将鹿肉洗净，切细；先取粳米、莲子淘净，加清水适量煮粥，待沸后加入鹿肉、雪莲花，煮至粥熟时，加入调味品，再煮一二沸即成。每日 1 剂，7 天为 1 个疗程，连续用 3 ~ 5 疗程。温阳散寒，通络止痛。适用于患肢冷痛，遇寒尤甚等。

④四妙勇安粥：金银花、玄参、当归各 15g，甘草 5g，粳米 100g，白糖少许。将诸药择净，放入锅中，加清水适量，水煎取汁，加粳米煮粥，待熟时调入白糖，再煮一二沸即成。每日 2 剂，7 日为 1 个疗程，连续用 3 ~ 5 个疗程。可清热解毒，通络止痛。适用于皮肤红、肿、热、痛，患处起疱，渐变为紫黑色，逐渐浸润蔓延，溃破腐烂，疼痛异常，并伴有发热、口干、食欲减退、便秘、尿黄赤、舌红苔黄腻、脉洪数或细数等。

⑤公英石膏二藤粥：蒲公英 15g，石膏、忍冬藤、藤梨根各 30g，粳米 50g，白糖适量。将诸药择净，放入锅中，加清水适量，浸泡 5 ~ 10 分钟后，水煎取汁，加粳米

煮粥，待熟时，调入白糖，再煮一二沸即成。每日 1 剂，7 日为 1 个疗程，连续用 3 ~ 5 个疗程。可清热解毒，通络止痛。适用于皮肤溃疡腐烂、疼痛等。

⑥四黄二藤粥：黄连、黄芩、黄柏、大黄各 10g，忍冬藤、藤梨根各 30g，粳米 50g，白糖适量。将诸药择净，放入锅中，加清水适量，浸泡 5 ~ 10 分钟后，水煎取汁，加粳米煮粥，待熟时，调入白糖，再煮一二沸即成。每日 1 剂，7 日为 1 个疗程，连续用 3 ~ 5 个疗程。可清热解毒，通络止痛。适用于患肢疼痛、口干便秘、尿黄短赤等。

2. 饮食禁忌

（1）不宜暴饮暴食。

（2）应避免经常食用含有动物脂肪及胆固醇较高的食物，如肥肉、动物内脏（肝、脑、肾等）、蛋黄、鱼子、奶油之类。

（3）应避免嗜食辛辣、油腻、炙煿之品，改变不良饮食习惯，这样有利于防止肢体动脉栓塞症的发生和发展。

【药物宜忌】

1. 西医治疗

（1）一般治疗：保护患肢，避免足跟及内外踝长期受压导致坏死。注意患肢保暖，禁止热敷（因局部感觉异常易造成烫伤、坏死，并加重组织代谢）。疼痛剧烈时给予对症治疗。注意观察生命体征变化，加强支持治疗，维持水电解质及酸碱平衡，积极治疗心血管疾病等。若患肢出现坏死、感染，应选用敏感抗生素治疗。

（2）药物治疗：药物治疗只是急性肢体动脉栓塞的辅助治疗方法，但作为术前准备和术后处理，它可以提高手术疗效。药物治疗适用于以下情况：全身状况差，不能耐受手术治疗者；腘动脉或肱动脉段远端的栓塞；患肢已出现明显组织坏死征象，无保全肢体可能者；手术取栓前后的治疗。常用药物有：

1）溶栓药物：是指能直接激活纤维蛋白溶解系统，使具有溶栓活性的纤溶酶溶解纤维蛋白，以达到溶解血栓目的的药物。溶栓药物能溶解新鲜血栓，在发病后 72 小时内应用最佳。

①尿激酶：20 ~ 60 万 U，加入到生理盐水 250 ~ 500mL 中，静脉滴注，1 次/日，连续应用 5 ~ 7 日。

②链激酶：用药前 30 分钟先静脉注射地塞米松 2.5 ~ 5mg，首次应用剂量 25 万 ~ 50 万 U，加入到生理盐水 100mL 中，30 分钟内静脉滴注完毕。再以链激酶 60 万 U、地塞米松 1.25 ~ 2.5mg，加入到 5% 葡萄糖注射液 250 ~ 500mL 中，作为维持量连续静脉滴注 6 小时；并以此量每 6 小时 1 次，视病情应用 1 ~ 5 天。

2）抗凝药物：是指能阻止血液凝固和防止血栓形成的药物。通过强化抗凝血酶Ⅲ（AT－Ⅲ）形成，抑制凝血酶及某些凝血因子来产生抗凝作用；并可促使内皮细胞释放组织纤维溶酶原激活物，促进纤溶性，降低血液黏稠度，产生抗栓作用，防止血栓形成和滋长。

①低分子量肝素：（齐征、博璞青等）：4100 ~ 5000U/次，皮下注射，1 次/12h，

一般用药 7～10 日。

②肝素：皮下注射，50mg/次，1 次/12h，一般用药 4～6 日后改口服抗凝剂维持。

③华法令：口服，第 1 天 20～30mg，第 2 天 10mg，第 3 天改为维持量 2.5～5mg/d，连续服用 1～6 个月。

3）抗血小板药物：主要机制为有选择性地干扰和抑制花生四烯酸（AA）的代谢过程，从而使血栓素 A_2（TXA_2）的生成减少，或者增加前列环素（PGI_2）合成，抑制血小板黏附、聚集和释放反应。

①阿司匹林：口服，50mg/次，3 次/日。

②消炎痛：口服，25～50mg/次，3 次/日。

③潘生丁：口服，50mg/次，3 次/日。

4）解除血管痉挛的药物：主要是应用扩张血管的药物，作用于肾上腺素受体和直接作用于小动脉平滑肌，扩张小动脉。

①罂粟碱：30～60mg/次，肌内注射，1～2 次/日。

②妥拉苏林：口服，25mg/次，3～4 次/日，或肌内注射，1～2 次/日。

③烟酸：口服，50～100mg/次，3～4 次/日。

④酚妥拉明：口服，25mg/次，3～4 次/日，或 5mg/次，肌内注射或静脉注射，1～2 次/日。

⑤丁酚胺：口服，25～50mg/次，3～4 次/日。

⑥前列腺素 E_1：100μg，加入到 5% 葡萄糖注射液或 0.9% 生理盐水 250～500mL 中，静脉滴注，1 次/日，15 次为 1 个疗程。

但也有学者提出在急性肢体动脉栓塞的治疗中，解除动脉痉挛不是主要的，应用解痉药物可能会因血流从受累区转至正常血管床，进而造成病变区更加缺血的后果。

（3）动脉注射治疗：经栓塞近侧动脉行穿刺注射药物或置管注射药物，可以产生比全身用药更好的疗效。临床常用股动脉穿刺注射和股动脉置管注射药物，穿刺注药 1 次/日，置管注药 1～2 次/日，或持续滴注，10～20 次为 1 个疗程。

①尿激酶：10 万～50 万 U/次，加入到生理盐水 50mL 中，1 次/日。

②1% 利多卡因：5～10mL/次，1 次/日。

③前列地尔（凯时）：10μg，加入到生理盐水 10mL 中，1 次/日。

④2.5% 硫酸镁溶液：30～50mL，加入到生理盐水 50mL 中，1 次/日。

⑤罂粟碱：30～60mg，加入生理盐水 20mL 中。

（4）手术治疗：动脉栓塞后 6～8 小时内，栓子尚未与血管内膜粘连，内皮细胞尚无明显损伤，是手术取栓的最佳时机。若发病时间较长，已有局限性组织坏死，但无明显大面积组织坏死，取栓术后能恢复主干动脉的血流，仍应手术取栓以降低截肢平面。常用 Fogarty 球囊导管取栓术、取栓术加内膜切除术、血管移植转流术、截肢术。

2. 中医治疗

（1）中医辨证治疗

①阴寒证

主症：发病急骤，患肢剧痛，冰凉，皮色苍白或苍黄，舌淡红，苔薄白，脉沉细或沉迟。此型多属于肢体动脉栓塞症早期。

治法：温经散寒，活血通脉

方药：阳和汤加味。

熟地黄 30g，炙黄芪 30g，鸡血藤 30g，党参 15g，当归 15g，干姜 15g，怀牛膝 15g，赤芍 15g，肉桂 10g，白芥子 10g，鹿角霜 10g（冲），熟附子 10g，炙甘草 6g，麻黄 6g。

②血瘀证

主症：患肢呈持续性、固定性疼痛，麻木，皮肤暗紫，有瘀点或瘀斑，舌紫暗，苔白，脉弦细而涩。此型多属于肢体动脉栓塞症的早、中期阶段。

治法：活血化瘀，通络止痛

方药：活血通脉饮加味。

丹参 30g，赤芍 60g，金银花 30g，土茯苓 60g，当归 15g，川芎 15g，板蓝根 15g，栀子 10g。

③湿热证

主症：患肢疼痛剧烈，皮肤暗红，有水疱或脓疱，局部坏疽，周围炎性肿胀，舌红绛，苔黄腻，脉弦数或滑数。此型属肢体动脉栓塞症局限性组织坏死期。

治法：清热利湿，活血通络。

方药：四妙勇安汤加味。

金银花 30g，当归 15g，玄参 30g，赤芍 15g，牛膝 15g，黄芩 10g，黄柏 10g，栀子 10g，连翘 10g，苍术 10g，防己 10g，紫草 10g，甘草 10g，红花 6g，木通 6g。

④热毒证

主症：患肢紫红肿胀，灼痛难忍，广泛坏疽，伴全身发热或高热，口渴欲饮，便秘溲赤，舌红绛，苔黄厚或黑苔，脉洪数或弦数。此型属肢体动脉栓塞症坏疽期并严重感染。

治法：清热解毒，养阴活血。

方药：四妙活血汤。

金银花 30g，蒲公英 30g，紫花地丁 30g，玄参 15g，当归 15g，黄芪 15g，生地黄 15g，丹参 15g，牛膝 12g，连翘 12g，漏芦 12g，防己 12g，黄柏 10g，黄芩 10g，贯众 10g，红花 10g，制乳香 3g，制没药 3g。

加减：若病变在上肢者，加桑枝、姜黄；在下肢者，重用黄柏、牛膝；若疼痛较重者，加炙穿山甲、蜈蚣等；发热甚者，加生石膏、知母等。

（2）中成药

①溶栓胶囊：口服，2 粒/次，3 次/日，连服 1~2 个月。

②活血通脉片：口服，10 片/次，3 次/日，连服 1~2 个月。

③四虫片：口服，10 片/次，3 次/日，连服 1~2 个月。

④通塞脉片：口服，5 片/次，3 次/日，连服 1~2 个月。

⑤血府逐瘀胶囊：口服，6 粒/次，2 次/日，连服 1~2 个月。

⑥脉血康：口服，2 粒/次，3 次/日，连服 1~2 个月。

⑦血塞通片：口服，2 片/次，3 次/日，连服 1~2 个月。

⑧西黄丸：口服，3g/次，2 次/日。

3. 药物禁忌

（1）肝素

①与碳酸氢钠、乳酸钠相克：碳酸氢钠、乳酸钠均可增强本品的抗凝血作用。

②与维生素 C 相克：维生素 C 可对抗肝素的抗凝血作用，合用时可使凝血酶原时间缩短。

③与大剂量苯海拉明、异丙嗪、吩噻嗪类相克：大剂量的苯海拉明、异丙嗪，以及吩噻嗪类药（如氯丙嗪、氟奋乃静等），能降低本品的抗凝血作用。

④与水杨酸类药、利尿酸相克：水杨酸类药和利尿酸易引起胃黏膜损伤出血，若与抗凝血药肝素合用，则可加剧出血倾向。

⑤与潘生丁、右旋糖酐相克：潘生丁、右旋糖酐均有抑制血小板聚集、加强本品抗凝血的作用，与本品合用应注意用药剂量，以防引起出血反应。

（2）肝素钠

1）理化性质的配伍禁忌

①阿米卡星、庆大霉素、卡那霉素、妥布霉素、头孢噻啶、头孢孟多、头孢哌酮、头孢噻吩钠、乳糖红霉素、万古霉素、多黏菌素 B、青霉素、链霉素等抗生素禁忌与肝素配伍。

②柔红霉素、阿霉素等抗肿瘤药禁忌与肝素配伍。

③麻醉性镇痛药、氢化可的松、异丙嗪、氯丙嗪、氯喹等禁忌与肝素配伍。

2）药理学相互作用，增加出血危险性

①肝素与阿司匹林等非甾体类抗炎药（NSAIDs）均可延长出血时间，两药联用可引起显著出血。

②低分子右旋糖酐可降低血液黏稠度，防止红细胞聚集，影响血小板功能，与肝素有独立的协同作用，两药联用可增加出血危险性。

③肝素可使口服抗凝药治疗复杂化，两药联用可引起出血前状态，终致严重出血。

④双嘧达莫（潘生丁）：具有抑制血小板的功能，与肝素联用增加出血的危险性。

⑤链激酶、组织型纤维蛋白溶酶原激活剂与肝素联用易增加出血的危险。

⑥肾上腺皮质激素、促肾上腺皮质激素、依他尼酸（利尿酸）、甲巯咪唑（他巴

唑）、丙硫氧嘧啶与肝素有协同作用，联用时增加出血危险性。

3）其他药理学相互作用

①血管紧张素转换酶抑制剂（ACEI）：肝素能抑制 18 - 羟基化酶，从而影响肾上腺皮质合成醛固酮，即使应用小剂量肝素几天后也会产生低醛固酮症。肾功能衰竭患者应用 ACEI 治疗时，加用肝素可引起急性高钾血症。应用肝素时，如补充钾盐或应用保钾利尿药须注意监测血钾。

②硝酸甘油：可以干扰肝素的抗凝血作用。停用硝酸甘油后，肝素剂量也必须减少，以防过量发生出血症。这种作用在硝酸甘油低浓度时亦可存在，但在应用硝酸甘油后再给予肝素，两药则无相互作用。

③降血糖药：肝素可间接地使降糖药蛋白结合率减少，以及可能抑制其代谢和清除，使降糖药的血药浓度增高引起低血糖反应。肝素与胰岛素受体相互作用，但可改变胰岛素的亲和力和作用。

④抑肽酶：此药用于心脏搭桥手术可减少出血，但也可引起凝血时间延长，在大剂量应用此药后，肝素用量应增加；但有人主张，在无血栓危险时肝素仍用原剂量。

⑤羟苄西林、氨苄西林、青霉素、替卡西林：可影响血小板功能，在大剂量用药时联用肝素有可能增加出血。

4）强心苷、抗组胺药、烟碱类药物：均可降低肝素的临床效应。

5）新鲜全血：可降低肝素的抗凝作用。

6）维生素 K：可拮抗肝素的抗凝作用。

7）水杨酸钠、阿司匹林、对氨基水杨酸钠、保泰松、布洛芬、消炎痛：与肝素联用可增加出血倾向。

8）潘生丁：与肝素联用可增加抗凝效应和出血倾向。

9）头孢菌素：可增加肝素的致出血危险（相加作用），应避免头孢菌素与 2 万 U/d 以上的肝素联用。

10）乙胺碘肤酮：在水溶液中与肝素可形成复合物，增强抗凝作用。

11）三七：可对抗肝素的抗凝作用。

12）右旋糖酐：可增强抗凝作用，两药联用时可减少肝素用量 1/2 ~ 1/3，提高对弥散性血管内凝血的疗效。

13）碳酸氢钠、乳酸钠：纠正酸血症，可促进肝素抗凝作用。

14）硝酸甘油：可能降低肝素的作用。

15）丙磺舒：可加强肝素的作用，易发生出血。

16）不可配伍的液体：最好不与含糖液体配伍。

（3）华法林

1）药动学相互作用

①降低口服抗凝剂吸收：消胆胺可降低华法林的生物利用度，机制是阻断华法林的肠肝循环。灰黄霉素、利福平、格鲁米特、抗酸药（如硫糖铝）及轻泻药等均可影

响华法林吸收，而降低其生物利用度。

②血浆蛋白的置换作用：口服抗凝剂包括华法林，在血浆中是以非共价键结合方式转运的。非甾体类抗炎药（如阿司匹林、吲哚美辛、布洛芬、保泰松、酮洛芬、萘普生、羟基保泰松等）、磺胺药（磺胺异噁唑、复方新诺明等）、水合氯醛、氯贝丁酯（安妥明）、青霉素及丙磺舒等均可竞争华法林的蛋白结合位点，可使游离香豆素增高，出血倾向加大。另外，苯磺唑酮与华法林有选择性蛋白置换反应。

③代谢改变：咪康唑、胺碘酮与华法林联用时可使华法林清除率降低，但对 S - 华法林代谢抑制比对 R - 华法林抑制要强得多，而使血中 S - 华法林浓度增高。机制：由于肝酶系统 P450 同功酶有立体选择性抑制的作用。另外，甲硝唑、苯磺唑酮、保泰松亦有类似作用。依诺沙星、西咪替丁可立体选择性抑制 R - 华法林转化为 R - 6 - 羟基华法林和 R - 7 - 羟基华法林。肝代谢的非立体选择性改变，包括利福平、巴比妥类、苯妥英钠、氨鲁米特（氨基导眠能）、卡马西平、双硫醒，可诱导肝微粒体酶活性增强，降低华法林的血药浓度。

2）药效学相互作用

①药物协同作用：肝素与口服抗凝药具有协同作用。影响血小板功能的药物（阿司匹林、噻氯匹定、前列腺素合成酶抑制剂、氯丙嗪、苯海拉明、大剂量羧苄西林等青霉素类药、双嘧达莫等）与华法林联用需注意有增加出血的危险性。能使华法林与受体结合增强的药物有奎尼丁、甲状腺素、同化激素、苯乙双胍，也有人认为它们与华法林的相互作用不明确。减少维生素 K 合成和影响凝血酶原合成的药物，如各种广谱抗生素等。另外，阿扎丙宗、托美汀、酮洛芬、氧氟沙星、诺氟沙星、局部用的水杨酸甲酯、布洛芬等与华法林有药效学协同效应。

②药物拮抗作用：摄取维生素 K 和富合维生素 K 的食物可降低华法林的抗凝作用，机制与维生素 K 依赖的凝血因子合成增多有关。

3）原因不明的药物相互作用

①维生素 C 可降低华法林的抗凝作用。

②维生素 A、维生素 E、二氮嗪、丙硫氧嘧啶、丙吡胺、口服降糖药、磺吡酮等，可增强华法林的抗凝作用。

4）氟哌啶醇：可使华法林的血药浓度降低。

5）利眠宁：可使华法林的血药浓度降低。

6）卡马西平：可加速华法林代谢。

7）他莫昔芬：可增强华法林的抗凝作用。

8）肝素：与华法林联用抗凝效应增强，但两药应间隔 3～4 小时。

9）甲苯磺丁脲：与华法林联用可增强降糖作用（干扰药物代谢）。

10）喹诺酮类（萘啶酸、环丙沙星、诺氟沙星、氧氟沙星等）：可增强华法林的抗凝作用。

11）水合氯醛：可增强华法林的抗凝效应。甲状腺功能亢进症的患者应减少华法林用量。

12）螺内酯：具有肝酶诱导作用，能显著减低口服抗凝血药物双香豆素类的抗凝作用和血药浓度，增加双香豆素的消除率，故临床应避免同时服用华法林与螺内酯。

13）阿司匹林：与华法林联用可能引起严重的出血反应。机制：①阿司匹林从血浆蛋白结合点置换华法林，使其血中游离型浓度升高。②抗凝血协同作用。

14）胺碘酮：能增强华法林的效果，增加出血性。两药联用时，必须减少华法林的剂量。如每日应用胺碘酮 400mg，应减少华法林用量 50%；每天应用胺碘酮 600mg，应减少华法林用量 65% 以上。

15）西咪替丁：能明显增强华法林的抗凝作用，增加不良反应，易发生软组织和泌尿道出血等症状。两药必须联用时，应酌减华法林的剂量，并要监测各项凝血参数。

16）醋氨酚（扑热息痛）：能增强华法林的抗凝作用。正在应用华法林的患者如需使用醋氨酚，用量应不超过 1.5g/d。

17）普罗帕酮：能增强华法林的抗凝作用，两药联用时华法林应减量。

18）吡罗昔康：可抑制醋硝香豆素的氧化，使其清除率与生物利用率比值下降 30.8%，抗凝作用增强，两药应避免同时给药。

（4）醋硝香豆素（新抗凝）

①下列因素可增强新抗凝的效力：肝毒性药物及化学物质、低胆碱血症、低胱氨酸症、饥饿状态、低维生素 C 状态、奎宁、大量烟碱、水杨酸盐类药物及磺胺类药物。

②下列因素可降低新抗凝的效力：巴比妥类药物、皮质激素类药物、高维生素 K 饮食（蔬菜、鱼类、鱼肝油等）、输血。

（5）尿激酶（UK）

①一般不宜与化学药物配伍使用。

②酸性液体：可使尿激酶降低活性或失效。

③溶栓剂与抗凝剂如阿司匹林联用有生命危险。

④不得以任何方式与其他药物混合。

（6）烟酸（尼古丁酸）

①降压药、吩噻嗪类：烟酸可使其作用加剧。

②胍乙啶：与烟酸扩张血管有协同作用，可产生体位性低血压（烟酰胺无扩张血管的作用，可代用）。

③纤维蛋白酶：烟酸可使其失活。

（7）慎用利尿药物：常用的利尿药物有速尿、利尿酸、双氢克尿塞、甘露醇、高渗糖等，这些药物通过利尿，使血液变黏稠，易促进血液凝集，加重本病的症状，故应慎用。

（8）避免使用收缩血管的药物：本病的发生与血管痉挛收缩有关，如用收缩血管的药物，无异于雪上加霜，加重病情，故应慎重。这些药物有去甲肾上腺素、麻黄素、增压素等。

（9）忌长期大量服用激素类药物：长期大量服用激素类药物可导致医源性肾上腺皮质功能减退，诱发或加重感染，扩大溃疡面，延缓伤口愈合，抑制生长发育。

（10）忌长期大量使用止痛药物：本病患者疼痛较剧，止痛为本病常用的对症疗法之一。止痛药物如度冷丁、吗啡等均有较好的止痛效果，但长期使用易成瘾，故忌长期大量使用。

（11）慎用清热解毒的药物：本病虽有红、肿、热、痛的症状，但不宜大量使用清热解毒之品，以免造成血液瘀滞而不利于疾病的治疗。

（12）慎用补益药物：本病的病机为寒湿外浸，气血瘀滞，故不宜使用补益药物。

（13）慎用止血类药物：常用的止血药物有氨基己酸、止血芳酸、凝血酸、止血敏等。因此类药物可促使血凝，加重血栓形成和栓塞血管疾病。